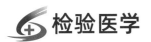
检验医学

检验与临床思维案例：
血液与体液疾病

主　审｜王传新　王成彬

主　编｜崔　巍　续　薇　王学锋　方　琪

副主编｜曲林琳　沈亚娟　张丽霞　周　静

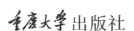
重庆大学出版社

图书在版编目（CIP）数据

检验与临床思维案例. 血液与体液疾病 / 崔巍等主编. --重庆：重庆大学出版社，2024.8. --（检验与临床思维系列）. --ISBN 978-7-5689-4683-4

Ⅰ. R446.1

中国国家版本馆CIP数据核字第2024FA2917号

检验与临床思维案例：血液与体液疾病
JIANYAN YU LINCHUANG SIWEI ANLI：XUEYE YU TIYE JIBING

主　审　王传新　王成彬
主　编　崔　巍　续　薇　王学锋　方　琪
策划编辑：胡　斌
责任编辑：胡　斌　　版式设计：谭小利
责任校对：谢　芳　责任印制：张　策

*

重庆大学出版社出版发行
出版人：陈晓阳
社址：重庆市沙坪坝区大学城西路21号
邮编：401331
电话：（023）88617190　88617185（中小学）
传真：（023）88617186　88617166
网址：http://www.cqup.com.cn
邮箱：fxk@cqup.com.cn（营销中心）
全国新华书店经销
重庆长虹印务有限公司印刷

*

开本：787mm×1092mm　1/16　印张：19.5　字数：395千
2024年8月第1版　　2024年8月第1次印刷
ISBN 978-7-5689-4683-4　定价：138.00元

本书如有印刷、装订等质量问题，本社负责调换

编审委员会

王　丹　王　宏　王　欢　王梅华　王　倩　王　泉　王旭晖
王银峰　吴　迪　吴定江　吴良燕　吴胜军　吴　爽　吴晓本
吴　颖　席　倩　夏凤琼　解晨曦　谢艳梅　邢　昕　徐少卿
许　颖　薛　琴　闫立志　严　璨　颜　晰　颜新宇　杨阿碰
杨栋梁　杨佳锦　杨晋荣　杨　静　杨　兰　杨松涛　杨小燕
杨学敏　袁育林　苑翠星　岳保红　曾强武　詹　倩　张　翀
张福勇　张　红　张金艳　张　静　张　磊　张丽霞　张凌云
张璐琳　张　蕊　张时民　张书娟　张　雯　张艳华　张宇杰
张真路　赵　锐　甄长青　周晨晨　周　静　周琳珊
周　明　周文斯　朱秀丽　朱颜鑫　祝撷英

点评专家：（排名不分先后）

曹　炬　陈　朴　陈贤华　程　伟　董雪梅　付　璐　高海燕
郭子华　黄海樱　黄建国　李春莉　李慧琴　李建明　梁国威
刘安生　刘　斌　刘　虹　刘庆华　刘　漪　刘　颖　卢瑞南
马秀敏　庞　博　施雄飞　唐　宁　王　亮　吴青青　肖　华
邢延芳　袁育林　曾强武　曾志勇　张　建　张金艳　张　磊
张丽霞　张胜行　张玉鹍　赵江山　赵　锐　甄长青　庄顺红

主编简介

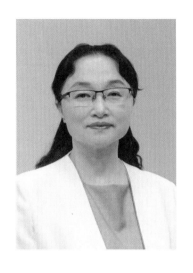

崔 巍

博士，研究员，博士生导师。国家癌症中心中国医学科学院肿瘤医院检验科主任，分子肿瘤国家重点实验室临床 PI。研究方向是肿瘤生物标志物临床应用。以负责人的身份承担国家自然科学基金、国家重点研发、中国医学科学院创新工程等各类课题 20 余项。在 *GUT*、*J Hematology & Oncology*、*Clinical Infectious & Diseases* 等国内外期刊发表文章 200 余篇。现任中华医学会检验分会候任主任委员，《中华检验医学杂志》副总编辑，《检验医学杂志》副总编辑，国际实验室血液学学会（ISLH）细胞分析 / 流式委员会委员，亚太临床化学与检验医学委员会（APFCB）教育委员会主席等。

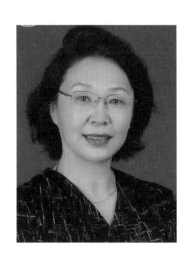

续 薇

主任医师，教授，博士生导师。吉林大学白求恩第一医院临床检验中心主任、实验诊断学系主任。现任中国医师学会检验分会常委、中华医学会检验分会第九届常委、第十届血液体液学组组长、中国老年医学学会检验医师分会常委、中国医院管理协会临床检验专业委员会委员、吉林省医学会检验分会主任委员、吉林省抗癌协会临床细胞学专业委员会主任委员、吉林省教学指导委员会委员、中国合格评定国家认可委主任评审员，以及《中华检验医学杂志》等多家杂志编委。

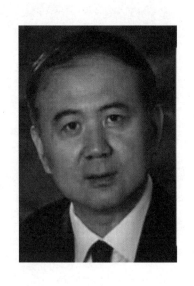

王学锋

主任医师，教授，博士生导师。上海交通大学医学院医学技术学院副院长，检验系主任，上海交通大学医学院附属瑞金医院实验诊断中心主任，检验科主任，临床输血科主任。上海市领军人才。长期从事出血病及血栓病诊治的研究，对各种出血性疾病尤其是严重出血的诊断与治疗有较丰富的经验。现任上海医学会检验分会主委，全国临床输血委员会副主任，中华医学会检验分会血液学和体液学学组副组长。

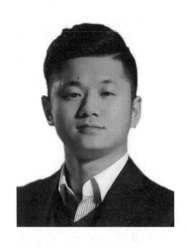

方　琪

副编审，检验医学新媒体平台负责人；重庆市卫生健康统计信息中心期刊部新媒体中心主任；重庆市科技期刊编辑学会新媒体工作委员会主任委员。主管的检验医学新媒体现有关注用户 75 万，行业覆盖率超过 90%，连续四年策划并主办了全国检验与临床思维案例大赛，并对优秀案例进行出版。所在平台荣获中国医师协会健康传播专委会全国"健康新媒体十强"、西部科技期刊联盟"十佳新媒体平台"、重庆市科技期刊编辑学会"鸿鹄计划"之"创新发展平台"等荣誉称号。发表医学及编辑类核心期刊论文 20 余篇，主策划医学专著 4 本。

XUYAN

序 言

在医学领域，血液与体液疾病的诊断和治疗一直扮演着至关重要的角色。这些疾病不仅涉及复杂的生理机制，而且往往对患者的生命健康构成严重威胁。在面对这些疾病时，准确的诊断能够为患者提供及时、有效的治疗方案，从而减少疾病带来的痛苦和风险。为了更好地应对血液与体液疾病，医学工作者需要不断学习和更新知识，以更好地服务于患者。此外，跨学科的合作和交流也是推动医学进步的重要途径，有助于更全面了解和解决这些疾病带来的挑战。

检验医学是联系基础医学与临床医学的纽带，是多学科的组合体。现代检验医学倡导以患者为中心，以疾病诊断和治疗为目的，因此，加强检验医学人员学习临床知识并主动开展检验与临床对话显得尤为重要。为了进一步拓展检验与临床沟通，2023年以中华医学会检验医学分会临床血液与体液学组、中华医学会检验医学分会青年学组作为指导单位，检验医学新媒体作为主办单位举办了"检验与临床（血液与体液疾病）思维案例展示活动"，该活动得到了全国同行的大力支持。在征集的近300个案例中，每个案例均为检验医生与临床医生搭档完成编写，经过了初审、专家复审、现场评审三轮严格评审。案例展示活动在医生中反响热烈，为检验与临床的合作树立了典范。

《检验与临床思维案例：血液与体液疾病》在第一辑的基础上，遴选了"第3届检验与临床（血液与体液疾病）思维案例展示活动"中投稿的44个案例编辑成册，希望为工作在一线的检验同仁提供参考，为临床医生提供检验路径的解决方案。本书的编写初衷是希望为广大医学工作者提供一本既能够阐述理论知识，又注重实践应用的参考书籍。希望通过本书的引导，读者不仅能够全面了解血液与体液疾病的基本概念、发病机制、临床表现和检验指标等知识，更能够通过案例分析的方式，深入了解理论知识在实际病例中的应用，提高自己的临床思维能力和实践操作技能。

最后，我们衷心希望《检验与临床思维案例：血液与体液疾病》能够成为广大医学工作者诊断和治疗血液与体液疾病的得力助手。同时，我们也期待读者在使用过程中能够提出宝贵的意见和建议，以便我们不断改进和完善后续版本。

检验医学新媒体

2024 年 5 月

QIANYAN

前　言

　　我国的检验医学历经四十余载的蓬勃发展，学科的各个方面均实现了显著的变革与进步，包括实验室环境的优化、人员素质的显著提高、仪器设备的先进化以及质量管理的精细化等多个层面。在此基础之上，我们仍需深入探索进一步推动检验医学的持续发展的方法，并提升其在临床疾病诊疗体系中的地位。此外，促进检验医学与临床医学之间的深度融合，以及提升检验医生对临床疾病的诊断与治疗能力，均已成为当前学科发展中的重要课题。

　　检验医生的临床沟通、咨询和会诊能力的提升并非一蹴而就，而是依赖于长期积累的临床和实验室工作经验，以及二者交叉融合的实践训练。只有具备了扎实的临床知识，检验医生才能更好地为临床疾病诊疗提供精准的检测结果和专业的意见。我国检验医学的发展已经取得了显著的成果，但仍有很大的发展空间。我们需要在已有基础上，进一步提升检验医学在临床疾病诊疗中的地位，加强检验医生与临床医生的沟通与合作，以实现更精准、更高效的疾病诊疗。这不仅需要我们不断提升检验医学的技术水平，更需要我们关注临床需求，以人为本，以患者为中心，为临床疾病诊疗提供更加精准和专业的支持。在这个过程中，临床与实验室工作经验的积累和实践训练的加强至关重要。

　　鉴于此，在中华医学会检验医学分会青年学组的指导下，2021年以来，由检验医学新媒体主办了"检验与临床思维案例展示"系列活动，通过全国征稿，初审、专家复审及现场评审，将选出的优秀案例进行线下展示和线上直播，受到了业内的一致好评。本书即从众多来稿中选出优秀案例编辑而成。书中案例的编写都是在检验医生与临床医生的反复沟通中完成的，是检验与临床协作配合、融合发展的成果。本书可供各级医疗机构检验医生和临床医生阅读与参考，有助于医务工作者掌握检验与临床结合的思维方法，对一线检验与临床工作者均具有较强的指导价值。

检验与临床的深度融合与发展，需要检验医学专业人士秉持信念、持续努力，同时也离不开临床医生的理解与支持。中华医学会检验医学分会始终关注检验与临床的协同发展，鼓励检验医学专业人士在日常工作中积极与临床医生开展对话与合作。期望通过每年举办此类检验与临床思维案例展示活动，以及出版相关系列图书，进一步推动检验与临床之间的交流与互动。我们期待年轻一代的检验人能在未来工作中更加主动地与临床医生沟通交流，为多学科的融合发展贡献智慧和力量。

崔巍　续薇　王学锋　方琪
2024 年 5 月

MULU
目　录

第一篇　血液篇

第四篇　骨髓篇 /233

第一篇

血液篇

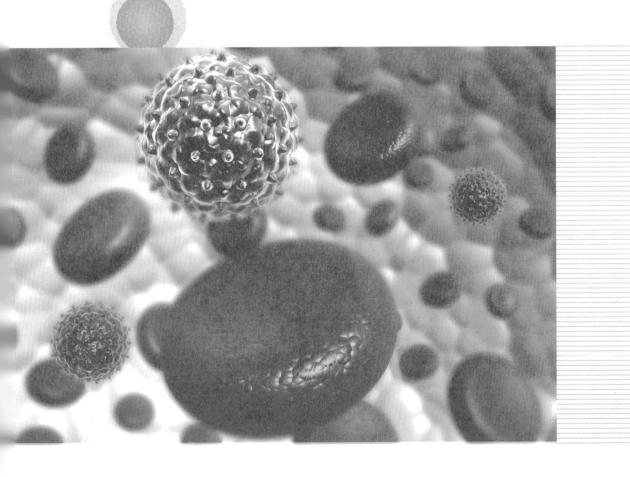

罕见红细胞

作者：王丹[1]，卢瑞南[2]（南京医科大学第一附属医院 / 江苏省人民医院，1 检验学部；2 血液科）
点评专家：张丽霞（南京医科大学第一附属医院 / 江苏省人民医院）

前　言

　　血液红细胞形态检查对红细胞疾病的诊断和鉴别诊断及治疗效果观察均有重要意义。常见的红细胞异常形态包括大小和 / 或染色异常、形状异常、排列方式和包含物异常等。但在外周血细胞形态分析中，相对于白细胞与血小板，红细胞形态改变往往容易被忽视。

　　血常规检查对溶血性贫血诊断有很重要的价值，外周血可见有核红细胞、嗜多色性红细胞、球形红细胞、豪 - 乔小体和帕彭海姆小体等。脱水型遗传性口形红细胞增多症（dehydrated hereditary stomatocytosis，DHSt），又称遗传性干瘪红细胞增多症（hereditary xerocytosis，HX），属遗传性口形红细胞增多症（hereditary stomatocytosis，HSt）亚型，其外周血涂片常能看到口形红细胞。

案例经过

　　患者，女，50 岁，2022 年 3 月因面黄、乏力，伴活动后心悸气促、腰痛、尿色深，外院就诊考虑自身免疫性溶血性贫血，予利妥昔单抗治疗，出院后服用醋酸泼尼松片、硫唑嘌呤。后因治疗欠佳，调整为醋酸泼尼松片、环孢素，并到我院就诊。

　　既往史：否认慢性疾病史。

　　外院实验室检查：白细胞（WBC）15.4×10⁹/L ↑，红细胞（RBC）1.76×10¹²/L ↓，血红蛋白（Hb）71 g/L ↓，平均红细胞体积（MCV）125 fL ↑，血小板计数（PLT）408×10⁹/L ↑，网织红细胞（RET）27.15% ↑。尿常规示隐血 4+。直接 Coombs 试验阳性。

生化示乳酸脱氢酶（LDH）644 U/L↑，直接胆红素（DBIL）12.2 μmol/L↑，间接胆红素（IBIL）79.7 μmol/L↑。

CT示：胆囊结石，胆囊炎，肝脏多发囊性灶，右肾囊肿可能，盆腔少量积液。

多排CT肺动脉CTA示：肺动脉栓塞，胸腔少量积液。

右侧下肢血管彩色多普勒超声示：双侧小腿比目鱼肌静脉、右侧腓静脉血栓。

入院诊断：①自身免疫性溶血性贫血；②溶血性黄疸；③肺动脉栓塞；④呼吸道感染；⑤低蛋白血症；⑥胆囊结石；⑦胸腔积液。

入院后完成相关检查，结果如下。

入院查血常规：WBC 14.9×10⁹/L↑，RBC 2.74×10¹²/L↓，Hb 85 g/L↓，MCV 94.9 fL，红细胞分布宽度变异系数（RDM-CV）21.9%↑，PLT 142×10⁹/L↑，RET 8.78%↑，外周血涂片可见有核红细胞122个/100个白细胞，嗜多色红细胞增多（红色箭头），球形红细胞16.8%（蓝色箭头），可见口形红细胞2.3%（黑色箭头），部分红细胞内有帕彭海姆小体（绿色箭头）以及红细胞聚集现象（图1.1）。Cellavision DI60全自动形态分析系统分析口形红细胞（图1.2）。红细胞直方图可见底部增宽（图1.3）。

尿隐血1+，RBC0~1个/HP；LDH 672 U/L↑，DBIL 35.3 μmol/L↑，IBIL 145.7 μmol/L↑，叶酸22.76 nmol/L，维生素B₁₂ 369 pmol/L，铁蛋白1847.50 ng/L↑；骨髓穿刺检查示增生性贫血，胞外铁2+，胞内铁52%。红细胞渗透脆性及孵育渗透脆性试验结果渗透脆性均增加。血红蛋白电泳未见异常。直接Coombs试验（IgG+C3d）弱阳性。冷凝集素试

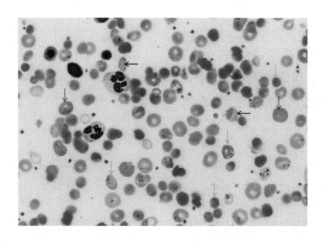

图1.1 外周血涂片（Cellavision DI60）

Stomatocytes（20）

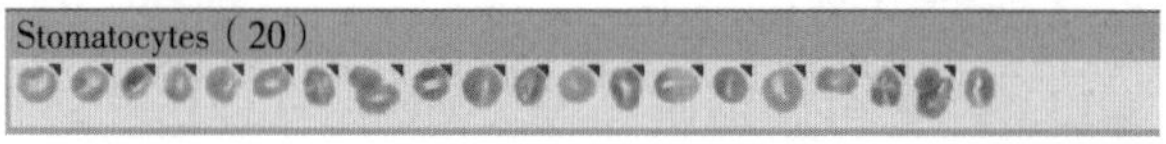

图1.2 口形红细胞分析（Cellavision DI60）

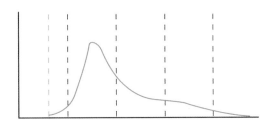

图 1.3　红细胞直方图

验阴性。FISH MDS 组套阴性。PNH 免疫标记：未检测到 PNH 克隆。T 细胞亚群：CD3（总 T 淋巴细胞）83.1% ↑，CD3+CD4+（辅助 T 细胞）63.1% ↑，CD3+CD8+（抑制性 / 细胞毒 T 细胞）18.0% ↓，CD19（B 细胞）0.6% ↓。抗 β2 糖蛋白 1 抗体测定、抗双链 DNA 测定、抗中性粒细胞胞浆抗体组套、抗心磷脂抗体阴性。

该患者遗传性红细胞疾病基因检测 PIEZO1 基因 c.7150G>A 杂合突变，与脱水遗传性口形红细胞增多症 1 型有关。其女儿也查出 PIEZO1 基因杂合突变。

治疗方案和措施：治疗主要针对溶血性贫血，予免疫抑制，输洗涤红细胞支持。其余辅以保肝、营养支持等对症治疗。2022 年 8 月住院期间出现双侧下肢静脉血栓、肺动脉栓塞，予以抗凝治疗后栓塞明显改善，调整免疫抑制治疗方案后溶血得以控制（85 g/L），好转出院。11 月又出现溶血发作加重，住院期间因胆石症胆囊炎反复发作导致溶血大发作，Hb 最低 39 g/L，给予积极抗菌药物治疗。先后使用环孢素、硫唑嘌呤、硼替佐米、伊库珠单抗、大剂量甲泼尼龙等治疗，至 2023 年 1 月溶血基本稳定（Hb 81 g/L）。2023 年 4 月脾切除后，Hb 达 110 g/L。停用激素后又溶血发作住院（Hb 81 g/L）。

最终诊断：①自身免疫性溶血性贫血伴遗传性口形红细胞增多症基因异常；②溶血性黄疸；③肺动脉栓塞；④呼吸道感染；⑤低蛋白血症；⑥胆囊结石；⑦胸腔积液。

案例分析

1. 检验案例分析

该患者血常规提示中度贫血，网织红细胞比例增加，外周血涂片可见到大量有核红细胞、嗜多色性红细胞、球形红细胞、帕彭海姆小体及红细胞聚集现象，血总胆红素升高，乳酸脱氢酶升高，符合患者溶血性贫血诊断。骨髓穿刺报告提示增生性贫血，且没有其他异常细胞。FISH MDS 组套、PNH 免疫标记阴性及直接 Coombs 试验弱阳性提示该患者的贫血原因可能为免疫性溶血性贫血。结合叶酸、维生素 B$_{12}$ 和铁蛋白检查结果可排除巨幼细胞性贫血和缺铁性贫血。红细胞渗透脆性的增加为球形红细胞影响。

该患者外周血中口形红细胞增多，比例为 2.3%，根据国际血液学标准化委员会

（International Council for Standardization in Haematology，ICSH）外周血细胞形态学命名和分级指南，口形红细胞 5% 以上为有临床意义。但是该患者遗传性红细胞疾病基因检测出 PIEZO1 基因杂合突变，与脱水性遗传性口形红细胞增多症有关，且其女儿存在同样的基因突变（c.7150G>A），指向该患者有先天性红细胞膜异常，或是该患者贫血的另一重要原因。但有研究显示，此突变者溶血和贫血程度均较轻，本案例外周血口形红细胞比例并不高，但是存在基因异常。

2. 临床案例分析

患者自身免疫性溶血性贫血同时合并先天性红细胞膜异常，使红细胞更易发生破坏。长期的免疫抑制剂治疗，使患者免疫低下，容易发生感染。肺部感染、严重溶血导致严重贫血伴心功能不全，使患者重病卧床，从而发生下肢深静脉血栓及肺栓塞。虽然经过救治，溶血一度稳定，但长期溶血会导致胆石症，继发胆囊炎反复发作，再次诱发溶血，形成恶性循环。这是患者迁延不愈的原因。

知识拓展

自身免疫性溶血性贫血，外周血可见球形红细胞、嗜多色性红细胞，偶见铁粒细胞、幼红细胞和红细胞吞噬性单核细胞。自身抗体被覆于红细胞表面转变为硬变的异形红细胞，由于物理力作用和生理的吞噬功能，其变为球形红细胞。此外，血片可见红细胞自身凝集现象显著，需与缗钱状红细胞鉴别。

中国成人自身免疫性溶血性贫血诊断标准：①血红蛋白水平达贫血标准；②血结合珠蛋白降低（<250 mg/L）、血总胆红素升高（≥ 17.1 μmol/L，以非结合胆红素升高为主）、血乳酸脱氢酶升高且网织红细胞 >4% 或绝对值 >120×10⁹/L；③检测到红细胞自身抗体。

口形红细胞增多症既可以是一种罕见的常染色体显性遗传性疾病，也可以是获得性疾病。可见于遗传性口形红细胞增多症、美拉尼西亚卵形红细胞症、RHnull 血型病（黄金血液）、丹吉尔病（Tangier disease，TD，又称 Tangier 氏病或无 α 脂蛋白血症）、斯图尔特综合征（Stewart's syndrome）、冠心病、某些肿瘤、酒精性肝硬变、急性酒精中毒、阻塞性肝病、吩噻嗪、植物固醇血症及制片不当（干燥过慢）等。

遗传性口形红细胞增多症是一组以红细胞膜的离子渗透功能异常和成熟红细胞形态改变为特征的罕见遗传性溶血性贫血，包括脱水性 Hst，又称遗传性干瘪红细胞增多症和水化性 Hst。前者相对多见。临床上，伴口形红细胞增多的溶血性贫血，当 Na⁺ 进入大于 K⁺ 漏出时，红细胞内 Na⁺ 与水分堆积，导致肿胀，血片出现口形红细胞，此谓"遗传性水肿红细胞增多症"。另一组表现为Na^+进入小于K^+漏出，细胞内总阳离子（Na^++K^+）和水含量减低，此谓"遗传性干瘪红细胞增多症"，此时，血片内有较多的靶形红细胞、口形红细胞和小球形红细胞或者红细胞碎片。其诊断基于临床特征、阳性家族史和常染色体显性遗传等特征，外周血涂片常能看到口形红细胞，红细胞脆性试验有一定的诊断价值，但基因诊断是确诊手段。

PIEZO1基因是HX的致病基因之一。PIEZO1基因定位于16q23q24，包含51个外显子，该基因编码的PIEZO1蛋白，主要传导单价离子（如K^+、Na^+、Li^+）和二价离子（如Ba^{2+}、Ca^{2+}、Mg^{2+}、Mn^{2+}）。PIEZO1蛋白是红细胞膜上最大的离子通道之一，还调控着三磷酸腺苷（ATP）从红细胞释放。PIEZO1基因突变，可造成PIEZO1蛋白延迟失活，离子通道开放状态延长，引发红细胞胞内过量的钾离子外泄和水分流失，继而红细胞形态发生改变。

临床上HX易被误诊为遗传性球形红细胞增多症、地中海贫血、直接抗人球蛋白试验阴性的自身免疫性溶血性贫血等，或与外周血红细胞形态改变影响有关，需要引起注意。

帕彭海姆小体可见于溶血性贫血、脾切除术后、长期大量饮酒、铁粒幼细胞性贫血或血红蛋白病等。含有帕彭海姆小体的成熟红细胞也就是铁粒红细胞。要注意与嗜碱性点彩红细胞相区别。帕彭海姆小体为含铁嗜碱颗粒，小而圆，常7~8颗聚集在一起，集中于胞质某个区域，直径小于$1~\mu m$。嗜碱性点彩红细胞为胞质中核糖体发生聚集变性。形态大小不一，数量不等的蓝或者灰蓝色点状颗粒，均匀分布于胞质中。嗜碱性点彩红细胞是铅中毒诊断的筛查指标，亦可见于重症巨幼细胞性贫血和骨髓纤维化。

案例总结

血常规中红细胞相关数值可以对红细胞的"大小""染色性"和"均一性"起到提示作用，但是红细胞形态变化"随方逐圆，千形万状"，需要通过检验人的慧眼进行识别并报告。异常的红细胞形态对于疾病的诊断、鉴别诊断及疗效观察均有重要作用。如本案例中球形红细胞、帕彭海姆小体及口形红细胞的出现，都对该患者的溶血性贫血和遗传性口形红细胞增多症的诊断具有提示意义。HSt临床表型异质性强但诊断手段有限，容易漏诊或误诊。伴随基于人工智能的自动化血细胞形态分析仪的出现，不仅能提高复检效率，还能提高血细胞分析质量，极大地减少恶性血液病细胞的漏检率。在甄别白细胞异常的同时，也要同样重视识别异常红细胞，为红细胞相关疾病的诊断提供一定的参考和方向。

专家点评

本案例为比较罕见的一例自身免疫性溶血性贫血伴遗传性口形红细胞增多症基因PIEZO1异常。该患者自身免疫性溶血性贫血诊断明确，外周血口形红细胞比例虽然并不高，但是形态典型，应该与该患者基因突变类型有关。这就提示我们要重视外周血红细胞形态的观察，对红细胞疾病的诊断有很重要的意义。因此本案例对检验人的日常工作有很好的指导价值，值得分享。

参考文献

［1］中华医学会检验医学分会血液学与体液学学组.血细胞分析报告规范化指南［J］.中华检验医学杂志，2020，43（6）：619-627.

［2］中华医学会血液学分会红细胞疾病（贫血）学组.中国成人自身免疫性溶血性贫血诊疗指南（2023年版）［J］.中华血液学杂志，2023，44（1）：12-18.

［3］周晓菊，王成有.遗传性口形红细胞增多症一例并文献复习［J］.中国小儿急救医学，2021，28（12）：1139-1140，f3.

［4］李园，赵馨，李建平，等.PIEZO1基因突变遗传性口型红细胞增多症五例报道及文献复习［J］.中华血液学杂志，2019，40（6）：518-521.

［5］蒋浩琴，陈葳，何军，等.基于人工智能的血细胞形态分析仪白细胞分类性能的多中心研究［J］.中华检验医学杂志，2023，46（3）：265-273.

新生儿血小板减少

作者：贺潇[1]，刘秋彤[2]（重庆医科大学附属妇女儿童医院/重庆市妇幼保健院，1 检验科；2 新生
儿科）

点评专家：李春莉（重庆医科大学附属妇女儿童医院/重庆市妇幼保健院）

前　言

患儿，女，G1P1，胎龄 39⁺³ 周，因"胎儿窘迫、羊水过少？"临产剖宫产，出生后
面部、躯干、四肢可见多发红色皮疹，以"新生儿感染？"急诊收入新生儿科。入院血
常规示 PLT 37 × 10⁹/L，初步诊断血小板降低，原因待查。

案例经过

患儿，女，G1P1，胎龄 39⁺³ 周。因"胎儿窘迫、羊水过少？"临产剖宫产。其母孕
晚期吉兰 - 巴雷综合征（Guillain-Barre syndrome，GBS）阳性，患儿生后无气促、发绀、
神萎等表现，面部、躯干、四肢可见多发红色皮疹，压之不褪色。以"新生儿感染？"
急诊收入新生儿科。

入院查体：生命体征平稳。面部、躯干、四肢可见多发红色皮疹，压之不褪色。其
余未见明显异常。

入院诊断：①新生儿感染？②感染性皮疹？

入院予氨苄西林 + 头孢噻肟抗感染、对症支持治疗。

患儿入院查血常规示：PLT 37 × 10⁹/L，血小板明显降低，血小板抗体检测弱阳性，
肝酶升高，白蛋白降低。影像学检查示患儿肝脾肿大，肺部有实变。初步诊断血小板降
低原因待查。实验室检查直接抗人球蛋白试验弱阳性，考虑存在自身抗体致敏红细胞的
可能。患儿自身抗体结果显示其抗核抗体、SSA 抗体 IgG、SSB 抗体 IgG 均为阳性。遂

联系患儿母亲来院行自身抗体检查，结果显示该母亲抗核抗体、SSA 抗体 IgG、SSB 抗体 IgG 同样为阳性，考虑其母亲自身抗体通过胎盘进入患儿，导致患儿出现皮疹及全身系统性表现，最终诊断新生儿红斑狼疮（neonatal lupus erythematosus，NLE）。后续通过对症支持治疗，患儿血小板升至 $121 \times 10^9/L$，全身无明显活动性出血现象，器官受累情况逐渐好转后出院。

案例分析

1. 检验案例分析

患儿胎龄 39^{+3} 周，因"胎儿窘迫、羊水过少？"临产剖宫产。患儿母亲 GBS 阳性，羊水Ⅲ度，患儿出生后无气促、发绀、神萎等表现，面部、躯干、四肢可见多发红色皮疹，大小不规则，未高出皮面，压之不褪色，部分融合，无破溃、结痂（图 2.1）。以"新生儿感染？"急诊收入新生儿科。

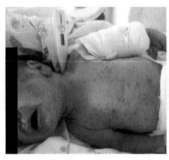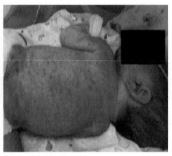

图 2.1　患儿全身多发红色皮疹

入院后完善各项实验室检查如下。

（1）血常规：结果示 PLT 明显降低（$37 \times 10^9/L$，重新采血复核），血涂片中可见血小板数量减少，形态未见明显异常，提示该患儿血小板真性减少（图 2.2）。

入院后持续监测血常规，示 PLT 及 Hb 进行性下降（图 2.3）

（2）心肌标志物检测：CK-MB 升高，Myo 轻度升高（图 2.4）。

（3）肝功能检测：谷草转氨酶（AST）和 γ- 谷氨酰基转移酶（GGT）升高、前白蛋白（PA）、总蛋白（TP）及白蛋白（ALB）降低（图 2.5）。

（4）其他实验室检测：肾功能、血脂和 PCT 等基本正常。

该患儿血小板降低原因未明，为此与临床医生积极沟通，探寻该患儿血小板减少的原因。

患儿血小板减少需警惕宫内感染可能。患儿母亲 GBS 阳性，但患儿生后查炎症指标基本正常，患儿完善 TORCH、疱疹病毒、肠道病毒等相关病毒检测和炎症指标结果示：

项目名称	结果	标志	参考区间	单位
白细胞	9.7	↑	3.5~9.5	10⁹/L
血小板	37	↓	100~300	10⁹/L
红细胞	4.0		3.8~5.1	10¹²/L
血红蛋白	140		115~150	g/L
红细胞压积	41.2		35~45	%
平均红细胞体积	103.5	↑	82~100	fL
平均红细胞血红蛋白含量	35.2	↑	27~34	pg
平均红细胞血红蛋白浓度	340		316~354	g/L
红细胞分布宽度 SD	68.9	↑	37.0~50.0	
红细胞分布宽度 CV	20.3	↑	11.5~14.5	
中性粒细胞百分比	32	↓	40~75	%
淋巴细胞百分比	58.6	↑	20~50	%
单核细胞百分比	7.6		3~10	%
嗜酸性粒细胞百分比	0.8		0.4~8	%
嗜碱性粒细胞百分比	1.0		0~1	%
中性粒细胞计数	3.1		1.8~6.3	10⁹/L
淋巴细胞计数	5.68	↑	1.1~3.2	10⁹/L
单核细胞计数	0.74	↑	0.1~0.6	10⁹/L
嗜酸性粒细胞计数	0.08		0.02~0.52	10⁹/L
嗜碱性粒细胞计数	0.10	↑	0~0.06	10⁹/L
网织红细胞百分率	4.11		2.0~6.0	%
网织红细胞计数	163.0	↑	24~84	10⁹/L
未成熟网织红细胞分数	33.50			
网织红细胞血红蛋白含量	29.8			pg

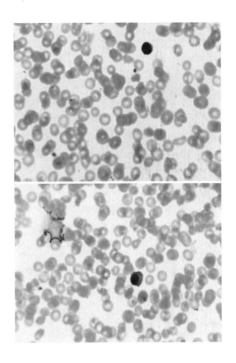

图 2.2　血常规报告及血涂片形态

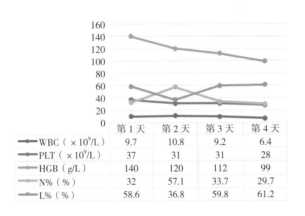

	第 1 天	第 2 天	第 3 天	第 4 天
WBC（×10⁹/L）	9.7	10.8	9.2	6.4
PLT（×10⁹/L）	37	31	31	28
HGB（g/L）	140	120	112	99
N%（%）	32	57.1	33.7	29.7
L%（%）	58.6	36.8	59.8	61.2

图 2.3　患儿出生后 1~4 天血常规结果变化趋势

项目名称		结果	标志	参考区间	单位
CK–MB	肌酸激酶同工酶	12.4	↑	0~3.1	μg/L
hsTnI	超敏肌钙蛋白 I	0.010		0~0.016	μg/L
Myo	肌红蛋白	111.4	↑	0~106	μg/L

图 2.4　心肌标志物检测报告

Tox-IgG 40.43 IU/mL、Rv-IgG 37.74 IU/mL、CMV-IgG 49.37 U/mL；考虑胎传可能，Tox-IgM、Rv-IgM、CMV-IgM 均阴性。患儿 CRP、WBC、PCT 等未见明显异常；免疫全套阴性；肠道通用型病毒、1 型单纯疱疹病毒、六项呼吸道病原体、风疹病毒 / 人巨细胞病毒核

项目名称		结果	标志	参考区间	单位
PA	前白蛋白	81	↓	180~350	mg/L
TP	总蛋白	44	↓	65~85	g/L
ALB	白蛋白	29	↓	34~48	g/L
GL0	球蛋白	15	↓	20~40	g/L
A/G	白球比值	1.9		1.2~2.4	
TBIL	总胆红素	14.6		0~23	μmol/L
DBIL	直接胆红素	6.4		0~6.8	μmol/L
IBIL	间接胆红素	8.2		0~23	μmol/L
TBA	总胆汁酸	6.6		0~10	μmol/L
ALT	谷丙转氨酶	31		7~40	U/L
AST	谷草转氨酶	120	↑	13~35	U/L
ALP	碱性磷酸酶	89		<500	U/L
GGT	谷氨酰转肽酶	106	↑	7~45	U/L

图 2.5 患儿肝功能检测报告

酸检测均阴性。根据以上检验结果，暂排除该患儿因感染性血小板减少可能。

因患儿生后不久血小板减少，需警惕有无遗传性血小板减少可能。该患儿血小板电阻抗法（PLT-I）与光学法（PLT-O）结果一致，光镜下未见明显异常，白细胞及红细胞内未见异常包涵体。患儿母亲产前血常规示血小板正常且患儿家族中无相关遗传疾病史，暂不支持该患儿遗传性血小板减少诊断，必要时可行骨髓检查、血小板功能检查及相关基因检查助诊。

该患儿血小板减少不除外免疫性可能，对患儿及其母亲行血小板抗体检测，检测结果显示患儿血小板抗体弱阳性，但母亲血小板抗体阴性，故同族免疫性血小板减少可能性较小。患儿直接抗人球蛋白试验弱阳性，但患儿母亲与患儿 ABO 血型及 Rh 血型相符，新生儿血清学试验阴性，可排除新生儿溶血病。但该试验阳性提示有自身抗体或免疫复合物黏附在红细胞膜上可能，考患儿体内是否存在自身抗体，提示完善自身免疫性疾病相关检查。就此立即与临床沟通，建议对患儿进行自身免疫性疾病相关的检测。结果显示患儿抗核抗体、SSA 抗体 IgG、SSB 抗体 IgG 均阳性（表 2.1）。

表 2.1 患儿自身抗体检测结果

项目	检测值	单位	参考范围	检测原理
ANA	482.0	AU/mL	<40	化学发光法
SSA IgG	40.6	AU/mL	<20	化学发光法
SSB IgG	>400	AU/mL	<20	化学发光法

立即与临床沟通，临床医生接到反馈后询问患儿母亲有无自身免疫性疾病史，虽患

儿母亲表示其孕前和孕期无相关临床表现及自身免疫性疾病史，仍联系患儿母亲来院行自身抗体检查。结果显示患儿母亲抗核抗体、SSA 抗体 IgG、SSB 抗体 IgG 同样为阳性（表2.2）。

表 2.2　患儿母亲自身抗体检测结果

项目	检测值	单位	参考范围	检测原理
ANA	>500	AU/mL	<40	化学发光法
SSA IgG	98.3	AU/mL	<20	化学发光法
SSB IgG	>400	AU/mL	<20	化学发光法

结合患儿病史及临床表现，考虑患儿血小板减少可能与自身抗体阳性有关。

2. 临床案例分析

该患儿以母亲 GBS 阳性，全身多发红色皮疹疑"新生儿感染？"入院，入院后除了进行检验相关的实验室检测，还进行了影像学检查如下（图 2.6）。

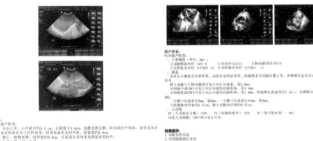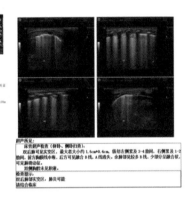

图 2.6　影像学检查结果

腹部彩超示：脾稍大（4.4 cm × 1.3 cm）；肝（右叶斜径约 5.6 cm，右肋缘下 3.4 cm）、胆、胰、双肾声像图未见明显异常。

心脏超声示：①动脉导管未闭；②室间隔缺损；③房间隔卵圆孔未闭；④二尖瓣、三尖瓣反流（轻度）；⑤肺动脉高压。

肺部彩超示：双后肺部实变区（1.6 cm × 0.4 cm）。

该患儿血小板降低原因未明，且实验室检查显示肝酶升高，白蛋白降低，肝脾肿大，肺部有实变。针对该患儿血小板减少的病因与检验医生共同进行探寻，并制订治疗方案。

患儿为小于胎龄儿，全身可见多发红色皮疹，后出现了部分融合、破溃、结痂以及部分色素沉着。患儿及其母亲抗核抗体、SSA 抗体 IgG、SSB 抗体 IgG 均为阳性。符合美国风湿病协会提出的新生儿红斑狼疮诊断标准，最终考虑母亲 SSA 抗体、SSB 抗体 IgG 通过胎盘进入胎儿体内，引起新生儿红斑狼疮。

此外，该患儿胸片提示肺部有实变，考虑为 NLE 相关的呼吸系统损害。实验室检查示肝酶升高，白蛋白降低，血小板减少，血小板抗体弱阳性，直接抗人球蛋白试验弱阳性，腹部彩超提示肝脾肿大，考虑为 NLE 相关的肝脏和血液系统损害。

新生儿红斑狼疮为自限性疾病，患儿除心脏和神经损害外，大多数预后良好，其治疗主要为对症治疗。该患儿主要表现为全身皮疹、血小板减少和肝脾肿大，未合并心脏和神经损害，目前全身无明显活动性出血征象，暂时不予丙球治疗及血小板输注，予吸氧、保肝等对症支持治疗后，患儿血小板升至 121×10^9/L，器官受累情况逐渐好转后出院。

知识拓展

新生儿红斑狼疮是母亲体内的自身抗体（主要为 SSA 抗体和 SSB 抗体）通过胎盘进入胎儿，在胎儿体内引起自身免疫反应所致，临床表现主要为皮肤环形红斑和先天性心脏传导阻滞，也可伴有消化、血液、呼吸、神经系统等不同程度的损害。该疾病具有自限性，随着母亲抗体从患儿血液循环中清除，患儿临床症状逐渐缓解，但心脏病变持续存在且是造成患儿死亡的主要原因。

新生儿红斑狼疮是一种罕见疾病，其发病率约为 1/20000，无明显种族差异，但临床表现有一定差异。据文献报道，我国 NLE 患者皮肤损害约占 96%，远高于美国 NLE 皮肤损害报道的 15%~25%。而美国 NLE 最常见的临床表现为心脏损害，主要为房室传导阻滞（约 60%），但我国报道的 NLE 心脏损害仅 8.9%。此外，肝脏和血液系统异常是最常见的临床表现。肝脏系统受损有时无临床症状或者短暂的肝脏转氨酶轻度增高、肝和 / 脾轻度肿大、高胆红素血症等。大约有 10%~35% 的 NLE 患儿会出现血液系统异常，主要为血小板减少、贫血和中性粒细胞减少等。另有极少部分 NLE 患儿合并中枢神经系统受累、呼吸系统受累和肾脏受累。

现常用的 NLE 诊断标准由美国风湿病协会提出：新生儿出现先天性心脏传导阻滞，同时伴有母亲或 / 和新生儿 SSA 抗体和 / 或 SSB 抗体阳性；新生儿出现经本科专家和 / 或组织病理学确定与 NLE 相关的皮肤损害同时伴有母亲或 / 和新生儿 SSA 抗体和 /SSB 抗体与阳性。满足上述任何一条即可诊断为 NLE。

NLE 患儿除心脏、神经损害外，大多数预后良好，其治疗主要为对症治疗，因而加强孕期产检，进行产前干预极其重要。对于 SSA 抗体和 SSB 抗体阳性的孕妇，建议在妊娠的 16~26 周每周进行胎儿超声心动图检查。对于产前已经诊断房室传导阻滞的胎儿，建议使用地塞米松 / 倍他米松和 / 或静脉注射免疫球蛋白治疗，对缓解 I 度、II 度房室传导阻滞和阻止其进展有一定益处。

案例总结

本案例患儿以全身多发皮疹和不明原因血小板减少为主要表现，在与临床医生共同探寻血小板降低的过程中，通过抽丝剥茧式的一一排查，在排除了感染性血小板减少、遗传性血小板减少和同族免疫性血小板减少等新生儿常见血小板减少的原因后，通过患儿血小板抗体弱阳性和直接抗人球蛋白试验弱阳性，考虑存在自身抗体可能。最终，在患儿母亲没有任何症状及自身免疫性疾病史的情况下，发现患儿及其母亲抗核抗体、SSA 抗体 IgG、SSB 抗体 IgG 均为阳性。

结合患儿的病史及临床表现，考虑其母亲 SSA 抗体、SSB 抗体 IgG 通过胎盘进入患儿，导致患儿出现皮疹及全身系统性表现，最终患儿确诊新生儿红斑狼疮。

由此可见，检验人不但要有扎实的理论知识基础，还应在发现疑点时给予临床合理的进一步检查建议，最终为疾病的诊断提供确凿而完整的实验室证据，在临床诊断与鉴别诊断中发挥重要作用。

专家点评

新生儿红斑狼疮是母体内自身抗体进入胎儿体内形成抗原抗体复合物引起胎儿组织免疫器官损害而导致的一种罕见疾病。本病例以全身多发性红色皮疹起病，病程中合并血小板减少、肝脾肿大和肺部的实变，但未出现心脏传导阻滞，与国内报道相符。作者从最初发现的血小板减少开始逐一进行原因查找和分析，与临床积极协作，最终在患儿母亲没有任何症状及自身免疫性疾病史的情况下，发现患儿及其母亲抗核抗体、SSA 抗体 IgG、SSB 抗体 IgG 均为阳性，从而揭示了该患儿血小板减少的真正原因，并确定了临床治疗方案。

本病例展示了患儿从入院、确诊到后续治疗的全过程，检验与临床医生都进行了全面、深入的沟通，其间检验医生还参与了该患儿的多学科会诊并积极地协助临床查找血小板减少的病因，充分说明了检验与临床经常、及时、有效沟通的重要性。

参考文献

［1］ 中国儿童原发性免疫性血小板减少症诊断与治疗指南改编工作组，中华医学会儿科学分会血液学组，中华儿科杂志编辑委员会. 中国儿童原发性免疫性血小板减少症诊断与治疗改编指南（2021 版）［J］. 中华儿科杂志，2021，59（10）：810-819.

［2］ 李彩凤. 儿童系统性红斑狼疮临床诊断与治疗专家共识（2022 版）［J］. 中华实用儿科临

床杂志，2022，37（9）：641-652.

［3］罗璇，王华.新生儿红斑狼疮研究进展［J］.中国皮肤性病学杂志，2019，33（6）：717-720.

［4］刘蕾，华益民，周开宇.新生儿狼疮综合征诊疗研究进展［J］.中国循证儿科杂志，2018，13（3）：231-235.

［5］INZINGER M，SALMHOFER W，BINDER B. Neonatal lupus erythematosus and its clinical variability［J］. J Dtsch Dermatol Ges，2012，10（6）：407-411.

孕妇血小板减少诊断 May-Hegglin 异常

作者：李亚娇[1]，米乐园[1]，张翀[1]，刘小晖[2]（甘肃省妇幼保健院 / 甘肃省中心医院，1临床检验中心；

2产二科）

点评专家：董雪梅（甘肃省妇幼保健院 / 甘肃省中心医院）

前　言

妊娠合并血小板减少在临床上并不少见，正常妊娠时，一般随着孕周增加血小板计数呈进行性下降。而一旦终止妊娠，血小板立即恢复正常或者出现明显增高趋势，多数患者无临床症状。对于孕期严重血小板减少者应查明原因，导致该症状表现的病因较多，多是内科合并症及妊娠并发症引起的，尤以血小板减少性紫癜、妊娠期高血压疾病、妊娠期肝内胆汁淤积最为常见。

案例经过

患者，女，28岁，平素月经规律，周期20天，经期4天，经量中，色暗红，无痛经史，白带正常。末次月经2020年11月25日。预产期2021年9月1日。2017年因"备孕"在当地检查诊断为"血小板减少症"并口服药物治疗，自行停药。2020年11月11日因"牙龈出血"就诊于兰州某三甲医院，查血常规示：PLT 29×10^9/L，无皮肤黏膜出血；骨髓细胞学检验报告示：血小板减少。给予咖啡酸片200 mg口服2次 / 天，定期复查血常规，血小板波动于（9~68）$\times 10^9$/L。入院前复查PLT 70×10^9/L。

入院1天前产检查肝功示：总胆汁酸31.31 μmol/L，谷草转氨酶40.5 U/L，谷丙转氨酶31.4 U/L，建议住院治疗，遂以"①血小板减少症合并妊娠；②妊娠合并肝内胆汁淤积症；③孕36^{+3}周G2P0"收治入院。孕程顺利，精神好，食欲食量一般，睡眠情况良好，大便正常，小便正常，体重渐增20 kg。

产科检查：宫高 29 cm，腹围 105 cm，估计胎儿体重 2860 g，胎方位 LOA，顶先露，胎动如常，胎心 142 次 / 分，规律，无宫缩，胎膜未破，无阴道血性分泌物。消毒内诊：外阴、阴道无异常，宫颈居中、质中，宫颈管长 2 cm，宫口未开，顶先露，先露 −1 cm，羊膜囊不突，骶岬未及，骶凹中弧，骶尾关节活动度好，尾骨不翘，双侧坐骨棘不突，棘间棘 >10 cm，坐骨切迹容三横指，耻骨弓角度 >90°，骨软产道未查及异常。宫颈 Bishop 评分 4 分。

实验室及器械检查：①B 超提示（2021 年 8 月 6 日）：宫内单活胎，顶先露，无脐带绕颈，双顶径 9.4 cm，腹围 32.3 cm，股骨长 7 cm，羊水深 5.6 cm，胎盘前壁，Ⅱ度成熟。②传染病检查阴性。③异常检查化验报告单：谷草转氨酶 40.5 U/L↑；谷丙转氨酶 30.4 U/L↑；总胆汁酸 31.32 μmol/L↑。④心电图：窦性心动过速（105 次 / 分）。

案例分析

1. 检验案例分析

血细胞计数仪检测血小板用的是电阻抗法，即库尔特原理，即以细胞的大小来进行分类，此方法具有简单、快速的优势，但因为检测方法的限制，一些特殊情况下不能真实反映血小板的数量，比如红细胞碎片存在时仪器会将其计入血小板，导致血小板数量假性增高，当血小板体积超过一定范围或者血小板聚集时仪器会将其计入红细胞内，出现血小板计数假性减低的情况，为此各实验室都有针对血小板减少制订的复检规则。

该孕妇在当地医院检查 PLT 9×10^9/L，我院仪器检查 PLT 23×10^9/L，血小板直方图显示为钝锯齿状。因该检测结果触发我实验室复检规则，遂对该标本进行血细胞形态检查，经涂片、瑞氏 - 吉姆萨染色后，显微镜油镜下发现血小板大小不等，大血小板易见，经估算数量在 70×10^9/L 左右（图 3.1A），估算方法：选取红细胞平均分布且细胞间无重叠的区域计数 10 个油镜视野下血小板总数，除以 10 即为每视野平均血小板数，乘以 15 得到血小板估测值（单位：10^9/L）。考虑此次仪器计数假性减低，主要是因为大血小板的存在导致仪器未能识别。随后进行白细胞形态观察时发现中性粒细胞及单核细胞胞浆中可见类似于杜勒小体的蓝色包涵体（图 3.1），这类包涵体在胞浆中任意位置，多数靠近细胞膜，部分细胞中有两个及以上的包涵体，经仔细与杜勒小体形态鉴别，并结合临床表现，高度怀疑是 May-Hegglin 异常（MHA）。遂将此情况第一时间告知临床医生。

2. 临床案例分析

血小板减少是孕期常见血液系统疾病，妊娠期高血压疾病、妊娠期肝内胆汁淤积易出现孕期血小板减少，该患者总胆汁酸升高，孕前已经存在血小板减少，并且有综合三甲医院血液专科治疗史，因此临床主要考虑特发性血小板减少性紫癜，患者血小板数值

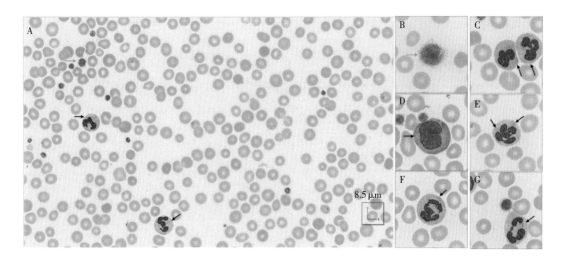

图 3.1　显微镜油镜下的血小板

波动较大，与家属沟通计划产前进行血小板输注，防止意外出血。检验科提示 MHA 并建议用血栓弹力图及血小板聚集实验对患者行血小板功能检测，血栓弹力图结果提示血小板功能的 MA 值结果为 65.7（参考范围 50~76），用二磷酸腺苷（ADP）诱导其血小板聚集功能为 72%（参考范围 55%~90%）。以上结果均表明血小板功能正常。临床根据此结果，再次与家属沟通后选择继续观察。

两周后自娩一男孩，哭声好。羊水清，体重 3420 g，胎盘自娩，完整，产程共失血约 400 mL，产程顺利。分娩后，婴儿血涂片中也发现了血小板减少，大血小板及白细胞蓝色包涵体现象。随后，为进一步确诊对母婴进行了全外显子测序，母子均检测出 MYH9 基因第 41 号外显子的 c.5797C>T（P.Arg1933Ter）突变（图 3.2），至此，困惑该患者数年的血小板减少真相浮出水面。

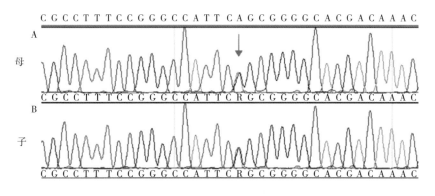

图 3.2　全外显子测序

知识拓展

May-Hegglin 异常（MHA）是一种罕见的常染色体显性遗传病，由 MYH9 基因突变引起，其特征是血小板减少、巨血小板和白细胞中独特的包涵体"三联征"。MYH9 基因由染色体 22q12 上的 41 个外显子组成编码非肌肌球蛋白重链Ⅱ A 类（NMMHC-Ⅱ A），一种与胞质分裂、吞噬作用、细胞运动和细胞形态维持相关的细胞骨架收缩蛋白。白细胞内蓝色包涵体是肌球蛋白重链Ⅱ A 的沉淀。尽管 MYH9 突变导致巨核细胞的异常成熟和分裂，但血小板或白细胞的功能被认为是正常的。其血小板减少通常是血小板体积过大而造成的技术性误差所致，大多数患者无症状或主诉有轻度出血倾向，易误诊为免疫性血小板减少症（immune thrombocytopenia，ITP），皮质类固醇治疗和脾切除术没有效果。已报告 MYH9 突变相关疾病包括 Fechtner 综合征、Sebastian 综合征、Epstein 综合征和 May-Hegglin 异常等。迄今为止，已鉴定出 80 种不同的 MYH9 突变，主要涉及外显子 2、11、17、18、21、22、25、26、27、28、31、32、33、35、38、39、40 中的氨基酸替代。严重血小板减少症和巨血小板患者通常怀疑遗传性巨血小板综合征，但没有出血的临床证据。对可疑病例通过人工目测血小板体积及计数可早期识别，基因检测可证实。该病例的发现主要是因为血涂片镜检时发现"三联征"，通过全基因组测序得到证实，因此血涂片镜检是关键环节。

案例总结

对于血小板减少患者，行血涂片复查是我实验室复检方式之一，此方式有三个优势：①可以直观地看到血小板的分布、形态及均一性，排除 EDTA 依赖性假性血小板减少；②可以估算血小板大体的数量；③观察血小板的同时可以对白细胞及红细胞形态加以观察，初步判定是否伴随其他血液系统疾病。本例在涂片观察时发现，血片中血小板分布较少，且大血小板多见，同时伴随有中性粒细胞蓝色包涵体，是典型的 May-Hegglin 异常（MHA）的三联征表现。

MHA 在临床上极易误诊和漏诊，主要原因是粒细胞胞质中的包涵体易被忽略，在某些情况下由于染色原因使其包涵体着色较淡，如检验人员粗心大意，极易造成漏诊；另因 MHA 是一种罕见疾病，也有部分工作人员把 MHA 误认为感染引起的杜勒小体；杜勒小体体积较小，常呈圆形界限不清的云雾状；而 MHA 包涵体则较清晰，界限清楚并相对有形。在感染有杜勒小体形成时常伴有中毒颗粒、空泡变性、核固缩等中毒表现，一般没有巨大血小板的出现，当感染得到控制后小体就会消失。但 MHA 患者的蓝斑小体为终生存在。该患者自 2017 年 2 月至 2021 年 8 月，几度进出多家医院，包括当地二甲医院及省级三甲医院，其间定期复诊、用药及行骨髓细胞检查，给患者造成一定的精神压力及经济压力，原本行血常规涂片检查就能发现的病例，多次被遗漏。上述案例提醒我们：①注重与检验科的沟通与交流对临床的诊断和治疗有很大帮助；②注重学习，提高对罕见病、遗传病的认识；③细胞形态学诊断仍是临床血液学疾病诊断的基础，应该重视血细胞形态学检查；④检验人员在临床检验工作中，应注意血细胞分析仪的异常警示，对异常结果选择合理有效的复检方式，不断提高检验诊断水平。

因本病患者多为血小板中度减少，大部分患者无明显出血倾向，通常不需要特殊治疗，经过临床检验沟通，根据此病血小板数量虽低但功能大致正常，放心地采取了顺产方式，生产中出血量与普通产妇相当，此病例的最终诊断，避免了孕妇不必要的血小板输注，后期不必反复进行血小板相关检查，同时提醒该婴儿也存在 MYH9 基因变异，为该婴儿日后的就诊、治疗提供一定的依据。

专家点评

通过对 1 例临床较罕见的 May-Hegglin 异常的分享，本案例详细阐述了诊疗经过、鉴别诊断，最终使漏诊数年的血小板减少患者得以确诊，展示了检验工作者合理有效的复检方式以及扎实的形态学功底，更可贵的是主动联系临床，从检验专业的角度给予临床提示及建议，避免不必要的过度医疗，完美地体现了检验与临床相结合的重要性，有效地发挥了检验医学在临床诊疗中的重要作用。

参考文献

［1］ FOGERTY A E. Thrombocytopenia in pregnancy：mechanisms and management［J］. Transfus Med Rev，2018，32（4）：225-229.

［2］ CINES D B，LEVINE L D. Thrombocytopenia in pregnancy［J］. Blood，2017，130（21）：2271-2277.

［3］ 朱建锋，张莉，王蓓丽，等 .2 种外周血涂片血小板估测方法的评价［J］.检验医学，2015，30（10）：1027-1029.

［4］ BARROS PINTO M P，MARQUES G. MYH9 disorders（May-Hegglin anomaly）the role of the blood smear［J］. J Pediatr Hematol Oncol，2019，41（3）：228.

［5］ SOUTO FILHO J T D，LEMOS M M，PIRACIABA J C B，et al. Genotype-phenotype correlation of a novel MYH9 mutation（p.G736L）in a patient with macrothrombocytopenia and end-stage renal disease［J］. Annals of hematology，2019，98（3）：781-782.

［6］ 胡玉，马静瑶，刘会青，等 . 儿童 MYH9 相关疾病七例临床及遗传学特点分析［J］.中华儿科杂志，2021，59（11）：968-972.

［7］幸建英，刘兰，向加林.1例May-Hegglin异常的漏诊与血细胞镜检［J］.第三军医大学学报，2011，33（19）：2007，2011.

［8］刘定胜.遗传性May-Hegglin异常的研究进展［J］.国外医学（输血及血液学分册），2002，25（4）：299-301.

［9］莫武宁，甘宝文，韦红英，等.May-Hegglin异常1例报告并文献复习［J］.血栓与止血学，2002，8（2）：92.

4

淋巴细胞血小板卫星现象辅助诊断套细胞淋巴瘤

作者：张红[1]，李真[2]（山东第一医科大学第二附属医院，1 血液科；2 检验科）
点评专家：刘庆华（山东第一医科大学第二附属医院）

前 言

患者，男，64 岁，因心悸就诊于心内科，因门诊查血常规血小板降低、淋巴细胞比例增高被血液科收入院。血常规检查示血小板减少，淋巴细胞比例增高，镜下查见血小板围绕淋巴细胞的卫星现象，且含有大量幼稚淋巴细胞。血小板卫星现象常见于淋巴瘤、自身免疫性疾病、球蛋白升高、肿瘤等情况。骨髓涂片显示骨髓增生活跃，淋巴细胞占57.5%，骨髓流式可见 CD5 部分阳性，CD10 阴性，单克隆小 B 淋巴细胞（CLL 2 分），骨髓活检示骨髓有核细胞增生明显活跃（70%），符合 B 细胞淋巴瘤累及骨髓，FISH CCND1 阳性及免疫组化均诊断套细胞淋巴瘤（mantle cell lymphoma，MCL）侵犯骨髓。MCL 为一种较为少见的 B 细胞淋巴瘤，好发于老年人，发病隐秘，恶性程度较高，预后差，一经确诊，应立即进行治疗，常用化疗方案为 R-CHOP/R-DHAP 序贯 ASCT。

案例经过

患者于 2023 年 1 月 14 日因心慌不适在当地医院就诊，血常规：白细胞 10.59×10^9/L，血红蛋白 119 g/L，血小板 95×10^9/L，中性粒细胞比例 41.5%，淋巴细胞比例 54.8%；胸部 CT 符合支气管炎，输液后心慌症状改善，但逐渐出现胃部不适症状，行上消化道钡餐示胃炎表现，调整输液后仍有胃部不适。为求进一步诊治，于 2023 年 1 月 24 日来我院心内科门诊就诊，血常规示：白细胞 4.1×10^9/L，血红蛋白 117 g/L，血小板 88×10^9/L，中性粒细胞百分比 10%，淋巴细胞百分比 81.5%，中性粒细胞计数 0.41×10^9/L，镜检可见血小板卫星现象，血小板计数为假性降低，其他检查如葡萄糖、肝功、肌酐、甲功、肿瘤标志物、肌钙蛋白、心电图等未见异常，后患者以"血小板减少、淋巴细胞增多待查"收入血液科。

患者自发病以来，饮食欠佳，睡眠可，二便未见异常，体重下降约 5 kg，查体：体温 36.9 ℃，心率 76 次 / 分，呼吸 17 次 / 分，血压 150/95 mmHg，老年男性，神志清，精神可，无发热，无咳嗽咳痰，颈部及腹股沟可触及多个肿大淋巴结，大者 5 cm×3 cm，质韧，活动可，边界清，余浅表淋巴结未触及肿大。螺旋 CT 平扫（胸部）显示脾大、脾静脉曲张，纵隔、腋窝、腹膜后、膈肌前缘、腹股沟淋巴结增大。完善骨髓形态学、免疫分型、基因、染色体、骨髓病理、免疫组化、FISH 等实验室检查后，诊断为 MCL 侵犯骨髓。

案例分析

1. 检验案例分析

患者于 1 个月前于当地医院就诊，血常规显示白细胞计数略高，血红蛋白含量略低，血小板计数略低，中性粒细胞比例降低，淋巴细胞比例增高，但未涂片镜检，来我院后，完善了相关检查，结果如下。

（1）血常规：血小板计数依旧较低，中性粒细胞百分比持续降低至 10%，淋巴细胞比例高达 81.5%，全自动血细胞分析仪提示中性粒细胞减少；原始细胞 / 异常淋巴细胞？变异淋巴细胞？通过 WDF 图（图 4.1）可见淋巴细胞区域面积增大，在其上方存在一群

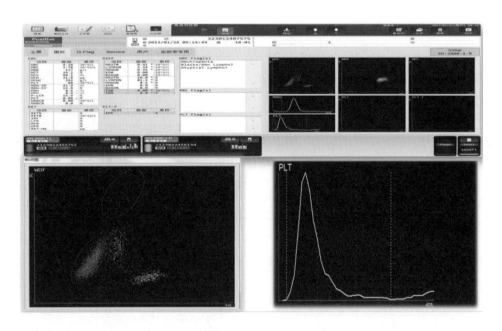

图 4.1 XN-2000 血细胞分析仪显示 WDF 图及 PLT 直方图

体积较大的异常淋巴细胞，怀疑为异常淋巴细胞或者幼稚淋巴细胞，PLT 直方图（图 4.1）发现右下曲线呈轻度锯齿状，且后段轻度翘尾，说明存在血小板轻微聚集情况，遂血涂片镜检，镜下查见白细胞分布降低，淋巴细胞周围有大量血小板黏附，呈卫星状（图 4.2）。

（2）在检验科的建议下，患者由心内科转诊到血液科，当天被血液科收治入院，实验室检查结果如下：骨髓涂片检查显示骨髓增生活跃，粒系红系各阶段细胞形态未见明显异常，淋巴细胞占 57.5%，以小淋巴细胞为主，部分淋巴细胞可见胞浆突起，考虑淋巴细胞增殖性疾病（图 4.3）。

（3）骨髓活检结果显示，骨髓有核细胞增生明显活跃（造血容量约 70%），粒红比例大致正常，淋巴细胞呈多簇状及条索状分布，以成熟小淋巴细胞为主，符合 B 细胞淋巴瘤累及骨髓，MF-1 级（图 4.4）。

（4）骨髓流式可见约 31.67% 的异常 B 淋巴细胞，其免疫表型 CD5 部分阳性、CD10 阴性，胞内免疫球蛋白 Lambda 轻链限制性表达，提示为单克隆小 B 细胞，CLL 2 分（图 4.5）。

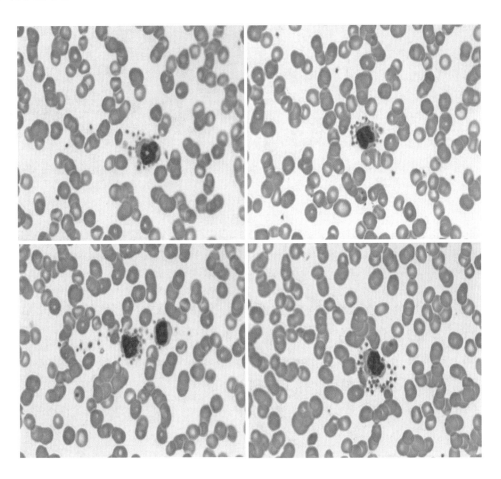

图 4.2　幼稚淋巴细胞血小板卫星现象（瑞氏染色，1000×）

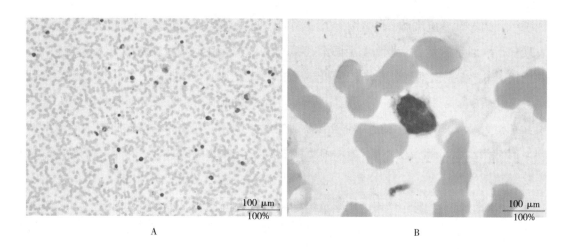

图 4.3　骨髓涂片检查

注：A 显示骨髓增生尚活跃，G ∶ E=2.59 ∶ 1；B 部分淋巴细胞可见胞浆突起；骨髓涂片中未查见典型的 PLT 卫星现象

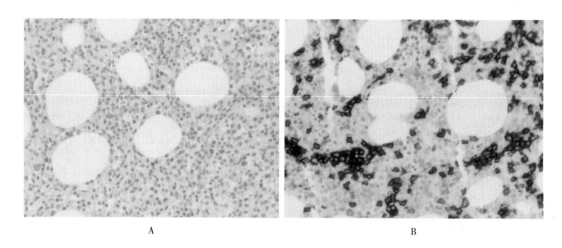

图 4.4　骨髓活检

注：A 显示有核细胞增生明显活跃，粒红比例大致正常；B 显示淋巴细胞呈多簇状及条索状分布，以成熟小淋巴细胞为主

（5）骨髓染色体核型为 46,XY,t(11;14)(q13;q32)[3]/46,XY[17]，在镜下分析 20 个中期分裂相，其中 3 个分裂相存在一条 11 号和一条 14 号染色体发生易位（图 4.6）。

（6）骨髓荧光原位杂交（fluorescence in situ hybridization，FISH）方法亦检测到 t(11;14) 易位形成 IGH/CCND1 融合基因（图 4.7）。

（7）骨髓免疫组化结果（图 4.8）显示镜下查见肿瘤细胞：CD20(+)、CD23 部分 (+)、CD5 部分 (+)、Cyclin-D1 部分 (+)、CD10(-)、SOX-11(-)、Ki-67<10%，考虑套细胞淋巴瘤（MCL）侵犯骨髓。

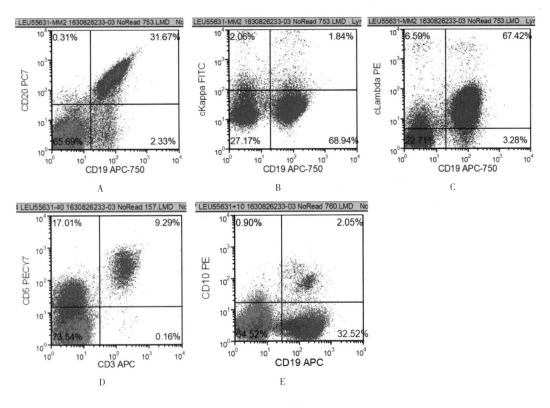

图 4.5　骨髓流式

注：A—C 显示为 31.67% 异常 B 淋巴细胞，其 FSC 较小，胞内免疫球蛋白 Lambda 轻链限制性表达，提示为单克隆小 B 细胞；D 提示 CD5 部分阳性；E 提示 CD10 阴性

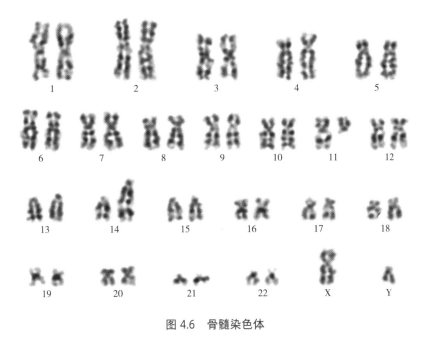

图 4.6　骨髓染色体

注：染色体核型为 46,XY,t(11;14)(q13;q32)[3]/46,XY[17]

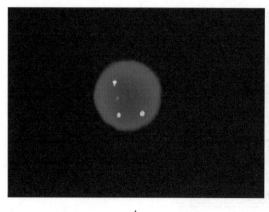
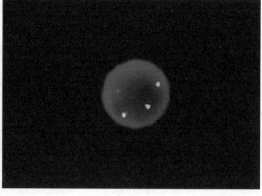

图 4.7　骨髓荧光原位杂交

注：绿色荧光标记 IGH 探针，红色荧光标记 CCND1 探针，IGH/CCND1 融合基因显示黄色或者绿色与红色叠加信号，正常信号模式为 2 绿 2 红，而该患者出现了黄色信号，说明存在 IGH/CCND1 融合基因

2. 临床案例分析

该患者为老年男性，既往高血压病史 2 年，否认心脏病史，否认糖尿病、脑血管疾病、精神病史，无手术、外伤、输血史，无药物、食物过敏史。患者首发症状为心慌、胸闷，血常规显示 PLT 偏低，淋巴细胞比例升高，于当地医院治疗后心慌症状改善，后又出现胃部不适症状，上消化道钡餐显示有胃炎表现。为求进一步诊治，遂来我院心内科门诊就诊。行血常规检查后，于血涂片复检中发现了外周血中幼稚淋巴细胞周围的血小板卫星现象，导致 PLT 计数假性减少，检验科针对这一罕见现象与心内科沟通，并结合入院后骨髓细胞学、骨髓流式、病理及 FISH 结果，诊断为套细胞淋巴瘤。

套细胞淋巴瘤为成熟 B 细胞淋巴瘤的一种亚型，占非霍奇金淋巴瘤（non-Hodgkin lymphoma，NHL）的 6%~8%，多发于老年人，由于该病发病较隐秘，常引起浅表淋巴结肿大，伴随全身症状，所以超过 2/3 的患者确诊时年龄大于 65 岁，新诊断的患者中约 1/3 年龄大于 75 岁，因此精确诊断是分层治疗、提高患者预后的前提。

由于诊断方向明确，患者很快得以确诊，应用 R-CHOP 方案治疗，一个疗程后患者病情控制良好，临床症状明显改善，血小板计数恢复正常为 142×10^9/L，淋巴细胞百分比（21.0%）及中性粒细胞百分比（67.9%）亦恢复至正常，镜下检查发现血小板卫星现象消失，血小板分布均匀，形态正常。

知识拓展

EDTA 依赖性血小板减少（pseudothrombocytopenia，PTCP）的临床发生率极低，概率约为 0.09%~0.21%，住院患者的发生率高于门诊、急诊，而 PLT 卫星现象是 EDTA-

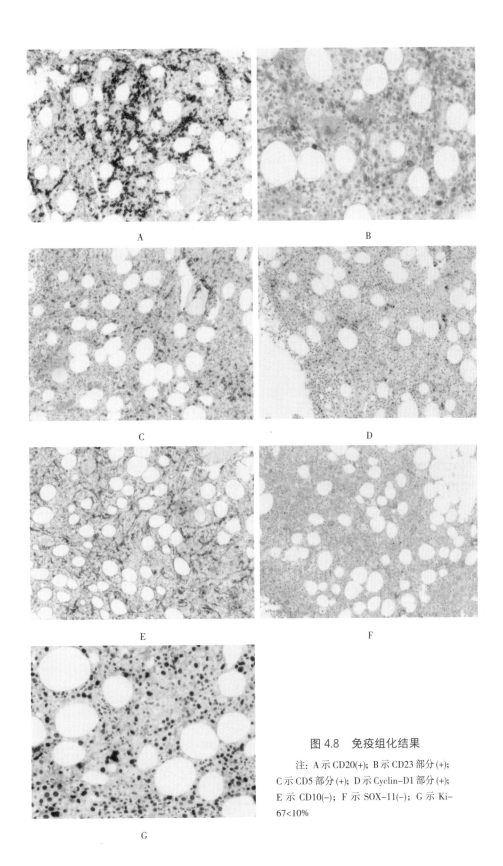

图 4.8　免疫组化结果

注：A 示 CD20(+)；B 示 CD23 部分 (+)；C 示 CD5 部分 (+)；D 示 Cyclin-D1 部分 (+)；E 示 CD10(-)；F 示 SOX-11(-)；G 示 Ki-67<10%

PTCP 的一种少见的表现。PLT 卫星现象可出现在癌症、慢性淋巴细胞白血病、PLT 减少性紫癜、纤维蛋白原血症、慢性酒精中毒、风湿病或冷球蛋白血症等疾病中。有研究提出，PLT 卫星现象的机制是在患者发生 EDTA-PTCP 后会产生 EDTA 依赖性抗 PLT 抗体，而这种抗体与抗中性粒细胞 IgG 抗体直接对 PLT 膜糖蛋白复合物（GP Ⅱb/Ⅲa）以及 PMN 的 Fcγ 受体Ⅲ（FcγRⅢ）免疫结合，以 PLT GP Ⅱb/Ⅲa 和中性粒细胞 FcγRⅢ 受体为靶抗原，相互作用，从而产生了 PLT 卫星现象。一般情况下发现的 PLT 卫星现象是 PLT 围绕在多形核嗜中性粒细胞周围，而该病例却出现在淋巴细胞周围，查阅文献发现至今在全球仅有 5 例报道，其中一例被诊断为套细胞淋巴瘤，两例被诊断为边缘 B 区淋巴瘤，另外两例被诊断为 B 细胞增殖性疾病，具有不确定的免疫表型，提示为边缘淋巴瘤。本病例的患者接受一个疗程的 R-CHOP 方案化疗后卫星现象消失，有研究认为这种现象是克隆性淋巴细胞分泌的单克隆免疫球蛋白识别血小板上的隐源性抗原所致，但发生机制尚不清楚，需要进一步深入研究。

案例总结

本病例患者以胸闷、心慌为首发症状于心内科就诊，在血常规涂片复检中发现淋巴细胞周围血小板卫星现象，根据以往文献报道的经验，经与心内科和血液科医生沟通，建议完善相关实验室检查，改变患者的诊断方向，做血液病相关检查，按照血液病 MICM 分型标准进行一系列检查，最终确诊为 MCL，同时也为患者的治疗争取到宝贵时间。鉴于之前的 5 例相关报道，淋巴细胞的血小板卫星现象在 B 淋巴细胞增殖性疾病的诊断中具有一定的特异性，因此该现象在临床检验诊断中应予重视，否则会延误患者的诊断和治疗。

检验科是联系患者与临床的重要桥梁。在临床诊疗中，检验科与临床的沟通是医疗服务中必不可少的内容，是提高诊断准确度、减少诊疗失误的重要环节。一名合格的检验科医生，应当重视血细胞分析的复检工作，扎实做好形态学检验这项基本工作，同时加强文献的阅读，积累经验，并与临床医生保持良好沟通，以提高检验工作的质量，真正做到检以求真、验以求实，更好地服务于临床及患者。

专家点评

套细胞淋巴瘤（MCL）是一种少见的 B 细胞淋巴瘤，好发于老年人，且起病较为隐匿，常伴有全身症状，不易诊断。本病例十分典型，以心慌、胸闷就诊，伴有多处浅表淋巴结肿大，且血涂片中查见罕见的血小板卫星现象，这些均为患者的诊断提供了方向。根据检验科提供的线索，按照 MICM 分型标准进行检查后，诊断明确及时，患者得到了及时有效的治疗，这种检验科与临床的默契配合极其可贵。本病例将患者的诊断过程、治疗方案及治疗效果做了详细介绍，可对MCL这一少见病例的诊疗全过程进行全面了解。

本病例不仅体现了血液系统疾病MICM分型诊断的重要性，更说明了检验中一个极小的异常现象也可能对临床疾病的诊断至关重要，因此，检验科与临床应该及时、有效地沟通，为患者的健康保驾护航！

参考文献

［1］ARMITAGE J O，LONGO D L. Mantle-cell lymphoma［J］. NEngl J Med，2022，386（26）：2495-2506.

［2］EPPERLA N，HAMADANI M，FENSKE T S，et al. Incidence and survival trends in mantle cell lymphoma［J］. Br J Haematol，2018，181（5）：703-706.

［3］宓庆梅，施巍宇，郝婉莹，等. EDTA依赖假性血小板减少1例［J］. 中华检验医学杂志，2004，27（8）：719-720.

［4］瞿晓晓，陶洪群，陈小剑，等. EDTA-K2抗凝剂诱发血小板聚集和卫星现象导致血小板假性降低分析［J］. 中国卫生检验杂志，2021，31（5）：603-605，609.

［5］LIU G M，LI Q，ZHANG P F，et al. Restoration of FBP1 suppressed Snail-induced epithelial to mesenchymal transition in hepatocellular carcinoma［J］. Cell Death Dis，2018，9（11）：1132.

［6］CESCA C，BEN-EZRA J，RILEY R S. Platelet satellitism as presenting finding in mantle cell lymphoma. A case report［J］. Clin Pathol，2001，115（4）：567-570.

［7］DEBOURGOGNE A，LATGER-CANNARD V，MONTAGNE K，et al. A marginal zone-B cell lymphoma revealed by platelet satellitism and lympho-agglutination phenomenon around atypical lymphocytes［J］. Ann Biol Clin（Paris），2007，65（3）：287-290.

［8］LATGER-CANNARD V，DEBOURGOGNE A，MONTAGNE K，et al. Platelet satellitism and lympho-agglutination as presenting finding in marginal zone B-cell lymphoma［J］. Haematol，2009，83（1）：81-82.

［9］谢晓英，李红玉，邓雅文，等. 医学检验师临床沟通能力培养的探讨［J］. 中国医学教育技术，2016，30（1）：104-106.

［10］陆雪冬. 检验医师与临床沟通的重要性：附2例病例分析［J］. 实用检验医师杂志，2022，14（01）：101-105.

5

巨幼细胞贫血伴地中海贫血

作者：邢昕[1]，周晨晨[2]（安徽中医药大学第一附属医院，1 检验中心；2 血液内科）

点评专家：刘漪（安徽中医药大学第一附属医院）

前 言

在审核血常规报告单时，我们通常会根据平均红细胞体积（MCV）、平均红细胞血红蛋白量（MCH）和平均红细胞血红蛋白浓度（MCHC）判断红细胞的大小和血红蛋白的含量，进而分析贫血的可能原因。但当这三个值低于正常参考范围，就一定是小细胞低色素性贫血吗？实际病情可能并没有那么简单。

案例经过

患者，女，58 岁，主诉"头晕乏力 3 年，加重 2 个月"，血常规结果如图 5.1 所示。

体格检查：贫血貌，全身未见瘀血瘀斑，浅表淋巴结未及肿大，肝脾肋下未及。

全腹部 CT 示：①肝脏多发囊肿；②脾稍大；③双肾积水。

既往史：3 年前因贫血予以输血治疗，后服用补血中药（具体药名不详），未再复查血常规；慢性萎缩性胃炎病史 3 年（未治疗）。

生化异常结果：总胆红素 25.30 μmol/L ↑，间接胆红素 20.20 μmol/L ↑，总蛋白 58.8 g/L ↓，乳酸脱氢酶 1323 U/L ↑，甘油三酯 2.21 mmol/L ↑，α‐羟丁酸脱氢酶 1049 U/L ↑，同型半胱氨酸 54.8 μmol/L ↑。

免疫异常结果：CA153 38.6 U/mL ↑，甲状腺和其他肿瘤标志物指标均正常。

贫血相关结果：血清铁 25.80 μmol/L，血清铁蛋白 320.95 ng/mL ↑。

凝血全套、免疫组合、自身抗体检测均未见异常。

临床入院诊断：全血细胞减少病因待查。

序号	项目	检测结果	参考区间	单位
1	白细胞计数	1.87	3.5~9.5	10^9/L
2	红细胞计数	2.23	3.8~5.1	10^{12}/L
3	血红蛋白	53	115~150	g/L
4	血小板计数	85	125~350	10^9/L
5	红细胞压积	17.10	35~45	%
6	平均红细胞体积	76.70	82~100	fL
7	平均红细胞血红蛋白含量	23.80	27~34	pg
8	平均红细胞血红蛋白浓度	310.00	316~354	g/L
9	红细胞分布宽度 CV	—	10.5~15.5	
10	红细胞分布宽度 SD	—	37.0~54.0	
11	网织红细胞百分比	0.51	0.5~1.5	%
12	网织红细胞计数	0.011	0.024~0.084	10^{12}/L
13	中性粒细胞百分比	63.10	40~75	%
14	淋巴细胞百分比	33.20	20~50	%
15	单核细胞百分比	3.20	3~10	%
16	嗜酸性粒细胞百分比	0.50	0.4~8	%
17	嗜碱性粒细胞百分比	0.00	0~1	%
18	中性粒细胞计数	1.18	1.8~6.3	10^9/L
19	淋巴细胞计数	0.62	1.1~3.2	10^9/L
20	单核细胞计数	0.06	0.1~0.6	10^9/L
21	嗜酸性粒细胞计数	0.01	0.02~0.52	10^9/L
22	嗜碱性粒细胞计数	0.00	0~0.06	10^9/L

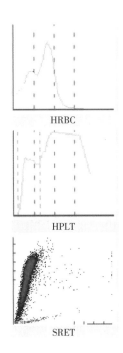

图 5.1　初诊血常规报告

案例分析

1. 检验案例分析

（1）血常规分析。图 5.1 血常规报告提供的信息：红细胞参数示小细胞低色素性贫血；红细胞直方图呈现双峰；血小板直方图尾部上翘考虑为小红细胞干扰；血细胞三系减少。

引起小细胞低色素性贫血的常见原因：①缺铁性贫血。②慢性病贫血。结合患者血清铁正常，铁蛋白升高，CRP 正常，此两种疾病暂不符合诊断要求，可通过骨髓铁染色进行确认。③铁粒幼细胞性贫血。其机制为铁利用障碍，可表现为双相性贫血，红细胞直方图显示双峰，暂不能排除，骨髓铁染色计数铁粒幼细胞可辅助诊断。④珠蛋白生成障碍性贫血。此为遗传基因缺陷致珠蛋白链合成障碍的溶血性贫血，具有地域性，暂不考虑。

分析红细胞直方图呈现双峰的可能原因：①缺铁性贫血补充铁剂治疗有效。②输血治疗。③铁粒幼细胞性贫血。既往史示患者 3 年前发现贫血，近期无输血史；未口服铁剂。故前两种可能性都不支持。

考虑引起三系减少的相关疾病：①非血液系统疾病：自身免疫性疾病、感染等，临床及相关检查不支持。②血液系统疾病：再生障碍性贫血、骨髓增生异常综合征、骨髓纤维化、巨幼细胞贫血等，需要结合外周血和骨髓细胞形态学进行排查。③脾亢：患者腹部 CT 显示脾稍大，暂不能排除。

红细胞和血小板直方图明显异常必须镜检复核。血涂片红细胞大小不等，异形性明显，可见靶形、泪滴形及盔形等畸形红细胞，但未见幼稚粒细胞、有核红细胞及巨大血小板，骨髓纤维化暂不考虑；阅片时发现成熟粒细胞有过多分叶现象（图 5.2），结合患者慢性萎缩性胃炎病史，乳酸脱氢酶（LDH）和同型半胱氨酸（HCY）升高，不能排除巨幼细胞贫血可能。

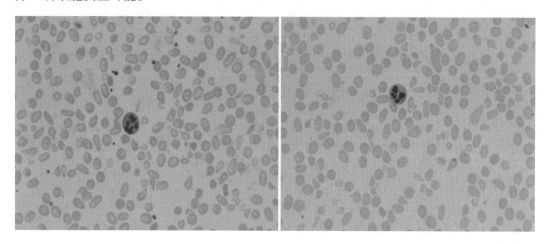

图 5.2　外周血见多分叶核粒细胞和畸形红细胞

结合上述分析，给予临床意见：建议完善叶酸和维生素 B_{12} 等贫血相关检查。

（2）骨髓形态学分析。三系减少首要排查血液系统疾病，临床送检骨髓细胞形态学。镜检骨髓增生活跃，骨髓小粒丰富，未见非造血细胞增多，可排除再生障碍性贫血；骨髓铁染色外铁 3+，内铁 31%，偶见环形铁幼粒细胞，排除铁幼粒细胞贫血；粒、红、巨核三系可见巨幼变，未见病态改变，排除骨髓增生异常综合征；结合血清维生素 B_{12} 减低（表 5.1），巨幼细胞贫血诊断成立。

表 5.1　血清维生素 B_{12} 检测

检测项目	检测方法	结果	提示	参考范围	单位
维生素 B_{12}	化学发光	<61	↓	138~652	pmol/L

巨幼细胞贫血（megaloblastic anemia，MA）是一种大细胞性贫血，能引起三系减少，但患者 MCV 明显偏小，单纯的 MA 无法解释小细胞低色素红细胞的存在。红细胞直方图呈现双峰，提示有两群体积迥然不同的红细胞。结合临床无明确的原发病且铁相关检查结果可除外合并缺铁性贫血和慢性病贫血；最后需要考虑的就是具有地域特征但在本地区不常见的珠蛋白生成障碍性贫血。外周血涂片见靶形、泪滴形等异形性明显的红细胞，不除外此疾病的可能性，应提示临床进行地贫筛查（图 5.3）。

细胞名称			血片 (%)	髓片 平均值	标准差	(%)
	原始血细胞			0.08	±0.01	
粒细胞系统	原始粒细胞			0.64	±0.33	0.5
	早幼粒细胞			1.57	±0.60	
	中性	中幼		6.49	±2.04	12.6
		晚幼		7.90	±1.97	14.0
		杆状核	2.0	23.72	±3.50	17.3
		分叶核	28.0	9.44	±2.92	5.6
	嗜酸	中幼		0.38	±0.23	0.5
		晚幼		0.49	±0.32	0.5
		杆状核		1.25	±0.61	0.5
		分叶核		0.86	±0.61	0.5
	嗜碱	中幼		0.02	±0.05	
		晚幼		0.06	±0.07	
		杆状核		0.06	±0.09	
		分叶核		0.03	±0.05	
红细胞系统	原始红细胞			0.57	±0.30	2.3
	早幼红细胞			0.92	±0.41	2.3
	中幼红细胞			7.41	±1.91	12.6
	晚幼红细胞		2.0	10.75	±2.36	14.5
	早巨幼红细胞					
	中巨幼红细胞					
	晚巨幼红细胞					
粒 系：红 系			15.00:1	3.00	±1.00	1.63:1
淋巴细胞	原始淋巴细胞			0.05	±0.09	
	幼稚淋巴细胞			0.47	±0.84	
	成熟淋巴细胞		66.0	22.78	±7.04	14.5
	异型淋巴细胞					
单核	原始单核细胞			0.01	±0.04	
	幼稚单核细胞			0.14	±0.19	
	成熟单核细胞		2.0	3.00	±0.88	0.9
浆细胞	原始浆细胞			0.004	±0.02	
	幼稚浆细胞			0.104	±0.16	
	成熟浆细胞			0.71	±0.42	0.9
其他细胞	组织细胞			0.16	±0.21	
	组织嗜碱细胞			0.03	±0.09	
	分类不明细胞			0.05	±0.09	
巨核细胞	原始巨核细胞			0-3		
	幼稚巨核细胞			0-10		
	颗粒巨核细胞			10-30		
	产板巨核细胞			40-70		
	裸核巨核细胞			0-30		
	计数(个)		50			214
化学	NAP积分值			NAP阳性率		
	POX阳性率			PAS		

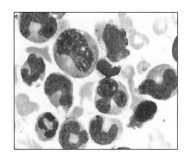

形态描述
1. 骨髓象：
①取材、涂片、染色良好。
②骨髓增生明显活跃，粒占52.00%，红系占39.00%，粒红比为1.63：1。
③粒系增生，以中性中晚幼细胞为主，部分细胞可见明显巨幼变，中性分叶核细胞可见多分叶现象。
④红系增生明显活跃，以中晚幼红细胞为主。部分晚幼红细胞体积小、浆偏碱，嗜碱性点彩及花瓣样核多见；部分中晚幼红细胞可见明显巨幼变。成熟红细胞明显大小不等，可见泪滴样、畸形红细胞，偶见靶形红细胞。
⑤淋巴及单核细胞大致正常。
⑥浏览全片，见多个巨核细胞，以成熟阶段为主，可见核分叶过多。血小板簇散见。
⑦铁染色见外铁3+，内铁偶见环形铁粒幼红细胞。
2. 血象：
①白细胞稍减低，可见巨多分叶核中性粒细胞。
②成熟红细胞及血小板同髓片。
3. 建议：血红蛋白电泳、地贫相关基因检查。

诊断意见
1. 结合临床及其他检查结果考虑巨幼细胞性贫血。
2. 成熟红细胞明显大小不等，可见泪滴样及畸形红细胞，偶见靶形红细胞。建议进一步检查及随访以排除珠蛋白生成障碍性贫血。

图 5.3 骨髓细胞形态学报告

2. 临床案例分析

患者为中年女性，慢性病程，贫血病史 3 年，现血常规提示全血细胞减少，红细胞形态呈小细胞性贫血，既往有慢性萎缩性胃炎病史。诊断和鉴别诊断可以全血细胞减少为切入点。

（1）感染性疾病：患者无发热以及明显感染灶，排除细菌、真菌、寄生虫、病毒等感染。

（2）结缔组织疾病：患者未见关节疼痛、口眼干燥、皮疹，自身抗体相关检查未见异常，可排除。

（3）恶性肿瘤、急慢性肝病、甲状腺功能减退：完善肿瘤相关检查、生化、甲状腺功能检查，均可排除。

（4）血液系统疾病：再生障碍性贫血、骨髓增生异常综合征、骨髓纤维化等均可出现全血细胞减少，需完善骨髓检查了解骨髓造血情况。

结合骨髓细胞学检查及血清维生素 B_{12} 降低，间接胆红素和乳酸脱氢酶明显升高，考虑巨幼细胞贫血。后续完善地中海贫血基因检测，报告示 α - 地中海贫血基因缺失：SEA 杂合；α - 地中海贫血基因突变：阴性；β - 地中海贫血基因突变：阴性。

最终诊断考虑：巨幼细胞贫血伴 α - 地中海贫血。

治疗方面，患者血清维生素 B_{12} 降低考虑与慢性萎缩性胃炎相关，给予对症治疗后，复查血常规，提示白细胞及血小板恢复正常，血红蛋白明显上升。复查生化 LDH 及 HCY 均显著恢复。出院建议定期复查血常规，随访地贫。

知识拓展

巨幼细胞贫血（MA）特点为红细胞平均体积增大，可伴有外周全血细胞减少。骨髓细胞学检查中 MA 很容易通过红、粒和巨核三系巨幼变形态识别出来。临床上对 MA 的诊断并不难，但 MA 并不总是表现为 MCV 升高的大细胞性贫血，MCV 的升高可因伴有缺铁性贫血、慢性病贫血和地中海贫血等小细胞性贫血而减弱，出现正细胞性贫血甚至小细胞性贫血，从而影响临床判断造成漏诊。

当 MA 表现为非大细胞性贫血时，外周血形态学检查简单且实用。在观察红细胞变化的同时，不能忽略粒细胞形态和结构的异常，其中中性粒细胞核分叶过多就是一个重要的线索；当观察到两种体积红细胞共存时，要考虑双相混合性贫血的可能。

地中海贫血是一种遗传性疾病，在我国南方各省较为常见，其中广东、广西发病率较高。在地贫高发区，非大细胞性 MA 有较高的发生率，而随着社会发展，人口迁移流动，非地贫高发区出现小细胞性 MA 应考虑合并地中海贫血的可能性。SEA 杂合为标准型 α - 地中海贫血，患者生长发育正常，临床症状轻或无症状，最常见的异常是 MCV、MCH 减低，本病例符合此特征；另患者脾稍大可能为脾脏持续接触珠蛋白链异常形成的红细胞而产生的"工作性肥大"现象。

案例总结

本案例为中老年女性，三系减少病因待查，血常规提示小细胞低色素性贫血，红细胞直方图可见明显双峰，通过外周血涂片及骨髓形态学检查提供的线索，最终揭示小细胞低色素性贫血背后隐藏的真相——巨幼细胞贫血伴地中海贫血。

该病的特点是：①当骨髓象提示巨幼细胞贫血，而 MCV 和 MCHC 表现为小细胞低色素时，两种结论相互矛盾，且单一疾病不能解释所有现象，要考虑混合性贫血。②小细胞性 MA 在排除了常见疾病后需筛查可能合并罕见病。③临床疾病具有复杂性，仅凭血细胞计数及红细胞参数对贫血的病因诊断作用有限，日常工作中需结合外周血、骨髓形态学分析寻找潜在线索，从而为临床提供准确、有用的鉴别信息。

专家点评

当前医改形势下，公立医院大力推广疾病诊断相关分组（diagnosis related groups，DRG）收费，引导医疗机构提高疾病诊治能力。作为检验工作人员，形态学就是"有用的放大镜"，透过表面的蛛丝马迹揭示可能的真实病情，为临床提供诊断思路，从而减少医疗资源浪费。该病例血常规呈现小细胞低色素性贫血，掩盖了大细胞贫血的特征，结合外周血涂片、骨髓细胞学及其他实验室检查进行综合分析，最后确诊 MA 合并地中海贫血，避免了漏诊。案例具有典型性和代表性，值得分享。

参考文献

［1］王建中．临床检验诊断学图谱［M］．北京：人民卫生出版社，2012.
［2］MARSHALL A L，KENNETH K，JOSEF T P，等．威廉姆斯血液学手册［M］．程涛，主译．北京：科学出版社，2020.
［3］吴修全，袁永平，陈懿建．非大细胞性巨幼细胞贫血研究进展［J］．赣南医学院学报，2021，41（3）：302-306.

6

输入性非洲卵形疟原虫感染

作者：买日江古丽·阿布力提甫[1]，撒玉玲[1]，周文斯[1]，张蕊[1]，王泉[1]，高辉[1]，林国跃[2]（新疆医科大学第八附属医院，1 检验科；2 中西医结合科）

点评专家：赵江山（新疆维吾尔自治区疾病预防控制中心寄生虫病与布鲁氏菌病防治所）

前 言

　　疟疾是世界六大热带病和我国五大寄生虫病之一，疟原虫是导致人类疟疾的病原体，对人类危害极大。目前分布在 102 个国家和地区，流行区主要在非洲、加勒比海地区、南美、东南亚、南太平洋等热带。年发病人数约 3.5 亿，死亡人数约 100 万。我国有 24 个省具备传播条件，仅云南、中缅边境和西藏林芝地区有一定感染风险。疟原虫有四种，卵形疟原虫（plasmodium ovale，PO）是其中之一，分布范围较小，通过受感染的按蚊（anopheles）叮咬传播。卵形疟在我国极为罕见，由于其形态、发作周期、再燃和复发机制都与间日疟原虫极为相似，并且因复发卵形疟的患者的原虫密度较低，正确诊断难度较大，也极易漏诊和误诊。2019 年我单位曾报道新疆输入性 2 例恶性疟和 2 例三日疟患者的临床、实验室诊断和治疗特点等。新近又发现 1 例罕见输入性非洲卵形疟原虫感染病例。2021 年，世界卫生组织（World Health Organization，WHO）宣布我国正式消除本土疟疾。由于我国疟疾感染病例的减少，越来越多的检验人员对疟原虫形态学检验技术日趋生疏，但国外输入性病例仍然是防控治疗的重点，各医院检验科仍需高度重视。

案例经过

　　患者，男，汉族，51 岁，湖南省益阳市人，常驻乌鲁木齐市。2023 年 5 月 19 日，自觉不适，畏寒，发热；此症状隔日发作，并逐渐出现乏力、活动后气促，于 5 月 24 日凌晨发作后来本院急诊科就诊。入院时体温 39.8 ℃，呼吸 23 次 / 分，心率 144 次 / 分，血压 141/87 mmHg。神志清楚，精神比较烦躁，脸色发红，对答切题，全身浅表淋巴结未扪及，肝脾肋下未见异常。

辅助检查：5 月 24 日血常规示红细胞计数 4.16×10^{12}/L，血红蛋白 130 g/L，血小板计数 93×10^9/L，白细胞计数 7.72×10^9/L，中性粒细胞百分数 72.9%，淋巴细胞百分数 12%，超敏 C 反应蛋白 37.8 mg/L，总蛋白 61.42 g/L，白蛋白 38.81 g/L，葡萄糖 6.26 mmol/L，总胆红素 24.46 μmol/L，直接胆红素 11.19 μmol/L，高密度脂蛋白胆固醇 0.8 mmol/L。乙型肝炎核心 IgM 抗体测定、乙肝表面抗原、乙肝表面抗体、乙肝 E 抗原、乙肝 E 抗体、乙肝核心抗体、丙型肝炎抗体、甲肝抗体、前 S1 抗原结果均为阴性。梅毒螺旋体抗体、梅毒快速血浆反应素、TPPA、人类免疫缺陷病毒抗体结果均为阴性。甲型流感病毒抗原和乙型流感病毒抗原结果均为阴性。疟原虫 RDT 检测阳性，血液涂片镜检诊断疟疾。

诊断标准：根据《输入性疟疾的诊治与管理》和《疟疾的诊断》（WS 259—2015），本病例诊断为输入性卵疟原虫感染，依照《抗疟药使用规范》（WST 485—2016）进行治疗。

案例分析

1. 检验案例分析

患者初次入院急诊科门诊，临床疑疟原虫感染，于 5 月 24 日凌晨，由检验值班员（未参加自治区疾控中心疟原虫培训学习人员）应用恶性疟原虫 / 间日疟原虫检测试剂盒行 RDT 检测，结果为阴性，没有进行厚薄涂片镜检查找疟原虫致漏诊。第二天交班后，临床科责疑，于是由经过培训的专业人员进行复检，遂前往病房咨询医生了解情况并与患者交流，得知其既往病史。该患者曾于 2023 年初在非洲工作一段时间，有疟疾流行地区生活史，随即提出重新抽血进一步检查疟原虫的建议，遂完善各项检查，重点疟原虫检测以明确诊断。检查结果如下。

（1）血液学分析：血常规检测示红细胞计数 4.16×10^{12}/L，血红蛋白 130 g/L，血小板计数 93×10^9/L，白细胞计数 7.72×10^9/L，中性粒细胞百分数 72.9%，淋巴细胞百分数 12%；肝功生化指标正常；炎性指标超敏 C 反应蛋白高达 37.8 mg/L，考虑有炎性感染。

（2）病毒检测：甲型、乙型流感病毒抗原检测结果均为阴性，排除呼吸道感染。

（3）新冠肺炎检测：SARS CoV-2 核酸检测阴性，COVID-19 抗体检测阴性，排除呼吸道感染。

（4）胶体金法检测（RDT）：采用免疫层析分析技术和双抗体夹心法检测全血样本中的特异性疟原虫，按照说明书检测 3 次，出现两条红色反应线（仅 T2 阳性），提示感染除恶性疟以外 3 种疟疾（三日疟、间日疟、卵形疟）的单一感染或混合感染。

（5）疟原虫形态学镜检：采用厚血膜和薄血膜联合涂片染色镜检疟原虫，结果找到疟原虫环状体、大滋养体、配子体等多种形态，薄血膜虫种鉴定为卵型疟原虫，如图6.1—图6.4所示。

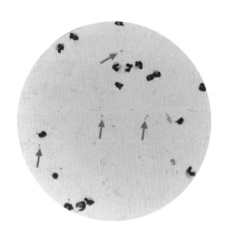

图6.1　厚血膜涂片镜下疟原虫

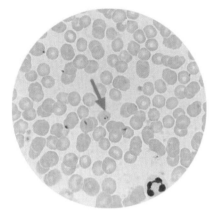

图6.2　薄血膜涂片卵形疟原虫环状体

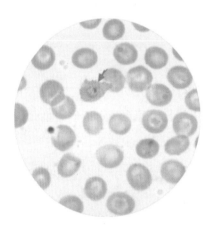

图6.3　薄血膜卵形疟原虫大滋养体

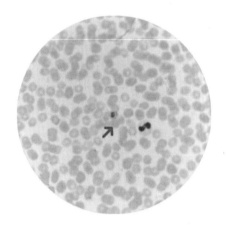

图6.4　薄血膜卵形疟原虫配子体

（6）新疆维吾尔自治区疾控中心寄生虫病与布鲁氏菌病防治所复核验证情况：24小时内将阳性血液标本及涂片送至自治区疾控中心复查验证，PCR核酸检测阳性，镜检鉴定感染的疟原虫为卵形疟原虫。

2. 临床案例分析

患者入院前5天无咳嗽、咳痰，无咽痛、流涕，无咯血、胸痛，无头痛、呕吐，无尿痛、尿急，无腹泻、腹痛等不适症状。来院时无明显诱因出现畏寒、发热，寒战明显，最高体温40℃，头晕、腰部酸痛明显，未予处理可自行好转，但反复发作，逐渐出现乏力、活动后气促，入院时感乏力明显，体温39.8℃。因患者起病急，病程短，以发热为特点，故考虑上呼吸道感染或脓毒血症可能，完善其他检查做鉴别诊断，血常规、病毒检测、生化指标基本正常，仅超敏 C 反应蛋白高达 37.8 mg/L，考虑有炎性感染。其他呼吸道病原体检测阴性均不支持脓毒血症和急性上呼吸道感染，故排除。详细询问病史后，得知患者有疟疾流行地区生活史，此次再次出现发热伴腰部疼痛，须警惕疟疾复燃，立即查疟原虫。检验科首次回复疟原虫检测阴性，第二日复检报告找到疟原虫，疑似卵形疟原虫。第三天患者症状明显减轻，继续追问病史，得知曾出现类似症状，考虑是"疟疾感染"复燃可能。

此患者因反复发作和治疗，体内对疟原虫已产生了免疫，大部分红细胞内期的疟原虫被消灭，回国后经过较长时间的潜隐期，又复发两次疟疾，且周期都逐渐延长，说明该患者对疟原虫的免疫力也逐渐增强，由于从未做过根治治疗，体内肝细胞中始终潜伏有迟发型子孢子（bradysporozoite, BS），子孢子休眠学说虽能较好地解释疟疾的复发机制，但何种因素引起休眠子（hypnozoite）复苏尚不清楚。卵形疟罕见，仅凭症状和发病规律难以明确诊断，好在检验科与临床始终保持沟通，检测确诊卵形疟，确诊后对症用药，症状明显好转。

知识拓展

（1）四种疟疾临床特点区别：①潜伏期：卵形疟有长短潜伏期，短者一般为12~30天，长者可达1年左右；间日疟与卵形疟相仿；恶性疟一般为11~16天，三日疟一般为18~40天。②发作周期：卵形疟和间日疟的发作周期为隔天一次，但间日疟初发病例的前2~3次发作周期常不典型，其后可呈典型的隔天发作；恶性疟一般间隔24~48小时发作一次，在前后两次发作的间歇期，患者体温可不恢复正常；三日疟隔2日发作一次，且较规律。疟疾的发作多始于中午前后至晚9点以前，偶见于深夜。

（2）疟原虫检测方法：①显微镜镜检技术：厚薄血片的检查仍被认为是不可替代的确诊疟疾的"金标准"。随着我国疟疾的减少，越来越多的检验人员对疟原虫形态学检验技术日趋生疏，各医院检验科应重视。②免疫学抗原检测：快速诊断试纸条（RDT）可作确诊疟原虫感染，但不能鉴别虫种。RDT 操作方便，判读结果快，但只对检测恶性疟的特异性较强，对其他三种疟原虫的特异性不强，可作为镜检的辅助工具（图6.5）。Kotepui 等认为，通过形态学方法将卵形疟误认为间日疟是很常见的，并导致全世界卵形疟原虫病例的报告不足。③疟原虫核酸检测巢式 PCR：可鉴别虫种，用于实验室复核和流行病学调查及抗药性相关基因检测，其特异性、敏感性优于镜检，但对卵形疟检测效果不佳。因技术要求高、费用高，需专门仪器设备和试剂，较难开展。

（3）疟原虫形态显微镜下鉴别要点：①恶性疟原虫（P.falciparum）：红细胞不涨

阳性	1. 两条红色反应线，即在检测区（T1）及质控区（C）各出现一条红色反应线，提示恶性疟感染。		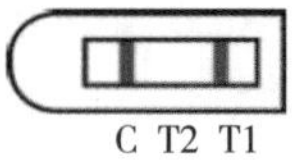 C T2 T1
	2. 三条红色反应线，即在检测区（T1、T2）及质控区（C）都出现一条红色反应线。提示感染了恶性疟，但不排除可能同时混合感染有其他三种疟疾（三日疟、卵形疟、间日疟）。		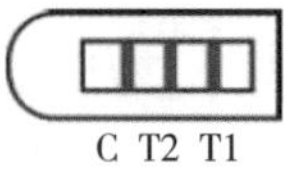 C T2 T1
	3. 两条红色反应线，即在检测区（T2）及质控区（C）各出现一条红色反应线，提示感染除恶性疟以外的其他三种疟疾（三日疟、卵形疟、间日疟）的单项或混合感染。		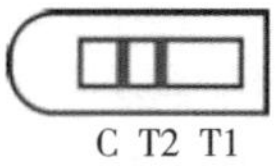 C T2 T1
阴性	一条红色反应线，即仅在对照区（C）出现一条红色反应线。		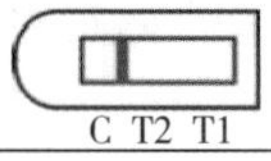 C T2 T1
无效	质控区（C）无红色反应线出现，检测无效，建议此时用新试条/试卡重测，尤其注意加样量是否足够。		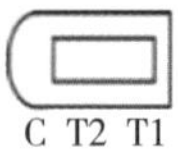 C T2 T1 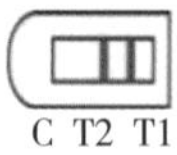　C T2 T1 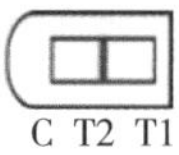　C T2 T1 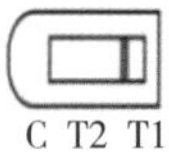　C T2 T1

图 6.5　RDT 结果判定

大，环状体纤细，红细胞可含多个环状体，一个环状体内可有 2 个核，血片中没有其他发育期滋养体，配子体呈新月形或腊肠形，可出现茂氏点（Mottet's dots），裂殖子通常为 8~18 个。②三日疟原虫（P.malariae）：红细胞体积正常或变小，滋养体（trophozoites）形态多样，可能有空泡状（fish-eye appearance）黄棕色色素散在分布，可见带状虫体。③间日疟原虫（P.vivax）：红细胞通常涨大，薛氏点（Schuffner's dots）明显，成熟环状体（trophozoites）粗大，滋养体有阿米巴样伪足，裂殖子通常为 16~18 个，配子体呈圆形或椭圆形。④卵形疟原虫（P.ovale）：红细胞涨大或正常，红细胞边缘呈锯齿状，薛氏点明显，环状体期就出现，裂殖子通常为 8 个，虫体各期呈卵圆形。

（4）新疆疟疾感染情况：新疆本地疟疾很少见。张蕊等报道对新疆地区不明原因发热、伴不明原因血小板降低、血沉明显加快、CRP 明显升高、Hb 稍微降低，有流行学病史，尤其近期去过非洲地区的患者，应高度怀疑疟疾可能，需做疟原虫涂片镜检和免疫胶体金快速试验，确保及时正确诊断、防止误诊或漏诊。同时还需与新疆的布氏杆菌病、伤寒与副伤寒、黑热病等相区别。

案例总结

（1）重视问诊和流行病学病史。外出归国人员尤其是非洲地区有蚊季节疟疾流行区居住史的，当发生原因不明的发热时，患者病史就成为诊断关键思路，应想到输入性疟疾的可能，对周期性发冷、发热、出汗发作和在间歇期症状消失为临床诊断疟疾的有力依据，脾脏肿大体征也有助于疟疾的诊断；此外，有疟疾既往史的患者，当出现原因不明的发热时，应考虑再燃或复发可能。

（2）重视疟原虫的特殊检测。检验科要主动作为，开展疟原虫检测技术和人员培训，即使 2021 年 WHO 宣布了我国消除本土疟疾的认证，但全球疟疾并未消除，输入性疟疾仍是防治的重点。此病例在初期很容易导致临床误判，因症状和相关检查指标都得不到支持，新疆布鲁氏菌病、黑热病尚不能排除；间日疟和卵形疟在临床特点上十分相似，均是隔日热发作，此病例又是远期复发，时间长，鉴别诊断就更为困难。因此，开展血液学检查疟原虫项目，并进行虫种鉴定十分必要。

（3）检验科应加强与临床医生的主动沟通，提出进一步检查建议。本病例提示，检验专业人员要有扎实的寄生虫基础理论知识储备和实验检测能力经验，当遇到罕见病例时能将检查结果与患者临床表现等综合分析、沟通了解病情，并提出进一步检查项目的方案，及时协助临床做出正确诊断。

（4）问题与建议：①疟疾监测难度较大。流动人口管理难，输入病例跟踪难，对监测的依从性下降，技术人员的能力与素质需维持和提升，缺乏简便敏感的新方法，巩固疟疾防治成果面临挑战。②落实早期发现、正确诊断、及时报告、规范治疗、清除疫点等关键措施。③本土疟疾消除阶段，仍需维持敏感、有效的监测与响应能力，重点加强高危人群，如输入性疟疾防控，尤其是归国人员监测及病例管理。④建立区域联防、信息共享和流动人口管理机制。

专家点评

2021 年 6 月 30 日，世界卫生组织发布公报，中国正式获得世卫组织消除疟疾认证，证实中国已阻断本地疟疾传播。但输入性风险仍然存在，防止输入再传播压力较大。卵形疟病例全球罕见，临床快速准确诊断较困难，常导致误诊错治。因此，加强临床医生和实验室人员对疟原虫理论及形态学的认识仍然重要。本案例作者全面探讨了疟疾患者传染病病史、临床症状、实验室检查，尤其是疟原虫的检测技术应用，显微镜下形态特征，最终明确诊断，患者得到及时治疗的全过程。通过本案例分享，检验人员对卵形疟原虫这样一个罕见病例诊疗全过程有进一步了解；同时展示了检验科主动作为、重视临床病史，并提出特殊检验方案的重要性，为本案例快速准确诊断提供了有力支撑，是实验室与临床紧密合作的典范，有力地提高了检验工作的服务质量和专业形象。

参考文献

［1］张蕊，蔺志强，秦莹，等．新疆输入性非洲恶性疟和三日疟 4 例报告［J］．中国热带医学，2019，15（5）：498-500.

［2］汤林华．输入性疟疾的诊治与管理［M］．上海：上海科学技术出版社，2010.

［3］吴忠道．临床寄生虫检验学［M］．北京：中国医药科技出版社，2004.

［4］吴冬妮，夏菁，李凯杰，等．万孚疟原虫检测试剂盒（RDTs）在湖北省输入性疟疾检测中的应用研究［J］．公共卫生与预防医学，2020，31（3）：46-49.

［5］KOTEPUI M, MASANGKAY F R, KOTEPUI K U, et al. Misidentification of Plasmodium ovale as Plasmodium vivax malaria by a microscopic method：a meta-analysis of confirmed P. ovale cases［J］. Sci Rep, 2020, 10（1）: 21807.

［6］WANG B, HAN S S, CHO C, et al. Comparison of microscopy, nested-PCR, and Real-Time-PCR assays using high-throughput screening of pooled samples for diagnosis of malaria in asymptomatic carriers from areas of endemicity in Myanmar［J］. J Clin Microbiol, 2014, 52（6）: 1838-1845.

7

儿童母细胞性浆细胞样树突细胞肿瘤

作者：王倩[1]，苑翠星[2]（河北省儿童医院，1 检验科；2 血液科）

点评专家：刘斌（河北省儿童医院）

前 言

患儿，男，3 岁，因"肢体疼痛半个月，右眼内聚 7 天"入院。入院查体全身皮肤未见皮疹，浅表淋巴结未触及肿大，右眼球内聚，外展受限，左眼球活动无受限。无关节肿大畸形，触摸患儿时哭闹明显。骨髓涂片结果考虑恶性肿瘤侵犯骨髓。骨髓免疫分型结果考虑母细胞性浆细胞样树突细胞肿瘤（blastic plasmacytoid dendritic cell neoplasm，BPDCN）。骨髓病理诊断结合病史符合 BPDCN。

母细胞性浆细胞样树突细胞肿瘤是罕见的恶性髓系造血系统肿瘤，发病率很低，儿童病例尤为罕见。目前 BPDCN 没有标准的治疗方案，且预后较差。很多患者对强化治疗不能耐受，但强调对能耐受者尽早积极治疗，因此 BPDCN 的早发现早治疗尤为重要。

案例经过

患儿于半个月前出现肢体疼痛，由肢体远端逐渐向近端延伸，于 7 天前出现右眼内聚，伴右眼外展受限。2023 年 4 月 30 日在外院行 X 线检查左踝关节未见明显骨折，5 月 11 日眼部 CT 平扫未见明显异常。彩超显示右侧髋关节及膝关节少量积液。

患儿查体全身皮肤未见皮疹、出血点，浅表淋巴结未触及肿大，双眼睑未下垂，无眼球震颤，右眼球内聚，外展受限，左眼球活动无受限。心肺（-），腹平软，肝脾肋下未触及，双下肢无水肿，无关节肿大畸形，触摸患儿时哭闹明显。完善骨髓形态学、免疫分型、基因、染色体、骨髓病理等实验室检查后，诊断为 BPDCN。

案例分析

1. 检验案例分析

入院后完善各项检查,检查结果如下。

(1)血常规:血涂片未见明显异常。

(2)骨髓涂片:在骨髓涂片中,有一类细胞胞体较大,呈圆形或椭圆形,浆量丰富,灰蓝色,无颗粒,胞浆可见突起,部分瘤细胞靠近细胞膜可有小的伪足,细胞核圆形、椭圆形或不规则,染色质粗糙,核仁不明显,偶见双核细胞(图7.1)。

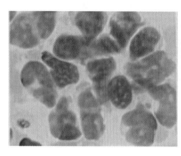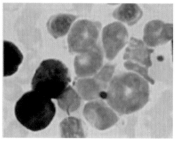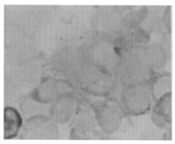

图 7.1　骨髓涂片

在骨髓涂片中看到此类异常细胞以后,首先与急性髓系白血病(acute myeloid leukemia with mononuclear differentiation)的肿瘤细胞相鉴别,由于相关组织化学染色结果并不支持,故推测更倾向于除骨髓外其他系统恶性肿瘤浸润。遂与临床医生沟通,说明检验的诊断方向,并提出建议,进一步行免疫分型、基因检测、骨髓病理检查及染色体检查。

(3)骨髓免疫分型检测:异常细胞占有核细胞的7.64%,表达CD4、CD36、CD56、CD81、CD123、CD304、HLA-DR dim,部分细胞表达CD7 dim,根据免疫表型特点,考虑为恶性母细胞性浆细胞样树突细胞。考虑诊断为母细胞性浆细胞样树突细胞肿瘤(图7.2)。

(4)细胞遗传学检测:NRAS基因突变。MYB-PLEKHO1融合,母细胞性浆细胞样树突细胞肿瘤(BPDCN)患者的常见融合;PLEKHO1-MYB融合,该融合基因未见文献报道,临床意义不明确;RP11-497H16.5-RP11-1415C14.4融合,临床意义不明确。另染色体检测结果为46,XY[20],未见克隆性异常。

(5)骨髓病理检测:骨髓增生活跃(90%),见多灶肿瘤细胞灶状聚集及散在分布,部分肿瘤细胞核呈空泡状,蓝色较细致,胞浆少,淡染。免疫组化示形态偏幼稚细胞,CD3(散在+)、CD20(散在+)、CD99(+)、CD7(+)、CD10(+)、CD56(+)、CD4(+)、CD68(+)、TdT(+)、SYN(-)、ALK(-)。病理诊断:①符合母细胞性浆细胞样树突细胞肿瘤;

②建议完善免疫组化检测 / 遗传学检查，排除原发或其他系统肿瘤性病变（图 7.3）。

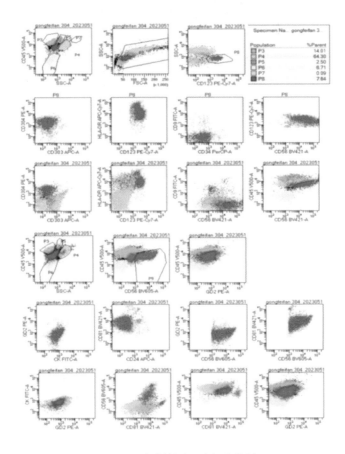

图 7.2　流式检测骨髓免疫分型

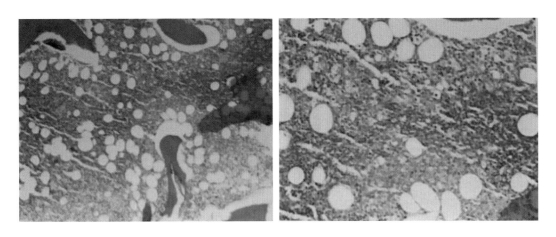

图 7.3　骨髓组织免疫组化染色

（6）鼻咽 MRI 平扫加增强：双侧上颌窦、筛窦、下鼻甲及蝶骨体多发异常信号伴强化，局部骨质破坏，考虑血液系统疾病骨质受侵可能，鼻道狭窄（图 7.4）。

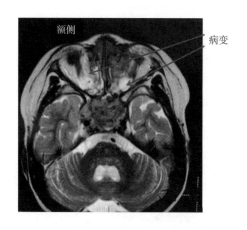

图 7.4　鼻咽 MRI

2. 临床案例分析

结合病史及各项检查，考虑母细胞性浆细胞样树突细胞肿瘤（BPDCN）。鉴别诊断除白血病淋巴瘤外，还应注意与伴有单核分化的急性髓系白血病和伴其他骨髓肿瘤的成熟浆细胞样树突细胞增殖（smature plasmacytoid dendritic cell profieation，MPDCP）进行鉴别。前者也可表达 CD4、CD56、CD123，但通常无 CD303 表达，部分伴 CD33、CD117 等髓系表达，综合临床症状和体征鉴别；后者多见于淋巴结、皮肤和骨髓，MPDCP 由结节或不规则聚集物组成，其形态和表型与正常浆细胞样树突细胞相似，这些结节可能非常多，有时会融合，并可能显示出明显的凋亡，Ki-67 增殖指数 <10%。

Tagraxofusp-erzs（Elzonris）是一种 CD123 导向的细胞毒素，专门针对 CD123 靶点设计，该药由人 IL-3 与截短的白喉毒素（DT）重组融合而成，能够不可逆地抑制蛋白质合成并诱导靶细胞凋亡。2018 年 12 月，该药成为美国食品药品监督管理局（Food and Drug Administration，FDA）批准的第一个也是目前唯一一个治疗 BPDCN 的药物。目前国内尚没有相应药物。大多基于急性淋巴细胞白血病（ALL）和霍奇金淋巴瘤（NHL）的化疗方案，对 BPDCN 早期缓解疗效很好，但容易复发。Pagano 等对 41 例 BPDCN 患者进行了回顾性研究，其中 26 例应用急性髓系白血病（AML）化疗方案，15 例应用 ALL 或 NHL 方案，患者总体完全缓解率为 36%，部分缓解率为 19%；但 AML 的化疗方案的完全缓解率低于 ALL 和 NHL，复发率低，中位生存期短。

知识拓展

母细胞性浆细胞样树突状细胞瘤是一种罕见的高度侵袭性血液系统恶性肿瘤，中位生存期不足 2 年，其临床表现具有广泛的异质性和独特性，2008 年世界卫生组织造血与淋巴组织肿瘤分类中，将其正式命名，归属于急性髓系白血病（AML），2022 年 WHO

将其改列入"组织细胞／树突状细胞肿瘤"中独立的一类疾病。

BPDCN 是一种没有种族及民族差异的罕见的血液系统恶性肿瘤，其所占比例不到急性白血病的 1%，以未成熟浆细胞样树突细胞（PDC）克隆性增生为特征。大多数患者为老年人，中位发病年龄 61~67 岁，男性多于女性。儿童 BPDCN 侵袭性弱于成人，预后优于成人。

BPDCN 的典型临床表现是皮肤病变和白血病表现，儿童与成人的临床表现无明显差异。4% 的儿童患者初诊时没有皮肤病变，首发部位可为骨髓、外周血、淋巴结、肝脏或脾脏，有报道表明初诊时没有皮肤受累的儿童患者预后优于伴有皮肤病变者。本例报告患儿为神经系统受累且为首发的临床表现。

案例总结

本病例血常规细胞涂片未见肿瘤细胞，而骨髓见到较多的肿瘤细胞；从细胞形态学来看，该肿瘤细胞胞体较大，呈圆形或椭圆形，浆量丰富，灰蓝色，无颗粒，胞浆可见突起，部分瘤细胞靠近细胞膜可有小的伪足，细胞核圆形、椭圆形或不规则，染色质粗糙，核仁不明显，偶见双核细胞。此形态符合树突细胞典型形态，与 WHO 诊断标准图谱上的形态极为相似，因此形态学上需要考虑 BPDCN。

由于绝大多数 BPDCN 病例的最初表象是皮疹，而该患儿的最初表现是肢体疼痛及右眼内聚等神经系统病变，与临床医生沟通，讨论该疾病与其他血液系统肿瘤的异同，以鉴别诊断。BPDCN 诊断需要结合临床、病理检查、骨髓细胞形态学及化学染色、流式细胞学检测等多种检查综合分析。

通过此病例分析，作为检验医生首先要有扎实的理论基础和临床工作经验，在工作中主动学习临床医学和检验医学的专业知识，不断提升自己的知识储备和工作能力，这样才能在遇到罕见病例时，将检验检查结果与患者临床表现结合起来进行综合分析，正所谓"预见方能遇见"！此外，在检验工作中应积极与临床沟通交流，主动给临床医生提出进一步检查的建议，为临床进一步明确诊断提供帮助，协助做出正确诊断。

专家点评

母细胞性浆细胞样树突状细胞肿瘤是一种罕见的血液肿瘤，常同时侵犯皮肤、骨髓、血液及淋巴结，骨髓涂片中可观察到 BPDCN 独特的细胞形态，是一例非常典型的病例。作者从最早送检到检验科的标本血常规开始，按时间顺序展示了血细胞分析仪检测结果及显微镜下血细胞形态、临床症状、骨髓细胞形态学、免疫分型、染色体和基因检测结果，以及骨髓、皮肤、淋巴结的病理结果，最终明确诊断。患者的治疗方案、治疗效果及预后情况也做了介绍。通过本病例的分享，BPDCN 这样一个罕见且典型病例的诊疗全过程得以全面呈现。此外，报告还展示了检验科与临床医生的全面、深入沟通，不仅体现了血液肿瘤细胞形态学、免疫学、细胞遗传学、分子生物学及临床（MICMC）联合精准检测的重要性，还充分说明检验与临床经常、及时、有效沟通的必要性。

参考文献

［1］ PAGANO L，VALENTINI C G，GRAMMATICO S，et al. Blastic plasmacytoid dendritic cell neoplasm：diagnostic criteria and therapeutical approaches［J］. Br J Haematol，2016，174（2）：188-202.

［2］ KIM M J，NASR A，KABIR B，et al. Pediatric blastic plasmacytoid dendritic cell neoplasm：a systematic literature review［J］. J Pediatr Hematol Oncol，2017，39（7）：528-537.

［3］ JAIN A，SWEET K. Blastic plasmacytoid dendritic cell neoplasm［J］. J Natl Compr Canc Netw，2023，21（5）：515-521.

［4］ GARNACHE-OTTOU F，VIDAL C，BIICHLÉ S，et al. How should we diagnose and treat blastic plasmacytoid dendritic cell neoplasm patients？［J］.Blood Adv，2019，3（24）：4238-4251.

［5］ ECONOMIDES M P，RIZZIERI D，PEMMARAJU N. Updates in novel therapies for blastic plasmacytoid dendritic cell neoplasm（BPDCN）［J］. Curr Hematol Malig Rep，2019，14（6）：515-522.

8

成熟粒细胞中含 Auer 小体样结构的急性早期前体 T 淋巴细胞白血病

作者：关洁[1]，付玥玥[2]（哈尔滨医科大学附属第一医院，1 检验科；2 血液科）
点评专家：高海燕（哈尔滨医科大学附属第六医院）

前　言

急性淋巴细胞白血病（ALL）是儿童常见血液病。急性早期前体 T 淋巴细胞白血病（ETP-ALL）属于早期非成熟的急性 T 淋巴细胞白血病（T-ALL），占 T-ALL 的 15%，约占儿童 ALL 的 2.25%，临床少见，是一类具有独特免疫表型的高危疾病。

案例经过

9 岁女性患儿，10 天前无明显诱因出现乏力伴食欲减退，于 2022 年 8 月 5 日来院急诊就诊。急诊血常规检查白细胞总数明显增高且分类异常，同时伴有红系异常及血小板明显减少。为进一步诊疗，以"白细胞增多待查、贫血待查"收治入院，并进一步完善相关检查，最终临床结合流式免疫分型诊断为 ETP-ALL。

案例分析

1. 检验案例分析

患者首次血常规 WBC 114.76×10^9/L，散点图提示白细胞分类异常。同时伴有红系异常，有大细胞贫血的特点，且有 PLT 的明显减少。血常规散点图及报警信息提示异常（图 8.1）。

瑞氏 - 吉姆萨染色后进行镜下复检。外周血镜下可见大量的原始、幼稚淋巴细胞（图 8.2），一定比例的原始粒细胞（图 8.3）和原始、幼稚单核细胞（图 8.4、图 8.5）。另外，

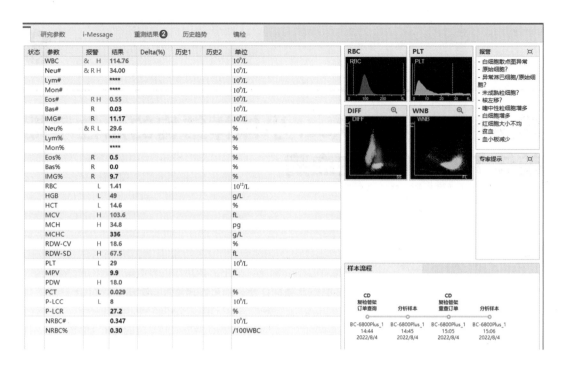

图 8.1　血常规仪器检查结果

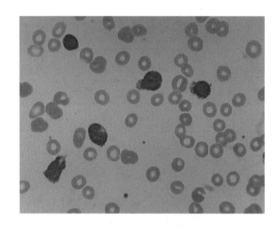

图 8.2　原始、幼稚淋巴细胞

在一些成熟粒细胞内还可见 Auer 小体样结构（图 8.6）。

最终回报临床的血常规结果中白细胞分类为：中性粒细胞 31%、淋巴细胞 6%、单核细胞 1%、嗜酸性粒细胞 1%、原始粒细胞 2%、中幼粒细胞 6%、晚幼粒细胞 4%、原始及幼稚单核细胞 4%、原始及幼稚淋巴细胞 45%。

外周血镜下同时可见大量原始、幼稚淋巴细胞，一定比例的原始粒细胞和原始、幼稚单核细胞，首先考虑是否为混合表型急性白血病（MPAL）。

其他辅助检查结果如下。

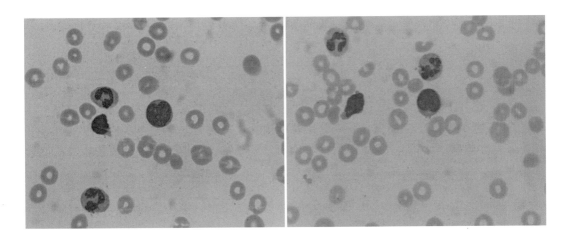

图 8.3　原始粒细胞

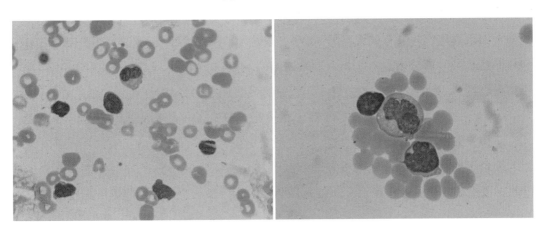

图 8.4　原始单核细胞、幼稚淋巴细胞　　　图 8.5　幼稚单核细胞、原始淋巴细胞

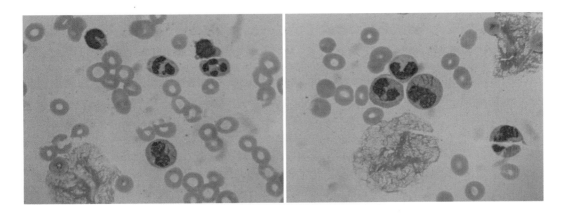

图 8.6　Auer 小体样结构

（1）生化检查：白蛋白 91.9 g/L、球蛋白 48.7 g/L、尿酸 515.5 μmol/L、β 2- 微球蛋白 4.09 mg/L、乳酸脱氢酶 604 U/L、α - 羟基丁酸 474.9 U/L。

（2）凝血功能检查：凝血酶原时间 13.5 秒、部分凝血活酶时间 22 秒、D- 二聚体 1.04 mmol/L。

（3）彩超：脾大；腹腔、双侧腹股沟、双侧颈部、双侧腋窝多发异常淋巴结肿大。

（4）脑脊液检查：镜下可见少量淋巴细胞及单核细胞。

（5）骨髓细胞形态检查：骨髓片中骨髓增生极度活跃；粒系统比例降低，部分成熟阶段粒细胞胞浆中可见 Auer 小体样结构；红系受抑；淋巴细胞比例大致正常；原始细胞占 54%，此类细胞胞体中等大小，圆形或椭圆形，可见伪足凸起，胞浆量少，嗜碱性，染色质呈细颗粒状，可见 2~5 个核仁。

（6）POX 染色：原始细胞阳性率 <3%。

（7）α -NBE 染色：原始细胞阴性。

（8）流式免疫分型结果：在 CD45/SSC 点图上设门分析，P5 门内细胞分布区域可见异常细胞群体，约占有核细胞的 53.1%，表达 HLA-DR、CD2、CD7、CD38、CD99、CD117、cCD3，部分表达 CD13、CD34、TdT，不表达 CD1a、CD4、CD5、CD8，为幼稚 T 淋巴细胞。结论：考虑为急性 T 淋巴细胞白血病（ETP-ALL）可能，髓系累及待排。

（9）白血病基因突变分析：FLT3 基因突变。白血病融合基因筛查阴性。

（10）染色体核型：46,XX[14]。

综合患儿临床表现及辅助检查，根据世界卫生组织 2016 诊断分型标准及中国儿童急性淋巴细胞白血病诊疗规范（2018 年版），临床诊断为急性早期前体 T 淋巴细胞白血病（ETP-ALL）。

2. 临床案例分析

本例患儿发病时白细胞计数明显增高，外周血可见大量原始及幼稚淋巴细胞，同时可见幼稚粒细胞，部分成熟粒细胞内还可见 Auer 小体样结构。患者完善骨髓穿刺及免疫分型等相关检查最终诊断为 ETP-ALL，伴有 FLT3-ITD 突变。FLT3 突变多见于髓系疾病，在急性淋巴细胞白血病中较为少见。ETP-ALL 的基因突变谱更接近于急性髓系白血病，较易出现 FLT3 突变，但缺乏 T-ALL 的基因改变特点，如 NOTCH1 活化性突变和 CDKN2A/B 缺失等改变。

ETP-ALL 单纯采用 ALL 的化疗方案治疗预后较差，既往研究表明 ETP-ALL 对含阿糖胞苷治疗方案反应较好，因此给予患者应用 DVLCP 联合阿糖胞苷的方案进行诱导化疗。患儿诱导化疗过程比较顺利，治疗第 15 天复查骨穿骨髓 MRD 示 CD45dimCD7st 的细胞约占有核细胞的 4.75%，还表达 CD117、cCD3，部分细胞表达 CD99，考虑为异常幼稚 T 淋巴细胞，诱导治疗结束后复查骨髓 MRD 已经转阴。此后，给予患者应用

CCLG-2018 高危方案进行化疗。患者现已治疗 10 个月，其间骨髓 MRD 持续阴性，目前规律化疗治疗中。

ETP-ALL 患者预后较差，但近期研究表明早期采取有效的强化治疗能明显提高疗效。对于 ETP-ALL 患者建议给予高危 ALL 治疗方案，可加入阿糖胞苷等髓系白血病化疗药物，同时伴有相应基因突变的患者可加用 BCL-2 抑制剂或 JAK 抑制剂治疗。

知识拓展

ETP-ALL 在 2016 年世界卫生组织淋巴造血组织肿瘤分类中是急性 T 淋巴细胞白血病（T-ALL）的一种独立亚型，具有独特的生物学特征，临床表现为高度侵袭性。有研究表明，ETP-ALL 的白血病细胞是刚刚从骨髓迁移至胸腺的早期胸腺祖细胞，作为胸腺中最原始的 T 细胞祖细胞群，保留了部分干细胞特性，有向髓系分化的潜能，仍带有一些髓系和干细胞的免疫表型及遗传特点。ETP-ALL 患者的临床表现没有特异性，且其基因表达的高度异质性尚未被完全认识，检测到的突变也并非其所特有，因此流式细胞术是 ETP-ALL 的主要检测手段。

2016 年世界卫生组织淋巴造血肿瘤组织分类对 ETP-ALL 的标准为：① CD7+、CD1a-、CD8-，同时有 1 个或多个髓系 / 干细胞标记，如 CD34、CD117、HLADR、CD13、CD33、CD11b 或 CD65；② CD5 不表达或弱阳性表达；③这类疾病也可以特征性地表达 CD2 和 cytoCD3，可能也表达 CD4，但不作为 ETP-ALL 的定义标准。

案例总结

首诊检验人员在外周血中见到原始和幼稚淋巴细胞、原始粒细胞及原始和幼稚单核细胞，首先考虑有可能是 MPAL。MPAL 白血病细胞的形态学和免疫学表型具有髓系和淋巴系特性，同时表达两系或两系以上的标志，可能为 B-M/T-M 或 B-T-M，因此 ETP-ALL 的诊断可能与具有 T/M 表型的混合急性白血病相混淆。尤其仅凭外周血细胞形态更是无法将二者相鉴别，而流式细胞术的解释是鉴别和诊断二者的决定条件。

ETP-ALL 恶性程度高，预后不良，长期生存差。目前对该疾病的研究并不十分透彻，仍需继续积累相关资料及经验，进一步提高对该病的认识，尽早诊断及早治疗，改善患者生存预后。

虽然 ETP-ALL 需要通过独特的免疫表型被确诊，但细胞形态对疾病的诊断仍然可以起到警示作用，因此也就更需要我们在平日工作中不断总结经验，尽可能为临床提供线索，避免误诊，为患者争取更多的时间和生存机会。

专家点评

ETP-ALL 是 2016 年 WHO 淋巴造血组织肿瘤分类提出的一种 T 细胞急性淋巴细胞白血病建议分类亚型,占儿童 T-ALL 的 12.0%~16.2%,在成人 T-ALL 中的发生率更高,可达 22.1%。临床上表现为高度侵袭性,患者常出现乏力、头晕、出血倾向、发热、盗汗、体重减轻、淋巴结肿大等白血病细胞浸润组织、器官引起的相关症状,病程较长、预后较差。原始细胞起源于干细胞向 T 细胞分化起始阶段,具有髓系和 T 系双向发育能力。ETP-ALL 存在特殊的细胞形态,有时会造成诊断上的混淆。其诊断主要依靠免疫表型:既有早期 T 细胞分化标志(cCD3+、CD1a-、CD8-、CD5dim/-),又有髓系和干细胞的标志抗原有一个或多个阳性(CD34、CD117、HLA-DR、CD13、CD33、CD11b、CD65)。这些病例大多数也表达 TdT。ETP-ALL 也恒定表达 CD7,是 T-ALL 最敏感的抗原,但特异性不强。CD135(FLT3 受体)是另一种表达于 TCR 重排之前的非常早期的正常前体 T 细胞,并且也表达于 ETP-ALL。ETP-ALL 与 T/ 髓系混合表型急性白血病具有许多共同特征,但根据定义,ETP-ALL 不表达 MPO。髓系主要依靠 MPO 表达来定义,较少见情况下依据 MPO- 单核细胞分化模式。髓系 MPO 表达包括细胞化学检测 ≥ 3% 为 MPO 阳性,流式细胞术 ≥ 10% 为阳性,明确 MPO 表达于白血病细胞而不仅仅是残存的正常母细胞。没有 MPO 表达的 AML 的髓系分化也可以通过至少两种髓系相关标志物(CD13、CD33 和 / 或 CD117)的强表达来证实。其中一个细胞群(或罕见两个细胞群)可能少于 20%;其中一个细胞群可以少到何种程度,并且仍然可以称为 MPAL,并没有严格的下限。然而,其中一个细胞系中只有 <5% 的细胞出现时,诊断应小心,特别是在 ALL 未完全取代骨髓的一些病例中,可以看到少量残留的正常髓系细胞。ETP-ALL 相关基因突变较少见,如 NOTCH1、CDKN1/2 等常见于 T-ALL 的突变在 ETP-ALL 患者中的发生率较低,而髓系相关基因突变频率高。儿童患者群体中常见有调节细胞因子受体和 RAS 通路的激活突变(NRAS、KRAS、FLT3、IL7R、JAK3、JAK1、SH2B3、BRAF);干扰造血(GATA3、ETV6、RUNX1、IKZF1、EP300)以及组蛋白修饰(EZH2、EED、SUZ12、SETD2、EP300)的失活突变。而在成人患者中影响 DNA 甲基化的突变 DNMT3A、IDH1、IDH2、TET2、TET3、WT1 等在成人 ETP-ALL 患者中的发生率也较高。

Auer 小体在瑞氏 - 吉姆萨染色下,胞浆中表现为紫红色棒状小体,长约 1~6 μm,单独一条分布或数条呈柴捆样排列分布,Auer 小体对于 AML 诊断,MDS、MDS/MPN 分级等都具有重要意义。电镜显示 Auer 小体与胞浆内颗粒结构相似。细胞化学染色 Auer 小体过氧化物酶、糖原染色、苏丹黑、酸性以及碱性磷酸酶阳性;但脂肪酶或核酸染色呈阴性。超微结构和细胞化学染色均支持 Auer 小体来源于嗜苯胺蓝颗粒。因此认为 Auer 小体是由溶酶体融合而成的。

类 Auer 小体见于急性淋巴细胞白血病、浆细胞骨髓瘤、幼淋巴细胞白血病、滤泡细胞性淋巴瘤、结内边缘区淋巴瘤、淋巴样浆细胞淋巴瘤等。电镜显示这些类奥氏小体物质为溶酶体来源，有些为聚集的免疫球蛋白或 κ 型轻链。

成熟的中性粒细胞出现 Auer 小体一般在急性早幼粒细胞白血病治疗后，病例中的"Auer"小体可以通过化学染色和电镜观察加以鉴别。

参考文献

［1］ ZHANG J，DING L，HOLMFELDT L，et al. The genetic basis of early T-cell precursor acute lymphoblastic leukaemia［J］. Nature，2012，481（7380）：157-163.

［2］ SIN C F，MAN P M. Early T-Cell precursor acute lymphoblastic leukemia：diagnosis，updates in molecular pathogenesis，management，and novel therapies［J］. Front Oncol，2021，11：750789.

［3］ ARBER D A，ORAZI A，HASSERJIAN R，et al. The 2016 revision to the World Health Organization classification of myeloid neoplasms and acute leukemia ［J］. Blood，2016，127（20）：2391-2405.

［4］ COUSTAN-SMITH E，MULLIGHAN C G，ONCIU M，et al. Early T-cell precursor leukemia：a subtype of very high-risk acute lymphoblastic leukaemia［J］. Lancet Oncol，2009，10（2）：147-156.

［5］ NEUMANN M，HEESCH S，SCHLEE C，et al. Whole-exome sequencing in adult ETP-ALL reveals a high rate of DNMT3A mutations［J］. Blood，2013，121（23）：4749-4752.

［6］ 王维维，邱丽君，章黎华，等 . 儿童 ETP-ALL 1 例报道及 ETP-ALL 诊断标准分析［J］. 检验医学，2021，36（11）：1194-1197.

9

大细胞性贫血

作者： 方增辉[1]，严璨[1]，陈丽[2]（金华市中心医院，1检验科；2血液科）

点评专家： 庄顺红（金华市中心医院）

前　言

　　贫血是指外周血单位体积血液中的血红蛋白、红细胞计数及血细胞比容低于可比人群正常值下限，其中以 Hb 最为可靠，为临床诊断贫血最常用的实验室指标。根据 MCV 可将贫血分为小细胞性贫血、正细胞性贫血及大细胞性贫血，其中大细胞性贫血以巨幼细胞贫血（MA）、骨髓增生异常综合征（MDS）和溶血性贫血最为常见。叶酸或维生素 B_{12} 的缺乏可以引起 MA，在没有骨髓检查的情况下，临床的判定主要通过检测叶酸和维生素 B_{12} 水平。那么叶酸和维生素 B_{12} 正常的患者是否可以表现为 MA？导致叶酸或维生素 B_{12} 正常的原因是什么？现与检验和临床同仁分享一例大细胞性贫血病例的探索历程。

案例经过

　　患者，女，63 岁，因"四肢伴腰部麻木 1 个月"，于 2023 年 6 月 28 日来门诊就诊，血常规检查发现 Hb 74g/L，为进一步治疗及查明病因，拟"贫血待查"收入血液科。病程中四肢及腰部麻木，偶有头晕，乏力感。贫血貌，浅表淋巴结未触及，胸骨无压痛，肝脾肋下未触及，全身皮肤未见出血点，神经系统检查阴性。入院诊断：中度贫血待查（MDS？），腰椎间盘突出。

　　入院后完善相关检查结果如下。

　　（1）血常规：白细胞总数 2.76×10^9/L ↓，单核细胞百分比 2.9% ↓，噬中性粒细胞数 1.59×10^9/L ↓，淋巴细胞数 1.04×10^9/L ↓，单核细胞数 0.08×10^9/L ↓，红细胞总数

1.90×10^{12}/L ↓，血红蛋白浓度 81 g/L ↓，红细胞比积 24.3% ↓，平均红细胞体积 127.9 fL ↑，平均红细胞血红蛋白 42.6 pg ↑，红细胞体积分布宽度 17.0% ↑，平均血小板体积 12.1 fL ↑，网织红细胞百分比 1.99% ↑，网织红细胞未成熟指数 27.0% ↑，红细胞沉降量 30.0 mm/h ↑。

（2）生化免疫检查：尿素氮 7.38 mmol/L ↑，乳酸脱氢酶 468.0 U/L ↑，载脂蛋白 B 0.46 g/L ↓，甲状腺过氧化物酶抗体 86.67 IU/mL ↑，同型半胱氨酸 114 μmol/L ↑。

（3）自身抗体谱检查：抗核抗体阳性，抗心磷脂抗体 IgM 13.90 PLU/mL ↑，抗 β2 糖蛋白 I 抗体 IgM 76.60 AU/mL ↑。

由于怀疑 MDS，临床送检骨髓涂片、骨髓活检、流式免疫分型、染色体分析及分子生物学（MICM）等检查。最后，综合临床症状、MICM 以及治疗性诊断，该患者诊断为巨幼细胞性贫血。

案例分析

1. 检验案例分析

该患者以贫血入院，血常规表现为大细胞性贫血。对于大细胞性贫血，主要考虑以下几种疾病：溶血性贫血、MA 以及 MDS。对于疾病的考虑，应该从良性到恶性，因此考虑溶血性贫血。对于溶血性贫血，该患者存在自身抗体，存在自免性溶贫可能。但该患者临床体征无黄疸，生化检查胆红素正常，间接胆红素正常，网织红细胞百分比没有明显升高，外周血未见有核红细胞，Coombs 试验阴性的，因此基本排除了溶贫。

继而考虑 MA，对临床送检的骨髓涂片进行检查（图 9.1）。结果显示：粒系增生尚活跃，晚幼粒、杆状核可见巨幼变，外周成熟粒细胞胞核分叶过多；红系增生明显活跃，可见各阶段巨幼红细胞；巨核细胞数量正常，可见部分巨核细胞核分叶过多。对于这一骨髓象，首先考虑 MA 骨髓象。结合该患者的临床表现"四肢伴腰部麻木 1 个月"，具

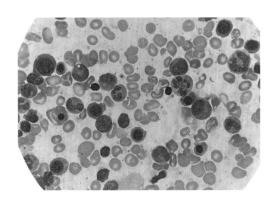

图 9.1　骨髓涂片

有周围神经病变，也符合MA。但是，生化结果显示该患者的叶酸和维生素B_{12}的结果正常，因此得出"首先考虑MA，MDS待排"的结论。

临床也送检了免疫分型等检查，但由于外送时间较长，由此更加显现出形态学检验的重要性。因患者状况良好，要求出院，临床以MDS的出院诊断开了化疗药物。

此时，发现该患者的同型半胱氨酸的结果非常高，将近正常值10倍。翻阅资料发现，同型半胱氨酸代谢需要维生素B_{12}和叶酸，当血液中的维生素B_{12}和叶酸过低，会使血中同型半胱氨酸浓度增高。通过对维生素B_{12}检测方法学的研究发现，其检测方法为化学发光法，有方法学的局限性：约50%的恶性贫血患者有内因子抗体，反应体系中的维生素B_{12}结合蛋白为纯化的内因子，纯化内因子会降低维生素B_{12}类似物对维生素B_{12}水平检测的干扰，但纯化的内因子并不会消除内因子阻断抗体对试验的干扰，二次内因子阻断抗体会结合体系中的内因子试剂，造成维生素B_{12}水平的假性升高。因此猜测，该患者体内存在内因子抗体，造成维生素B_{12}结果假性正常。加之该患者的自身抗体和抗磷脂抗体也呈阳性，更加支持了这一猜测。后电话通知患者，加用叶酸和甲钴胺片，4天后复查，结果与刚入院的结果比对如表9.1所示。

表9.1 入院和甲钴胺治疗后血常规结果

时间	WBC（$\times 10^9$/L）	N（$\times 10^9$/L）	RBC（$\times 10^{12}$/L）	Hb（g/L）	MCV（fL）	PLT（$\times 10^9$/L）
入院当天	2.76	1.59	1.90	81	127.9	138
甲钴胺治疗后	5.99	4.80	2.50	96	114.1	335

其后，得到第三方检测机构出具报告显示：内因子抗体IgG阳性，抗胃壁细胞抗体IgG阳性。骨髓活检结果提示：粒红比例降低，部分细胞巨幼样变，未见明显异型增生及特征性病理改变，增生性贫血可能。骨髓流式免疫分型提示：有核红细胞比例增高，粒系减少伴细胞分化成熟欠佳，可见少量髓系原始细胞（图9.2）。细胞遗传学骨髓细胞染色体核型结果：46,XX[20]。分子生物学检查结果：该样本未检出与疾病相关的共突变基因位点。

最终，根据患者有"四肢伴腰部麻木1个月"的临床表现，各种实验室检查以及MICM的检查结果，诊断大细胞性贫血为MA。在叶酸和甲钴胺片的治疗下，患者病情逐渐好转。

2. 临床案例分析

该患者为中老年妇女，外周血两系减低，为大细胞性贫血，实验室贫血三项检查提示叶酸、维生素B_{12}正常，LDH增高，临床就初诊实验室检查结果综合考虑为MDS。

骨髓穿刺提示MA骨髓象，但由于对维生素B_{12}检测方法认知的局限性，一贯认为

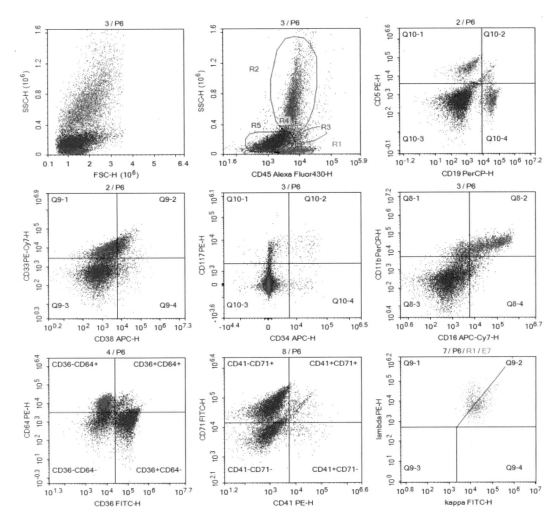

图 9.2　骨髓流式免疫分型

叶酸和维生素 B_{12} 正常的大细胞性贫血更加倾向于 MDS。因此，在患者要求出院的情况下，对其进行了 MDS 的诊断及治疗。在临床与检验医生的反复沟通下，因该患者存在自身抗体，且同型半胱氨酸的结果非常高，怀疑维生素 B_{12} 的假性升高导致结果正常，而导致维生素 B_{12} 假性升高的原因是患者体内存在各种自身抗体，包括内因子抗体。为此加做内因子抗体检查，结果显示为阳性。在此基础上，对患者使用叶酸和甲钴胺片治疗，4 天后复查结果显示，三系有了明显改善。同时，MICM 的检查结果都不能支持 MDS 的诊断。

综上，结合患者"四肢伴腰部麻木 1 个月"的临床表现，同型半胱氨酸的明显升高，自身抗体及内因子抗体的存在，MICM 的结果，此患者诊断为维生素 B_{12} 正常的巨幼细胞性贫血。

知识拓展

大细胞性贫血的鉴别诊断主要在于 MDS 和巨幼细胞性贫血。MDS 是一组具有遗传和临床异质性的克隆性造血干细胞疾病，特征为髓系造血细胞一系或多系发育异常、外周血细胞减少和急性髓系白血病转化风险增加。骨髓的"造血病态"是 MDS 细胞形态学的诊断关键，表现为：①红细胞：涂片可见大、巨红细胞，幼红细胞可见巨幼样变、双核、多核、核碎裂、核出芽、核畸形、核间桥，核周有空晕或空泡，胞浆可见沉淀物，H-J 小体等病态。②粒细胞：核浆发育不平衡，粒细胞巨幼样变，幼稚粒细胞出现核固缩、双核、多核、环形核，成熟粒细胞可见 Pelger-Hüet 畸形，胞浆可见颗粒减少或无颗粒。③巨核细胞：可见巨大血小板、畸形血小板、微小巨核、小巨核、单圆巨核、双圆巨核以及多圆巨核。④铁染色：在 MDS-RS 的骨髓涂片中，环形铁粒幼细胞 ≥ 15%（如果存在 SF3B1 突变，环形铁粒幼细胞 ≥ 5%）。

MA 是由 DNA 合成障碍所致的一种贫血，其特征是受累细胞的胞核和胞浆发育不同步，骨髓造血细胞形态表现为幼红细胞和幼粒细胞的巨幼变，外周血涂片可见大、巨红细胞及中性粒细胞分叶过多。MA 的骨髓形态学，骨髓增生以红系增生为主，各系均呈巨幼变特点，可见双核、多核红细胞，胞核发育落后于胞浆，呈"浆老核幼"，可见巨晚幼粒细胞、巨杆状核粒细胞。维生素 B_{12} 或叶酸结果降低，故补充有效。

案例总结

在大部分情况下，MA 会存在叶酸或维生素 B_{12} 的减少，此时临床医生会优先考虑 MA。有报道称，部分维生素 B_{12} 缺乏的 MA 患者的维生素 B_{12} 并未减少，造成这种结果的原因可能是患者体内存在内因子抗体，是检测方法学的局限性导致的。

在临床上，对于维生素 B_{12} 正常的大细胞性贫血的患者，其骨髓涂片如果倾向于 MA，此时可以对患者的维生素 B_{12} 代谢产物，如同型半胱氨酸进行检测，当检测结果偏高时，应怀疑存在维生素 B_{12} 检测结果假性增高的可能，并加做内因子抗体的检测加以证实。

通过此病例可以看出，对于检验人员，不仅要求检验技术的水平过硬，还要求具备扎实的理论基础，了解和熟悉各种方法学，并与临床医生及时沟通，不误诊、漏诊每一名患者。

专家点评

对 MA 的诊断经常依赖于患者的病史、临床表现、临床实验室检查及其细胞的形态学表现。本案例患者因"四肢伴腰部麻木 1 个月"来院，未见消化道疾病等相关病史，而且实验室检查的叶酸和维生素 B_{12} 的结果是正常的，因此临床高度怀疑 MDS。而骨髓细胞学检查与实验室检查结果存在矛盾，因此检验科医生怀疑维生素 B_{12} 正常是由于患者存在内因子抗体，而方法学上的局限性导致了结果的假性正常。与临床进行及时沟通后，修改患者的治疗方案，从而避免了误诊。本案例反映了检验与临床沟通的重要性，对提高临床诊断的准确性意义重大。

参考文献

［1］ YANG D T，COOK R J. Spurious elevations of vitamin B12 with pernicious anemia［J］. N Engl J Med，2012，366（18）：1742-1743.

［2］ BOVEN L A，VAN WIJNEN M. False normal vitamin B12 levels caused by assay error［J］. Blood，2011，118（3）：492.

［3］ ILTAR U，GÖÇER M，KURTOĞLU E. False elevations of vitamin B12 levels due to assay errors in a patient with pernicious anemia［J］. Blood Res，2019，54（2）：149-151.

［4］ 中华医学会血液学分会. 骨髓增生异常综合征中国诊断与治疗指南（2019 年版）［J］. 中华血液学杂志，2019，40（2）：89-97.

［5］ 覃齐贤. 临床血液学和血液检验［M］. 北京：人民卫生出版社，2003.

［6］ 高秀茹，丁颖. 老年人巨幼细胞性贫血骨髓象分析［J］. 中华医学检验杂志，1996，（6），56.

10

裂红细胞对血栓性微血管病的诊断价值

作者：杨佳锦[1]，周琳珊[2]（中南大学湘雅二医院，1 检验医学科；2 肾内科）
点评专家：刘虹（中南大学湘雅二医院）

前 言

老年女性，因"双下肢水肿 2 月余"就诊于肾内科。在对其行血常规复检的过程中，发现有红细胞冷凝集以及裂红细胞，为临床诊治提供了重要的线索和依据。

案例经过

患者，女，72 岁，因"双下肢水肿伴乏力 2 月余"入院。患者 2 月余前新冠病毒感染后出现双下肢水肿，晨轻暮重，伴乏力，有咳嗽，咳痰，痰量中等，白色黏痰为主，无胸闷气促、关节肿痛、脱发等其他不适。外院 A 就诊时，肾功能及尿沉渣均未见异常，肺部 CT 提示间质性肺炎，考虑患者为新冠病毒感染后状态，予抗感染、止咳化痰、泼尼松（剂量不详）、中药调节免疫后出院。出院后咳嗽咳痰好转，但水肿、乏力逐渐加重，伴食欲不振、恶心、呕吐，呕吐为胃内容物，无呕血、黑便等，遂至外院 B 就诊，血生化检查示"TP 51.7 g/L、ALB 20.6 g/L、CREA 97 μmol/L、BUN 12.09 mmol/L"，尿沉渣可见红白细胞及管型数增加，尿蛋白定性 2+。患者为求进一步诊治来我院门诊，完善相关检查示"血免疫固定电泳：IgG λ 型 M 蛋白弱阳性；尿免疫固定电泳：IgG λ 型 M 蛋白可疑阳性"，遂以"尿蛋白，多发性骨髓瘤？"收入肾内科。自起病来，患者精神较差、睡眠尚可，纳差，大便正常，小便较前稍减少。

体格检查：血压 154/98 mmHg，体温及脉搏正常。神志清楚，双眼睑无浮肿，双肺呼吸音清晰，双下肺可闻及少量细湿啰音，无胸膜摩擦音，双下肢中度浮肿。

肺部 CT 检查：①双肺多发感染性病变。②肺气肿。③右肺上叶尖段、右肺上叶前段及右肺上叶后段纯磨玻璃结节，LU-RADS3 类；右肺下叶外基底段纯磨玻璃结节，LU-RADS2 类。④双侧胸腔有少量积液。

入院诊断：①水肿蛋白尿待查，肾病综合征？继发性可能性大；②肺部感染；③高血压病 2 级极高危组。

入院后完善相关检查结果如下。

血常规：WBC 13.33×10^9/L、Hb 75 g/L、PLT 138×10^9/L、中性粒细胞百分比 85.7%。

尿沉渣：尿隐血 3+、红细胞总数（人工）315000/mL、变异型红细胞 60%、尿白细胞酯酶 +、白细胞总数 104.20/L、蛋白质定性（人工）+。

尿蛋白定量：尿白蛋白 260.71 mg/L、尿白蛋白/肌酐比值 515.69 mg/g。

血生化：TP 47.9 g/L、ALB 19.1 g/L、UREA 41.67 mmol/L、CREA 306.5 μmol/L、UA 495.9 μmol/L、CO_2 CP 18.0 mmol/L、Ca 1.89 mmol/L、Cysc 3.24 mg/L、肾小球滤过率 12.81 mL/（min·1.73 m²）、LDH 258.9 U/L、Mb 213.0 μg/L、高敏肌钙蛋白 T 26.10 pg/mL、NT-ProBNP 2791.0 pg/mL。

凝血功能：APTT 24.5 秒、纤维蛋白原 4.4 g/L、D- 二聚体 9.91 μg/mLFEU。

炎症指标：血沉 99 mm/h、CRP 108.00 mg/L、PCT 0.464 ng/mL。

风湿免疫相关：补体 C3 0.63 g/L、补体 C4 0.05 g/L；ANA（1:80）阳性（高尔基体）、抗 Sm 抗体 +、抗 SSA 抗体 +，余正常。血管炎六项：P-ANCA 阳性 ++++、抗髓过氧化物酶抗体（化学发光法）10585.40，余正常；免疫球蛋白及 ASO 正常。

血液系统及肿瘤相关：游离 κ 轻链 233.06 mg/L、游离 λ 轻链 243.95 mg/L、κ/λ 0.96。血本周氏蛋白：κ 链 3.30 g/L、λ 链 2.29 g/L、κ/λ 比率 1.44；尿本周氏蛋白：κ 链 0.07 g/L、λ 链 <0.0500 g/L；血尿免疫固定电泳：未见 M 蛋白。骨髓穿刺及活检：骨髓涂片示骨髓增生活跃，粒系 63%，红系 18%。骨髓流式细胞结果为正常多克隆浆细胞。骨髓病理提示骨髓增生活跃。

溶血相关试验：蔗糖溶血试验、直接抗人球蛋白试验均阴性；血清结合珠蛋白 0.36 g/L。

案例分析

1. 临床案例分析

患者主要临床表现为"双下肢水肿"，实验室检查发现低蛋白血症、尿蛋白增加及免疫固定电泳 M 蛋白弱阳性。据此临床首先考虑为克隆性浆细胞疾病引起的继发性肾病，但完善骨髓细胞学、骨髓病理和流式检查后却仅提示了骨髓增生活跃以及正常多克隆浆细胞。同时复查血尿免疫固定电泳后未见 M 蛋白，由此可以排除克隆性浆细胞疾病。

患者外院就诊时肾功能尚正常，但一周内就出现尿量较前减少，检验结果提示发生急性肾损伤。对于中老年人群无明显诱因发生急性肾功能减退，需考虑抗中性粒细胞胞质抗体（ANCA）相关肾炎（AAGN）。完善相关检查发现 P-ANCA 阳性 ++++、抗髓过氧化物酶抗体（化学发光法）10585.40，据此可诊断 AAGN。

ANCA 相关血管炎（AAV）是由 ANCA 介导的以小血管壁炎症和纤维素坏死为特征的一类系统性疾病，临床类型包括微型多血管炎、肉芽肿性多血管炎和嗜酸性肉芽肿性多血管炎等。AAV 可见于各年龄组，高发年龄为 50~60 岁。AAV 可导致多个器官组织损伤及功能障碍，最常累及肾脏和肺。

AAGN 可以仅有肾脏损伤而无肾外脏器受累，也称为局限于肾脏的血管炎。临床表现以大量血尿伴肾功能急进性减退为特征，肾脏病理以肾小球节段袢坏死伴新月体形成、无或仅有少量免疫复合物沉积（即寡免疫节段坏死性新月体肾炎）为特征。少数患者可表现为尿检异常或慢性肾脏病。如果治疗不及时或缺乏有效治疗，可快速进展至终末期肾病。

住院期间患者出现 Hb 及 PLT 下降，但蔗糖溶血试验及 Coombs 试验均阴性，且外周血裂红细胞增多，考虑存在血栓性微血管病（TMA）。而且从患者病史来看，无论是新冠感染还是 AAV 都可能诱发 TMA，因为它们均会造成血管内皮损伤和功能障碍。有调查发现，AAGN 患者并发肾 TMA 并不罕见，发生率约为 13.6%，虽然具体发生机制还不清楚，但有以下几种可能的解释：①内皮损伤被认为是 TMA 的重要发病机制，而 ANCA 介导的中性粒细胞的活动可导致内皮损伤，两者共同的靶细胞就是内皮细胞。②活动性 AAV 患者及某些 TMA 都存在补体的异常活化。③中性粒细胞胞外捕网可能与 AAV 患者出现 TMA 有关。最终严重的 AAV 病灶可能是触发继发性 TMA 的另一个潜在因素。

2. 检验结果分析

患者入院后血常规中的 MCHC 出现进行性升高，需考虑检测误差或出现了红细胞凝集及脂血等情况。由于红细胞直方图显示主峰右侧出现异常大红细胞峰（图 10.1），因此首先考虑红细胞冷凝集。温浴后可以纠正，证实了冷凝集的发生。

根据患者血液病相关检查结果，可以初步排除淋巴相关肿瘤疾病引起的红细胞冷凝集。同时注意到患者感染新冠两月后肺部影像学仍提示间质性肺炎，而肺炎支原体就属于可引起冷凝集素显著升高和间质性肺炎的一类病原体。于是检验科主动加做了肺炎支原体 IgM 快速检测，结果为阳性，说明患者处于肺炎支原体感染急性期。该信息反馈给临床后，立马加用了阿奇霉素 500 mg qd 口服抗支原体。

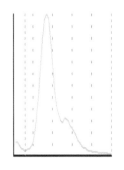

图 10.1　红细胞直方图

需要强调的是，对于 MCHC 复检条件的理解不能局限在国际血常规复检规则 41 条中。虽然复检规则把"MCHC ≥ 参考范围上限 20 g/L"作为触发条件，但不是只有在 MCHC 超过 370 g/L 或 380 g/L 才进行处理。因为无论 MCV 还是 MCHC，对某一个体来说都是相对比较稳定的参数，·在没有红细胞剧烈变化的情况下，短期内都不应该出现明显的波动。因此对于 MCV 以及 MCHC，需要将近期变化率纳入复检条件中。参考目前自动审核的规定，它们在一周内变化不应超过 5%，否则就应该分析原因。如果能充分认识到这一点，就可以更早发现冷凝集。

因血常规的血小板直方图出现翘尾以及仪器报警也提示了"血小板聚集"，于是进行了涂片复检。虽然没有看到血小板聚集，却发现外周血中出现了近 4% 的裂红细胞，这可能就是直方图翘尾的真正原因（图 10.2）。

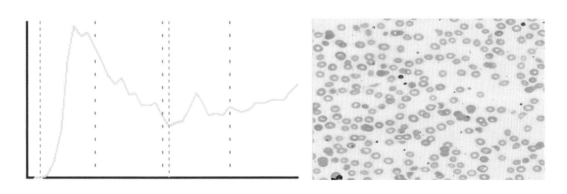

图 10.2　血小板直方图（左）和外周血涂片（右）

裂红细胞增多往往预示着 TMA 的发生，对于健康成人其比例 >1% 时即可作为形态学上的危急值，需要马上与临床进行沟通。本例患者血涂片中红细胞形态基本正常，其中散在典型的盔形红细胞，可以基本确认它们是来自机械性破坏，属于真正的裂红细胞。同时加做了网织红细胞计数，结果为 12.3%，且血清结合珠蛋白也是降低的，说明有溶血。进一步证实了 TMA 的存在，但 TMA 并不是单一疾病，包括溶血性尿毒症综合征、血栓性血小板减少性紫癜、恶性高血压、硬皮病肾危象、妊娠相关的肾脏损害、移植相关的肾脏损害等。鉴于TMA的发生机制复杂多样，因此要获得明确的具体诊断会比较困难。

知识拓展

裂红细胞是红细胞在循环时因外部机械作用破坏而生成的碎片，它的出现是诊断TMA的一个重要的形态学依据。国际血液学标准委员会（International Council for Standardization in Haematology，ICSH）相关指南指出，裂红细胞的数量需在血涂片最佳区域计数至少1000个红细胞，并以裂红细胞所占比例表示。同时对裂红细胞的形态做了规定，即"典型的裂红细胞体积常较完整的红细胞小，可以有尖角和边缘一侧呈笔直切缘的红细胞碎片、小新月形、盔形、有角红细胞（图10.3），常缺乏中央苍白区，可有不规则的三角形和尖锐突起"。此外，还有一类体积较小、深染的红细胞，类似于球形红细胞，但只有与上述红细胞同时出现时，才计数为裂红细胞。

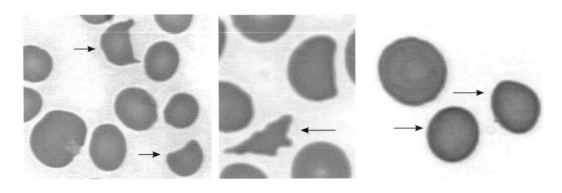

图 10.3　裂红细胞形态定义示意图

但是值得注意的是，除TMA外，在许多情况下都可以看到与形态学上与"裂红细胞"相似的红细胞碎片，比如遗传性或获得性疾病（如红细胞膜缺陷、地中海贫血、巨幼细胞性贫血、原发性骨髓纤维化和烧伤等），或人工心脏瓣膜、HELLP综合征、恶性高血压和肿瘤转移等。如果就诊时合并血小板减少症，则可称为假血栓性微血管病，这可能导致TMA的误诊。总之，裂红细胞的存在，即使合并严重的血小板减少症，也无法特异性识别TMA病例。此外，一些TMA病例的外周血中可能没有裂红细胞。裂红细胞出现强调需要与特定的实验室检查相结合并综合分析，例如血清LDH、胆红素、结合珠蛋白和网织红细胞计数。为了更好地发挥裂红细胞对TMA的诊断作用，ICSH指南给出了如图10.4所示的检查流程。

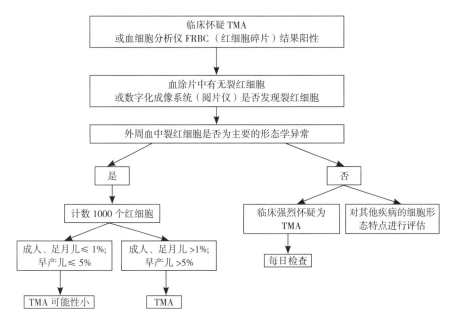

图 10.4　TMA 的诊断流程

案例总结

　　同样一份血常规报告，在临床看来就是贫血和血小板降低，但作为检验人员，看到的不仅是数字，还有更深层次的内容。通过这些隐藏信息为临床诊治提供依据，帮助他们缩短诊断鉴别时间。对疾病的探索不应永远都是"临床在前，检验在后"的过程。检验人员也可以发挥主观能动性，主动提示临床隐匿的诊断线索。检验和临床的合作更应该是一个双向奔赴的过程，当双方都朝着疾病真相前进时，疾病真相的浮现也将指日可待。

专家点评

　　TMA 是一种病理性病变，其临床特征是存在微血管病性溶血性贫血、血小板减少症和缺血性器官损伤。内皮损伤是 TMA 患者的一个核心特征。肾脏是最常见的损伤器官，其他损伤系统包括中枢神经系统、心血管系统、呼吸系统以及胃肠道系统。部分症状由多种病因引起，增加了病因诊断的难度。而 TMA 的早期诊断非常重要，及时启动针对性治疗可以改变临床转归。本病例引起患者 TMA 的可能病因包括单克隆免疫球蛋白血症以及 ANCA 相关性血管炎。本病例报告从血常规角度出发，结合临床特点，细致分析了检验结果的细节，全面分析了患者可能的病因以及发病机制，为 TMA 的诊断提供了独特的视角。

参考文献

［1］续薇，郝晓柯，崔巍，等.血液分析自动审核规则建立与验证的多中心研究［J］.中华检验医学杂志，2018，41（8）：601-607.

［2］ZINI G，d'ONOFRIO G，BRIGGS C，et al. ICSH recommendations for identification，diagnostic value，and quantitation of schistocytes［J］. Int J Lab Hematol，2012，34（2）：107-116.

［3］ZINI G，d'ONOFRIO G，ERBER W N，et al. 2021 update of the 2012 ICSH Recommendations for identification，diagnostic value，and quantitation of schistocytes：impact and revisions［J］. Int J Lab Hematol，2021，43（6）：1264-1271.

［4］刘霞，胡伟新.抗中性粒细胞胞质抗体相关性肾炎组织学分型的研究进展［J］.医学研究生学报，2017，30（10）：1092-1095.

［5］史玉泉，戚务芳.抗中性粒细胞胞浆抗体相关血管炎发病机制研究进展［J］.慢性病学杂志，2020，21（7）：1012-1016.

［6］CHEN S F，WANG H，HUANG Y M，et al. Clinicopathologic characteristics and outcomes of renal thrombotic microangiopathy in anti-neutrophil cytoplasmic autoantibody-associated glomerulonephritis［J］. Clin J Am Soc Nephrol，2015，10（5）：750-758.

11

儿童系统性红斑狼疮

作者：孙晓宇[1]，索涛莉[2]（山西省儿童医院，1 临床医学检验中心；2 血液科）

点评专家：赵锐（山西省儿童医院）

前 言

患儿，女，10 岁，因"头晕、乏力 5 天，间断鼻衄 3 天"为主要表现入院。查体：面色苍白，巩膜淡黄染，双侧颈部、腋窝可及黄豆大小肿大淋巴结，质软活动度可，无触痛，结合血常规贫血、血小板减少，故入院考虑贫血、血小板减少原因待查；患儿有冰红茶色尿，巩膜黄染，提示存在溶血，Evans 综合征不除外。

Evans 综合征是同时或相继发生自身免疫性溶血性贫血（autoimmune hemolytic anemia，AIHA）和免疫性血小板减少症（immune thrombocytopenia，ITP），和 / 或中性粒细胞减少。病因可分为原发性和继发性两类。Evans 综合征发病机制可见多种免疫调节异常，继发性 Evans 综合征与系统性自身免疫性疾病相关。

儿童系统性红斑狼疮（childhood systemic lupus erythematosus，cSLE）是一种侵犯多系统和多脏器的自身免疫性疾病，临床表现多样，首发症状各异。本患儿在入院后完善了相关检查，确诊其为系统性红斑狼疮并进行相应的治疗，在检验与临床的共同努力下，做到了早发现早治疗，目前病情稳定。

案例经过

患儿 5 天前无明显诱因出现头晕、乏力，伴有耳鸣、恶心，食欲差，家长自予服用"午时茶颗粒（1 袋 / 次，1 天 2 次）"3 天，症状无明显缓解，3 天前出现冰红茶色尿，伴有间断鼻衄，自行停服药物，起初鼻衄量不多，压迫可止血，1 天前再次出现鼻衄，约 2 小时，压迫止血效果差，就诊于当地医院，血常规示血小板计数明显降低，建议上级医院进一步诊治，遂于 2022 年 2 月 12 日就诊于我院门诊，考虑"贫血、血小板减少待查"收入血液科。入院后进一步完善相关检查，骨髓细胞形态学除外血液系统恶性疾病，血常规三系减低、血尿、蛋白尿病史，血压升高，直接抗人球蛋白试验阳性（2+），且有肾功能损害，补体 C3 明显降低，血沉增快，有多发性浆膜腔积液，存在多系统受累，结合抗核抗体 1：320，抗双链 DNA 抗体（抗 dsDNA）阳性，抗 nRNP 阳性（+）诊断系统性红斑狼疮。

案例分析

1. 检验案例分析

该患儿头晕、乏力 5 天，间断鼻衄 3 天，结合当地血常规贫血、血小板减少，故入院考虑贫血、血小板减少原因待查，患儿有冰红茶色尿，巩膜略黄染，提示存在溶血。入院完善相关检查，检查结果如下。

（1）血常规检查：白细胞 3.48×10^9/L ↓，分类大致正常；红细胞 2.33×10^{12}/L ↓；血红蛋白 70 g/L ↓；血小板 30×10^9/L ↓。显微镜下结果：红细胞大小不均，可见畸形红细胞、红细胞碎片；白细胞、血小板形态未见明显异常。

从血常规结果分析：红系和血小板减少，引起儿童红系和血小板减少的原因主要有巨幼细胞性贫血、白血病、骨髓增生异常综合征、自身免疫性疾病、其他疾病（溶血性尿毒综合征、严重肝病、噬血细胞综合征等）。显微镜下结果提示多种畸形红细胞、细胞碎片，主要见于非血栓性微血管病性贫血相关的遗传性或获得性红细胞疾病（如红细胞膜缺陷、地中海贫血、巨幼细胞性贫血、自身免疫性贫血等）。网织红细胞增多，多见于溶血性贫血、失血性贫血。

（2）尿常规检查：蛋白质 4+，隐血 3+，葡萄糖 ±。尿液显微镜检查：红细胞 33 个 /HP ↑，颗粒管型：1 个 /LPF ↑。

从尿常规结果分析：尿干化学检查蛋白 4+，隐血 3+，显微镜下可见红细胞和颗粒管型，考虑患儿肾脏受损。结合血常规两系减少，显微镜下可见破碎红细胞，患儿主诉有冰红茶色尿，考虑是否有血红蛋白尿。

（3）生化检查：尿素 14.4 mmol/L ↑，肌酐 107 μmol/L ↑，钾 6.32 mmol/L ↑，钙 1.98 mmol/L ↓，二氧化碳 16.3 mmol/L ↓，尿酸 468 μmol/L ↑，总蛋白 52 g/L ↓，白蛋白 31.6 g/L ↓，总胆红素 30.8 μmol/L ↑，直接胆红素 10.0 μmol/L ↑，乳酸脱氢酶 1476 U/L ↑，α-羟丁酸脱氢酶 1237 U/L ↑，余未见明显异常。

从生化检查结果分析：尿素、肌酐增高提示患儿肾功能受损；钾 6.32 mmol/L ↑，钙 1.98 mmol/L ↓，二氧化碳 16.3 mmol/L ↓，提示水电解质、酸碱紊乱，与肾功能受损有关。肝酶结果基本正常，排除肝脏疾病引起的血白蛋白降低。总蛋白、白蛋白结果降低，结合尿常规结果（蛋白质 4+），提示与尿蛋白丢失有关。总胆红素升高，结合患者血红蛋白降低，考虑溶血性黄疸。乳酸脱氢酶、α - 羟丁酸脱氢酶结果大于 1000 U/L，考虑心肌受损。

（4）骨髓检查：骨髓增生明显活跃，G ∶ E=0.6 ∶ 1，粒系 29.6%，中幼以下阶段部分粒细胞浆内颗粒粗大或减少，部分可见空泡，可见类巨变、核浆发育不平衡。红系占 49.6%，以中晚幼红为主，可见畸形红细胞。淋巴细胞占 20%，以成淋为主；巨核细胞 155 个（图 11.1）。

图 11.1 骨髓涂片

结合骨髓检查结果分析：未见原始细胞，排除白血病；骨髓增生明显活跃，排除再生障碍性贫血；未见病态造血细胞，排除骨髓增生异常综合征；红系各阶段均未见巨幼样变，结合血常规 MCV 正常，排除巨幼细胞性贫血。

（5）骨髓免疫分型：淋巴细胞 L 群约占有核细胞的 4.4%，B 祖细胞 J 群约占有核细胞的 1.5%，单核细胞 M 群约占有核细胞的 2.2%，粒细胞 G 群占有核细胞的 55.4%，嗜酸性粒细胞 E 群约占有核细胞的 0.9%，有核红细胞 H 群约占有核细胞的 33.0%，原始细胞 B 群约占有核细胞的 0.3%。

骨髓免疫分型结果分析：未见异常原始细胞，与骨髓形态学结果一致。

（6）溶贫 7 项检查：红细胞渗透脆性实验正常；葡萄糖 6- 磷酸脱氢酶正常；直接抗人球蛋白试验阳性（＋）；血浆游离血红蛋白测定 626.99 mg/L ↑；触珠蛋白正常；血红蛋白 A 正常；血红蛋白 F 正常；血红蛋白 A2 正常；其他变异血红蛋白未见；血红蛋白 H 包涵体检测未见。

溶贫 7 项检查结果分析：通过直接抗人球蛋白试验、血浆游离血红蛋白测定阳性结果，考虑患者为自身免疫性溶血性贫血；葡萄糖 6- 磷酸脱氢酶、红细胞渗透脆性实验、触珠蛋白、血红蛋白 A、血红蛋白 F、血红蛋白 A2 等阴性结果，进一步排除葡萄糖 6- 磷酸脱氢酶缺乏导致的红细胞破坏和地中海贫血。

（7）抗核抗体谱检测、类风湿标志物检测、抗血管炎筛查检查：抗核抗体（ANA）1：320颗粒型（+），抗nRNP阳性（+），抗双链DNA抗体（抗dsDNA）阳性（+）。

结果分析：抗双链DNA抗体（抗dsDNA）阳性（+）见于活动期SLE，另外其他风湿病中也可阳性；抗核抗体（ANA）1：320颗粒型（+）高度提示自身免疫性疾病，滴度越高，与自身免疫性疾病的相关性越大，主要见于结缔组织病，如系统性红斑狼疮、皮肌炎等；抗nRNP阳性（+）见于狼疮肾炎、干燥综合征、多发性肌炎或皮肌炎。

2. 临床案例分析

据患儿血尿，蛋白尿病史，血压升高，查体面色苍白，巩膜淡黄染，化验全血细胞减少，直接抗人球蛋白试验阳性（2+），尿常规尿蛋白4+，红细胞计数升高，且有肾功能损害，低蛋白血症，补体C3明显降低，血沉增快，有多发性浆膜腔积液，存在多系统受累，结合抗核抗体1：320颗粒型（+），抗双链DNA抗体（抗dsDNA）阳性（+），抗nRNP阳性（+），诊断系统性红斑狼疮。据患儿诊断系统性红斑狼疮，化验提示血尿，大量蛋白尿，肾功能异常，诊断狼疮肾炎。

儿童系统性红斑狼疮治疗强调达标治疗理念，需考虑三方面目标：①控制患儿生活质量；②减少疾病活动造成的脏器损害；③降低复发率和远期死亡率。该患儿体重36 kg，初予以甲泼尼龙琥珀酸钠冲击治疗（每次5 mg，q12h，3天），后减量甲泼尼龙24 mg，q12h序贯治疗，并予以静注人免疫球蛋白（7.5 g/d，连用5天），同时予以降压、利尿、补钙、止血、纠正贫血等综合治疗，共10天，患儿水肿明显好转，无肉眼血尿，无发热、咳嗽、喘息，仍有泡沫尿，血压仍高，家长要求出院，随访患儿至北京协和医院进一步治疗并行血浆置换，目前病情稳定。

知识拓展

系统性红斑狼疮是临床表现多样可累及多系统的自身免疫性疾病，是儿童常见的风湿免疫性疾病之一。cSLE定义为18岁前发病，其临床特点为多系统、多器官损害，临床表现多样，首发症状各异。少数病例呈急性起病，大部分患儿为亚急性起病，与成人相比，儿童更易出现肾脏、血液及神经系统受累，与疾病相关的致残和致死率更高。

cSLE发病机制是遗传、免疫调节、种族和环境因素相互作用的结果，其中遗传因素在狼疮发病中起重要作用。近年来报道发现早发型狼疮（5岁之前起病）患儿在cSLE中的比例为3.9%~5.0%，这类患儿与单基因突变关系密切，推动了对狼疮机制的进一步认识。已知SLE的单基因突变可包括以下4类突变：①补体因子；②参与核酸内源性代谢的酶［细胞外脱氧核糖核酸酶（DNase）］；③直接参与干扰素（IFN）I型途径的蛋白；

④参与调节 B 和 T 淋巴细胞自我耐受的因子，已发现的基因有 TREX1、DNASE1L3、SAMHD1、RNASEH2ABC、ADAR1、IFIH1、ISG15、ACP5、TMEM173、PRKCD、RAG2 等。

2019 年 EULAR/ACR SLE 诊断标准如表 11.1 所示。

表 11.1　EULAR/ACR SLE 诊断标准

临床领域或标准	定义	权重
全身状况	发热 >38.3 ℃	2 分
血液系统	白细胞减少症 <4000/mm³	3 分
	血小板减少症 <100000/mm³	4 分
	溶血性贫血	4 分
神经系统	谵妄（意识改变或唤醒水平下降，和症状发展时间数小时至 2 天内，一天内症状起伏波动，认知力急性或亚急性改变，或习惯、情绪改变）	2 分
	精神异常（无洞察力的妄想或幻觉，但没有精神错乱）	3 分
	癫痫（癫痫大发作或部分 / 病灶性发作）	5 分
皮肤黏膜	非瘢痕性脱发	2 分
	口腔溃疡	2 分
	亚急性皮肤狼疮	4 分
	急性皮肤狼疮	6 分
浆膜腔	胸腔积液或心包积液	5 分
	急性心包炎	6 分
肌肉骨骼	关节受累（≥ 2 个关节滑膜炎或 ≥ 2 个关节压痛 + ≥ 30 分钟的晨僵）	6 分
肾脏	蛋白尿 >0.5 g/24 h	4 分
	肾活检：Ⅱ 或 V 型 LN	8 分
	肾活检：Ⅲ 或 Ⅳ 型 LN	10 分
抗磷脂抗体	抗心磷脂抗体 IgG>40 GPL 单位或抗 β2 GP1　IgG>40 单位或狼疮抗凝物阳性	2 分
补体	低 C3 或低 C4	3 分
	低 C3 和低 C4	4 分
特异抗体	抗 dsDNA 阳性或抗 Sm 阳性	6 分

注：如果计分标准可以被其他比 SLE 更符合的疾病解释，该计分标准不计分；标准至少一次出现就足够；SLE 分类标准要求至少包括 1 条临床分类标准以及总分 ≥ 10 分可诊断；所有的标准，不需要同时发生；在每个记分项，只计算最高分。新标准的验证队列研究中，新标准的敏感度为 96.1%，特异性为 93.4%，敏感度和特异度均较 1997 ACR 诊断标准及 2012 年国际协作诊断标准有所提高。

狼疮肾炎是系统性红斑狼疮引起的肾损害，主要表现为血尿、蛋白尿、水肿、高血压和肾功能不全。美国风湿病学会关于狼疮肾炎的筛查、诊断和治疗指南对狼疮肾炎的定义是诊断狼疮肾炎最可靠的标准，包括：①单次 UPCR>500 mg/g，可代替 24 小时尿蛋白定量；②活动性尿沉渣（排除感染情况下尿红细胞 >5 个每高倍镜或尿白细胞 >5 个每高倍镜，或红细胞管型、白细胞管型）；③肾组织活检显示符合狼疮肾炎病理改变的免疫复合物肾小球肾炎。

案例总结

从检验角度总结，本病例红系和血小板两系减少，显微镜下可见畸形红细胞和裂红细胞，同时伴有血尿、蛋白尿，尿素、肌酐升高。通过骨髓形态学、免疫分型、溶血性贫血 7 项、抗核抗体谱检测、类风湿标志物检测、抗血管炎筛查检查，逐步排查可引起红系和血小板两系减少的病因（巨幼细胞性贫血、白血病、骨髓增生异常综合征、自身免疫性疾病、溶血性尿毒综合征、严重肝病、噬血细胞综合征等）：①结合患者血常规、纤维蛋白原、铁蛋白、甘油三酯、无发热、肝脾肿大等临床体征，首先排除噬血细胞综合征；②根据肝肾功能结果，排除严重肝病的可能；③通过骨髓形态学、免疫分型排除巨幼细胞性贫血、白血病、骨髓增生异常综合征；④根据抗核抗体（ANA）1 ∶ 320 颗粒型（＋）、抗 nRNP 阳性（＋）、抗双链 DNA 抗体（抗 dsDNA）阳性（＋）、直接抗人球蛋白试验阳性（＋）结果，考虑患者为自身免疫性疾病系统性红斑狼疮；⑤结合患者尿蛋白 4+、隐血 3+、红细胞 33 个 /HP、颗粒管型 1 个 /LPF、尿素 14.4 mmol/L、肌酐 107 μmol/L 考虑患儿狼疮肾炎。

从临床角度出发，患者头晕、乏力 5 天，间断鼻衄 3 天，贫血貌，双侧颈部、腋窝可及黄豆大小肿大淋巴结，质软活动度可，无触痛，结合血常规贫血、血小板减少，冰红茶色尿，巩膜略黄染，入院考虑 Evans 综合征。通过一系列实验室检查，确诊为系统性红斑狼疮，继而引发狼疮肾炎。本病例发病以血液系统受累为首发表现，对于以血液系统表现如 Evans 综合征起病患儿，需注意早期 SLE 的可能。

两系减少的患者病因较多且复杂，本案例患者系统性红斑狼疮临床体征并不典型。检验工作人员从检验角度经过分析和思考，通过建议性报告，积极与临床沟通，并快速出具准确可靠的检验报告，为临床寻找病因，做到早诊断早治疗，提供了帮助。

专家点评

系统性红斑狼疮是一种严重的可累及多脏器的自身免疫性疾病，临床表现各异，儿童与成人相似，但发病率及病死率高于成人，因此早期诊断和治疗十分重要。

本案例患儿头晕、乏力 5 天、间断鼻衄 3 天入院，临床表现无发热、皮肤黏膜、肌肉骨骼等特异 SLE 症状。血常规检查提示红系和血小板减少，两系减少病因复杂。实验室在显微镜下形态中报告可见多种畸形红细胞、细胞碎片，提示临床注意非血栓性微血管病性贫血（TMA）相关的遗传性或获得性红细胞疾病（如红细胞膜缺陷、地中海贫血、巨幼细胞性贫血、自身免疫性贫血等），为临床下一步明确诊断提供指导方向。

　　本案例检验人员与临床紧密联系，密切跟踪查看患者诊治进展，通过对检验结果的层层分析和与临床医生的病情交流，深入梳理和掌握了两系减少的病因，为检验与临床更高层次的交流和对话奠定了良好的基础。

参考文献

［1］AGGARWAL A，SRIVASTAVA P. Childhood onset systemic lupus erythema-tosus：how is it different from adult SLE？［J］. Int J Rheum Dis，2015，18（2）：182-191.

［2］RODERO M P，CROW Y J. Type I interferon-mediated monogenic autoinflam- mation：the type I interferonopathies，a conceptual overview［J］. J Exp Med，2016，213（12）：2527-2538.

［3］ALEXANDER T，HEDRICH C M. Systemic lupus erythematosus-are children miniature adults？［J］. Clin Immunol，2022，234：108907.

［4］KAUL A，GORDON C，CROW M K，et al. Systemic lupus erythematosus［J］. Nat Rev Dis Primers，2016，2：16039.

［5］GIANI T，SMITH E M，AL-ABADI E，et al. Neuropsychiatric involvement in juvenile-onset systemic lupus erythematosus：data from the UK Juvenile-onset systemic lupus erythematosus cohort study［J］. Lupus，2021，30（12）：1955-1965.

［6］LUBE G E，FERRIANI M P，CAMPOS L M，et al. Evans syndrome at childhood-onset systemic lupus erythematosus diagnosis：a large multicenter study［J］. Pediatr Blood Cancer，2016，63（7）：1238-1243.

［7］中华医学会儿科学分会风湿病学组，中国医师协会风湿免疫科医师分会儿科学组，海峡两岸医药卫生交流协会风湿免疫病学专业委员会儿童学组，等. 儿童系统性红斑狼疮临床诊断与治疗专家共识（2022版）［J］. 中华实用儿科临床杂志，2022，37（9）：641-652.

［8］曾月，吴玉斌. 儿童系统性红斑狼疮治疗进展［J］. 中华实用儿科临床杂志，2021，36（10）：797-800.

［9］张辉，杨念生，鲁静，等. 狼疮肾炎诊疗规范［J］. 中华内科杂志，2021，60（9）：784-790.

［10］MICHEL M. Adult Evans' Syndrome［J］. Hematol Oncol Clin North Am，2022，36（2）：381-392.

［11］DHINGRA K K，JAIN D，MANDAL S，et al. Evans syndrome：a study of six cases with review of literature［J］. Hematology，2008，13（6）：356-360.

12

临床症状不典型的侵袭性 NK 细胞白血病

作者：张静[1]，王聪[2]（西安国际医学中心医院，1 检验科；2 血液科）
点评专家：邢延芳（西安国际医学中心）

前　言

　　患者，中年男性，于 2022 年 4 月 18 日因消化道症状先就诊于我院消化诊区，后因糖尿病血糖控制不佳收入内分泌科。内分泌科就诊期间查血常规，血小板低至危急值。检验科从一开始推片镜检未见幼稚细胞，到三天后推片发现幼稚粒细胞、晚幼红细胞，及时将镜检结果报告临床，并建议血液科会诊。因患者有头痛头晕病史，后续转入神经内科，并及时进行骨髓检查、流式检测、免疫分型等得到确诊和治疗。

　　对于血液系统疾病来说，临床主要依赖于检验科的形态学、细胞免疫表型以及染色体分析等报告进行综合诊断，这体现了检验在临床诊疗中的价值，在检验与临床的沟通和有效合作基础上，才能更好地为患者服务。

案例经过

　　患者，中年男性，于 2022 年 4 月 18 日无明显诱因出现声音嘶哑，饮水呛咳，吞咽困难呈持续性，伴反酸、烧心、头痛、头晕，门诊以 "2 型糖尿病，高血压，血小板减低原因待查" 收住内分泌科。

　　查体：轻度贫血貌，全身皮肤黏膜无黄染、皮疹及出血点，全身浅表淋巴结不大，牙龈无肿胀、胸骨无压痛，双侧扁桃体无肿大。

　　就诊诊断：①2 型糖尿病；②高血压病 3 级（极高危）；③心律失常；④脂肪肝；⑤颈动脉粥样硬化斑块形成。

　　入院后完善相关检查：①心电图：窦性心律。②抗核抗体谱：全阴性。③血常规：

红细胞 5.12×10^{12}/L，血红蛋白 150 g/L，平均红细胞体积 84.5 fL，红细胞分布宽度变异系数 13.4%，白细胞 6.01×10^9/L，淋巴细胞 29.8%，血小板 47×10^9/L。④尿常规：葡萄糖 3+ ↑，尿蛋白 1+ ↑。⑤生化检查：GLU 14.31 mmol/L，HAIC 8.06% ↑，LDH 327 U/L ↑，HBDH 254 U/L ↑，CK 31.0 U/L ↓，HDL-C 0.48 mmol/L ↓，ALBU 25.9 mg/L ↑。⑥血气分析：PO$_2$ 63.00 mmHg ↓，SO$_2$ 92.13% ↓。

PET-CT 结果回报：①全身骨骼弥漫性葡萄糖代谢增高，其中右侧第 4 前肋骨质破坏并周围软组织肿胀；脾脏体积增大并葡萄糖代谢增高，以上考虑血液系统疾病。②双侧下颌、腋窝多发轻度肿大淋巴结，葡萄糖代谢增高，多考虑良性病变。③双肺未见明显异常代谢；考虑冠状动脉及主动脉硬化。④脂肪肝；胰腺、胆囊及双肾未见明显异常。⑤左侧筛窦、蝶窦及上颌窦炎症；颅内未见异常代谢灶。

案例分析

1. 检验案例分析

2022 年 4 月 18 日查血常规（图 12.1）：WBC 6.68×10^9/L，中性粒细胞百分数 62%，淋巴百分数 29.5%，RBC 5.20×10^{12}/L，Hb 151 g/L，PLT 55×10^9/L。散点图示中性粒细胞上方出现少量异常散点，报警信息也提示白细胞散点图异常幼稚粒细胞存在，考虑核左移？血小板凝集？

序号	项目	数据	单位
1	WBC	6.68	10^9/L
2	RBC	5.20	10^{12}/L
3	Hb	151	g/L
4	HCT	42.6	%
5	MCV	81.9	fL
6	MCH	29.0	pg
7	MCHC	35.4	g/dL
8	PLT	55	10^9/L
9	NEUT%	62.0	%
10	LYMPH%	29.5	%

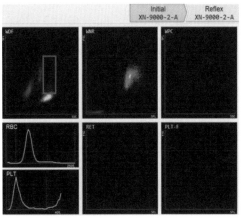

图 12.1 2022 年 4 月 18 日血常规结果

2022 年 4 月 18 日推片镜检示（图 12.2）：未见异常细胞，可见异型淋巴细胞，镜检与阅片机符合（血小板翘尾现象是由于大血小板存在）。

2022 年 4 月 21 日复查血常规（图 12.3）：WBC 7.13×10^9/L，中性粒细胞百分比 60.6%，淋巴细胞百分比 30.4%，RBC 5.33×10^{12}/L，Hb 154 g/L，血小板 39×10^9/L。

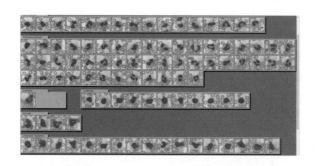

图 12.2　2022 年 4 月 18 日推片镜检结果

序号	项目	数据	单位
1	WBC	7.13	$10^9/L$
2	RBC	5.33	$10^{12}/L$
3	Hb	154	g/L
4	HCT	43.7	%
5	MCV	82.0	fL
6	MCH	28.9	pg
7	MCHC	35.2	g/dL
8	PLT	39	$10^9/L$
9	NEUT%	60.6	%
10	LYMPH%	30.4	%

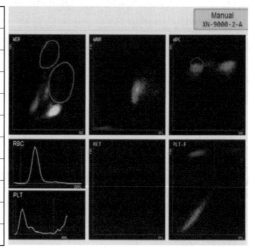

图 12.3　2022 年 4 月 21 日血常规结果

散点图示除中性粒细胞上方出现少量异常散点外，单核细胞区域上方也出现极少量异常散点，报警信息提示异常幼稚粒细胞存在，考虑异常淋巴？核左移？血小板凝集？

2022 年 4 月 21 日推片镜检示（图 12.4）：镜检见幼稚粒细胞、晚幼红细胞、异型淋巴细胞；立即通知临床，建议血液科会诊（血小板翘尾现象仍是由于大血小板存在）。

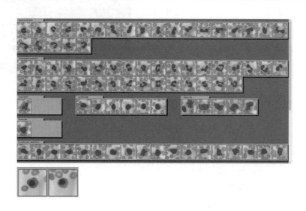

图 12.4　2022 年 4 月 21 日推片镜检结果

由于患者有头痛、头晕病史，于 2022 年 4 月 24 日转入神经内科继续就诊。脑脊液相关检查：脑脊液总蛋白 1571 mg/L ↑，乳酸 3.24 mmol/L，脑脊液蛋白定性阳性（＋），脑脊液白细胞 240×10⁶/L，脑脊液结核相关检测全阴性。查看患者其他实验室检查：EB-DNA 2.71×10⁵ IU/mL ↑；铁蛋白 1946 μg/L ↑；血液科会诊后完善外周血涂片及骨髓检查（图 12.5、图 12.6）。骨髓穿刺结果提示骨髓增生极度活跃，异常淋巴细胞占比 80.2%。形态学加骨髓形态分析提示淋巴系统血液病可能性大，需根据患者流式免疫分析等结果综合诊断。

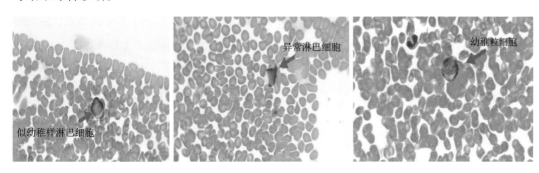

图 12.5　2022 年 4 月 24 日外周血涂片（瑞氏 - 吉姆萨染色 1000×）

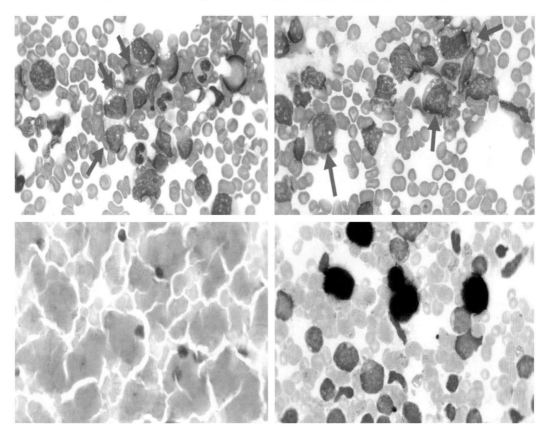

图 12.6　2022 年 4 月 26 日骨髓涂片（POX 及 PAS 染色）

2. 临床案例分析

针对患者声音嘶哑、低沉，吞咽困难，头痛头晕，目前暂不排除中枢神经系统血液疾病，完善腰椎穿刺，脑脊液细胞形态学提示有核细胞不少，异型淋巴细胞为主占96.0%，继续完善脑脊液免疫分型明确诊断，完善全身PET-CT评估肿瘤代谢情况，同时骨髓免疫分型检查。

骨髓细胞形态学：骨髓增生极度活跃，异常淋巴细胞占80.2%。

骨髓流式细胞术白血病免疫分型：在CD45/SSC点图上设门分析，p3（红色）细胞群占有核细胞的比例为64.0%；表达CD8、CD56、CD2、CD94，弱表达CD38，不表达CD34、CD3、CD4、CD5、CD7、CD103、CD57、CD158a、CD158b、CD158e、CD161、CD16、TCR-alpha/bate、TCR-gamma/delta、CD20、CD10、CD19、CD22、CD103、Kappa、Lambda、CD23、CD64、CD33、CD14、CD13、CD11b，考虑为异常表型的NK细胞。

脑脊液流式细胞术白血病免疫分型：在CD45/SSC点图上设门分析，p3（红色）细胞群占有核细胞的比例为94.0%，表达CD8、CD56、CD38，不表达CD3、CD4、CD5、CD7、CD57、CD10、CD20、CD19，考虑为NK细胞表型。

根据患者病史、阳性体征及相关辅助检查目前可明确诊断：①侵袭性NK细胞白血病（ANKL）；②中枢神经系统白血病。

ANKL是一种少见类型的恶性淋巴细胞增殖性疾病，临床过程中普遍以恶性NK细胞浸润和侵袭为特点，病程短，病情进展迅速，主要侵犯骨髓、外周血、肝脏、脾脏和淋巴结等，合并噬血细胞增多症（HPS）、弥漫性血管内凝血（DIC），最终导致多脏器功能衰竭。大量研究表明，ANKL与EB病毒感染相关，治疗过程中对多种化疗方案反应不佳，中位生存期一般短于1年，多为2个月。患者骨髓片中最终找到嗜血细胞（图12.7）。

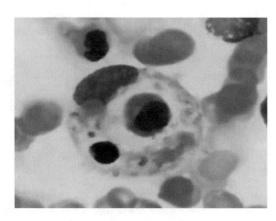

图 12.7　嗜血细胞

患者噬血细胞综合征（HLH）相关实验室支持证据：①血细胞减少（PLT 22×10^9~63×10^9/L）；②高 TG 血症和低 FIB 血症（TG ≥ 3 mmol/L，FIB<1.4 g/L）；③ SF ≥ 500 mg/L（SF 1946 mg/L）；④ NK 细胞活性减低或缺失（1.6%）；⑤骨髓片中找到噬血细胞。

知识拓展

侵袭性 NK 细胞白血病（ANKL）是一种与 EB 病毒感染密切相关的 NK 细胞恶性增殖性疾病，表现为多系统、多器官受累，其诊断主要依据患者的临床表现、细胞形态学、遗传学及免疫学特点等综合考虑。

（1）临床表现：起病急，常呈爆发性，表现为不明原因高热、乏力、腹胀、黄疸，肝脾、全身淋巴结肿大和多器官功能衰竭，易合并噬血细胞综合征。

（2）常规检查：分类可见异常淋巴细胞增多、贫血及 PLT 减少，LDH、FERR 显著增高，肝功能、凝血异常等，外周血 EBV-DNA 阳性。

（3）骨髓检查：骨髓及外周血涂片中存在成熟或不成熟的大颗粒淋巴细胞，骨髓病理呈弥漫性或片状浸润，EBER+（见于约 90% 病例）。部分患者外周血和骨髓肿瘤细胞比例较低，需要仔细观察。

（4）免疫表型：①表型 CD2+、CD3/cCD3+、CD56+、细胞毒分子 +，CD16、CD57 通常阴性。② ANKL 患者流式 Ki-67 抗原平均表达水平为 60%，反应性 NK 细胞多 ≤ 20%。

（5）分子生物学：TCR 重排阴性。

噬血细胞综合征（HLH）是一种进展性的、失控的免疫异常激活及组织损伤综合征，患者的临床表现具有广泛多样性，呈现（亚）急性病程，常表现为反复发热，血细胞减低以及肝脾、淋巴结肿大。目前，国内外公认的 HLH-2004 诊断标准：①家族性病史，或已知的基因缺陷。②临床和实验室标准（符合下列八项中五项，可诊断）：a. 发热超过 1 周，热峰 ≥ 38.5 ℃；b. 脾肿大；c. 血细胞减少，累及 ≥ 2 个细胞系：Hb<90 g/L，婴儿（<4 周）Hb<100 g/L；PLT<100×10^9/L；NE<1×10^9/L；d. 高 TG 血症和 / 或低 FIB 血症：禁食后 TG ≥ 3 mmol/L，FIB<1.5 g/L；e.SF ≥ 500 mg/L；f.sCD 25 ≥ 2400 U/mL；g.NK 细胞活性降低或缺失；h. 骨髓、中枢神经系统或淋巴结中噬血细胞增生。

案例总结

引起血小板减低的疾病很多，需要注意的是鉴别诊断。在血常规报告的备注栏中明确备注：查见幼稚粒细胞，有核红细胞，建议血液科会诊，完善骨髓穿刺、流式等明确诊断！血常规报告的备注栏，起到与临床沟通的效果，可给予临床有效建议。通过此病例可看出，在检验实验设备自动化、信息化的今天，对形态学的识别仍然不能放弃。从血常规的变化，可知细胞的数量发生了变化，但形态是否异常，则需要进一步镜检识别，只有对细胞的数量、形态变化的综合分析和鉴别诊断，才能对血液系统疾病做出正确的诊断，为临床提供有效的诊疗建议。

通过骨髓穿刺、流式、免疫分型等检查，疾病初期即可在短时间内诊断明确。侵袭性 NK 细胞白血病为罕见病，前期治疗效果好。该病治疗目前无标准临床指南，多参考 NK/T 细胞淋巴瘤治疗方案，患者前期经 4 疗程治疗后原发病达完全缓解（CR）状态，治疗效果良好；根据相关文献侵袭性 NK 细胞白血病在前期治疗达 CR 状态后建议行异基因造血干细胞移植治疗，但因患者无合适亲缘性供者，中华骨髓配型库亦暂未找到合适供者，多次与家属沟通，强化治疗后予自体造血干细胞支持治疗，待后期找到合适供者再行异基因造血干细胞移植治疗。

专家点评

本案例 ANKL 是一种少见类型的恶性淋巴细胞增殖性疾病，临床过程中普遍以恶性 NK 细胞浸润和侵袭为特点，病程短，病情进展迅速，主要侵犯骨髓、外周血、肝脏、脾脏和淋巴结等，合并噬血细胞增多症（HPS）、弥漫性血管内凝血（DIC），最终导致多脏器功能衰竭。大量研究表明，ANKL 与 EB 病毒感染相关，治疗过程中对多种化疗方案反应不佳，中位生存期一般短于 1 年，多为 2 个月。因此及时发现、及时诊断、及时治疗尤为重要。

本案例凸显了形态学、骨髓涂片、流式细胞学等在血液肿瘤相关疾病中的诊断价值，因其具有敏感度高、特异性强、报告周期快的优点，在鉴别疾病的良、恶性肿瘤的系别和细胞的克隆性方面具有很大优势，在协助血液相关肿瘤早期诊断中发挥重要作用，可以与骨髓活检结果相互补充，取长补短，为临床全面而准确的诊断提供帮助。

参考文献

［1］ MAKITA S，TOBINAI K. Clinical features and current optimal management of natural killer/ T-cell lymphoma［J］. Hematol Oncol ClinNorth Am，2017，31（2）：239-253.

［2］ 王昭，王天有. 噬血细胞综合征诊治中国专家共识［J］. 中华医学杂志，2018，98（2）：91-95.

［3］ RAJENDRAN A，SHERIF A A，DIVAKA R A，et al. Triple threat：pregnancy，SLE，EBVas potential triggers in secondary hemophagocytic lymphohistiocytosis［J］. Int J Res Med Sci，2017，5（8）：3758.

13

黑热病继发噬血细胞综合征

作者：李艳[1]，杨栋梁[1]，杨晋荣[1]，段云茹[2]（临汾职业技术学院第一附属医院，1检验科；2血液科）

点评专家：李慧琴（临汾职业技术学院第一附属医院）

前　言

　　患者主诉寒战、发热 15 天入院，最高体温 39.8 ℃，多种抗感染治疗无效。血常规示全血细胞减少，骨髓涂片可见噬血现象，结合患者铁蛋白升高、可溶性白细胞介素 -2 受体（sCD25）升高，初步诊断噬血细胞综合征。经 94 方案联合芦可替尼治疗好转。复查骨髓涂片可见杜氏利什曼原虫；血清杜氏利什曼原虫抗体（抗 -rK39）阳性；DNA- 病原微生物基因组检测检出杜氏利什曼原虫。确诊黑热病，应用葡萄糖酸锑钠治疗好转，血常规恢复正常。

案例经过

　　患者，女，26 岁，于 2022 年 4 月 8 日受凉后出现发热，最高体温 39.8 ℃，伴头痛，食欲不振。当地医院查血常规示全血细胞减少，抗感染一周多，仍反复发热，并伴有全身乏力、畏寒、寒战、食欲不振、尿烧灼感。于 2022 年 4 月 22 日入住本院，无咳嗽咳痰、腹痛、腹泻、关节疼痛、口腔溃疡、光过敏等症状，夜休好，精神差，体重未见明显变化。

　　入院查体：体温 38.2 ℃，脉搏 138 次 / 分，呼吸 23 次 / 分，贫血貌，双侧颌下淋巴结肿大，黄豆大小，质中，活动，无压痛，双侧扁桃体 I° 肿大，双侧输尿管点压痛阳性，肝脾肋下未触及。

　　实验室检查结果：血常规示 WBC 3.41×10^9/L ↓，中性粒细胞百分比 70.9% ↓，Hb 87 g/L ↓，PLT 43×10^9/L ↓；CRP 101.08 mg/L ↑；PCT 0.86 ng/mL ↑；ESR 108 mm/h ↑；FER 6794.8 ng/mL ↑；GLO 45.36 g/L ↑；LDH 873 U/L ↑；RF 30.30 IU/mL ↑；D- 二

聚体 55839 ng/mL↑，FDP 377.13 μg/mL↑，余无明显异常。两次血培养阴性，真菌、结核、布氏杆菌等病原体相关检测指标均阴性；EBV、CMV 等病毒检测均为阴性；风湿免疫性抗体均阴性。

腹部彩超：脂肪肝、脾大（15.8 cm×4.8 cm），脾静脉增宽（宽约 1.5 cm），胆、胰、双肾未见异常。

2022 年 4 月 26 日骨髓检验结果回报：增生活跃骨髓象，可见噬血现象，铁染色示内铁减低。复查血常规：WBC 1.04×10⁹/L↓、中性粒细胞 0.57×10⁹/L↓，Hb 67.20 g/L↓，PLT 33×10⁹/L↓；IL-6 131.49 pg/mL↑；IL-10 33.99 pg/mL↑；IFN-γ 93 pg/mL↑；sCD25 22567 pg/mL↑。

结合患者症状、体征及辅助检查结果，确诊为噬血细胞综合征。给予 94 方案联合芦可替尼诱导治疗。3 天后体温恢复正常。1 周后复查 CRP 36.93 mg/L；PCT 0.27 ng/mL；ESR 96 mm/h；D- 二聚体 3511 ng/mL，FDP 26.91 μg/mL。症状较前好转，暂停抗感染治疗，继续完成化疗。

2 周后复查血常规：WBC 2.18×10⁹/L，中性粒细胞 0.95×10⁹/L，Hb 56 g/L，PLT 65×10⁹/L。骨髓涂片回报：增生活跃骨髓象，偶见组织吞噬细胞，可见杜氏利什曼原虫；后外周血杜氏利什曼原虫抗体（抗 -rK39）阳性；DNA- 病原微生物宏基因组检测检出杜氏利什曼原虫，序列数 12，相对丰度 27.91%。黑热病得以确诊，应用葡萄糖酸锑钠治疗 10 天好转，血常规示 WBC 3.9×10⁹/L，中性粒细胞 2.4×10⁹/L，Hb 113 g/L，PLT 179×10⁹/L。

案例分析

1. 临床案例分析

患者表现为寒战、发热，病程 15 天，并有泌尿系症状，多次查血常规示全血细胞减少，院外抗感染治疗效果差。入院查体双侧扁桃体Ⅰ°肿大，双侧输尿管点压痛阳性。

引起发热的原因分为感染性发热和非感染性发热，临床以感染性发热多见，其中病原体以细菌多见，其次为病毒、支原体、立克次体、真菌及寄生虫等；非感染性发热可以分为吸收热（包括机械损伤、恶性血液病、血栓栓塞性疾病）、变态反应性发热及中枢性发热等。

结合该患者情况，首先考虑感染性发热可能性大，但经广谱抗生素治疗效果差，结合辅助检查提示全血细胞减少、脾大、铁蛋白明显升高、凝血功能异常，考虑噬血细胞综合征可能，同时不排除恶性血液病。完善骨髓检查，实验室回报骨髓涂片中可见明显噬血现象。根据《中国噬血细胞综合征诊治指南》：①患者反复发热，体温 >38.5 ℃，

持续 >7 天；②脾大；③血细胞减少：血红蛋白 <90 g/L，血小板 <100× 10^9/L；④血清铁蛋白升高（>500 μg/L）；⑤骨髓中可见明显噬血现象。噬血细胞综合征诊断明确，随之 sCD25、NK 细胞活性结果回报支持该诊断。噬血细胞综合征是危及生命的炎症风暴，但其背后原因才是诊治难点。

噬血细胞综合征（HLH）是一种遗传性或获得性免疫调节功能异常导致的淋巴细胞、单核细胞和巨噬细胞异常激活、增殖和分泌大量炎性细胞因子引起的过度炎症反应综合征。HLH 分为原发性和继发性，原发性包括家族性 HLH、免疫缺陷综合征相关 HLH、X 连锁淋巴增生性 HLH、EB 病毒驱动型 HLH；继发性 HLH 多由血液系统恶性肿瘤、风湿免疫性疾病、感染相关导致。

该患者影像学及骨髓等检查均未见明显肿瘤、恶性血液病征象，相关病毒检测均为阴性；风湿免疫性抗体均阴性。经 94 方案联合芦可替尼治疗 2 周，体温控制，但血细胞未恢复，隐藏在 HLH 背后的原发病仍不明确。复查骨髓涂片可见杜氏利什曼原虫，考虑黑热病感染，完善 rK39 抗体、DNA- 病原微生物宏基因组检测均支持。后患者经葡萄糖酸锑钠治疗后体温控制正常，血象恢复正常。

2. 检验案例分析

本案例患者持续发热多天，WBC、Hb、PLT 减少；CRP、PCT、ESR 等感染指标升高，考虑感染性发热或血液病合并感染。细胞因子 IL-6、IL-10、IFN- γ 明显升高，预示患者机体多种免疫细胞和多种细胞因子形成过度活跃的免疫应答反应，免疫系统出现细胞因子风暴；铁蛋白和 sCD25 结果异常升高，这两项检查均作为 HLH 的诊断标准。

抗感染治疗无效后，临床以全血细胞减少、不明原因发热，考虑噬血细胞综合征进行骨髓穿刺，实验室骨髓涂片瑞氏染色可见噬血细胞（图 13.1）。

临床根据患者症状、体征和实验室检查，按照《中国噬血细胞综合征诊治指南》诊断标准诊断为噬血细胞综合征。经 94 方案联合芦可替尼诱导治疗后，CRP、ESR 等感染指标依然偏高，引起患者噬血细胞综合征的原因仍然未明。ESR 加快可能是风湿免疫性热，但查风湿免疫性抗体均阴性；患者两次血培养、尿培养、支原体、衣原体、立克次体、军团菌检查均阴性；布氏凝集试验、T-SPOT 试验、G 试验、GM 试验、EB 病毒、巨细胞病毒等均阴性，排除了引起发热的常见病原体及特殊病原体。MDT 多学科会诊，检验科复查骨髓，骨髓涂片瑞氏染色看到不明病原体（图 13.2）。

考虑杜氏利什曼原虫、马尔尼菲青霉菌或荚膜组织胞浆菌：①杜氏利什曼原虫在骨髓涂片上、组织细胞内或细胞外均可见，除细胞核外尚可见动基体。②马尔尼菲青霉菌在骨髓涂片上、组织细胞内或细胞外均可见，但胞体常呈腊肠形，且胞内有一明显横隔，如"一河两岸斗鸡眼"。③荚膜组织胞浆菌在骨髓涂片上、组织细胞内大小一致的圆形

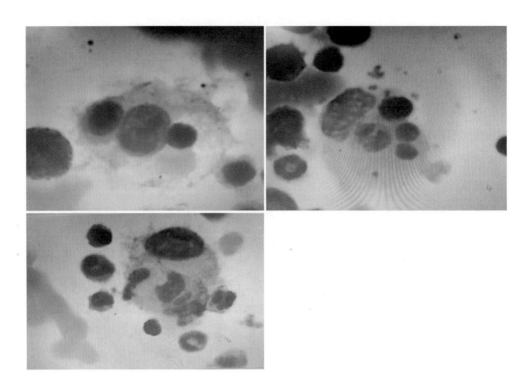

图 13.1 骨髓涂片可见噬血细胞

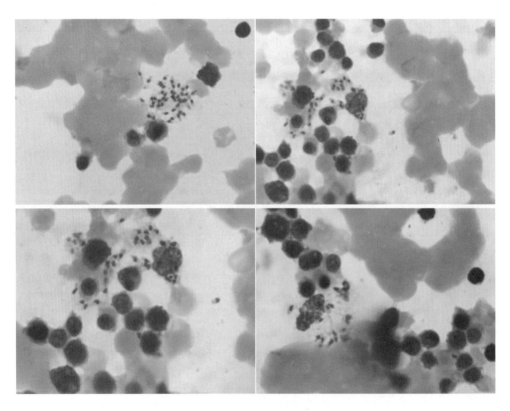

图 13.2 骨髓涂片可见不明病原体

或卵圆形孢子，有清晰透亮的厚荚膜，无横隔。

根据以上形态鉴别，实验室高度怀疑杜氏利什曼原虫。建议临床补充杜氏利什曼原虫抗体（抗 -rK39）、DNA- 病原微生物宏基因组检查；结果回报杜氏利什曼原虫抗体（抗 -rK39）阳性，DNA- 病原微生物宏基因组检测检出杜氏利什曼原虫，序列数 12，相对丰度 27.91%。至此真相浮出水面，黑热病确诊。

知识拓展

噬血细胞综合征（HLH）是一组由各种原因导致 T 淋巴细胞和单核巨噬细胞过度增殖活化引起全身高炎症反应的临床综合征，具有进展迅速、致死率高的特点。其潜在病因多样，缺乏特异性临床表现，容易误诊、漏诊。

黑热病（kala-azar）又称内脏利什曼病，是由杜氏利什曼原虫感染引起的慢性地方性传染病，原虫感染后寄生于单核巨噬细胞系统，临床上以长期不规则发热、肝脾及淋巴结肿大、全血细胞减少以及血清球蛋白升高为特征。由于黑热病具有地域特异性，其继发 HLH 病例少见，常常误诊，影响预后。因此实验室相关检查尤为重要。

利什曼原虫归类于锥虫科，利什曼属，分为 30 种利什曼原虫，其中约 20 种能致病，常见致病的有杜氏利什曼原虫（Leishmania donovani Laveran & Mesnil）等。白蛉是利什曼病的传播媒介，主要通过雌性白蛉叮咬传播。内脏利什曼病的实验室检查方法：①一般检查。血常规大多有不同程度白细胞系、红细胞系和血小板系下降，外周血球蛋白显著升高。②病原学检查。骨髓、淋巴结和脾脏穿刺液镜检，骨髓敏感度 53%~86%。③特异性抗体检查。杜氏利什曼原虫抗体（抗 -rK39）检查的敏感度（97%~100%）和特异度（83%~85%）均很高，但不能鉴别治疗后疾病是否复发，不能区分现症者和无症状感染者。④抗原检测与分子生物学检测。有文献报道用二代测序等方法成功诊断骨髓穿刺与活检组织检查未能发现的病例。⑤宏基因组高通量测序技术（mNGS）。通过对临床样本的 DNA 或 RNA 进行鸟枪法测序，可以无偏倚地检测多种病原微生物（包括病毒、细菌、真菌和寄生虫），正逐渐应用于临床感染性疾病病原检测，但 mNGS 病原微生物检测结果，需结合患者临床背景、影像学资料、其他的实验室检查结果综合判断。mNGS 不能替代传统病原学诊断技术，但可以作为传统手段的有益补充和印证。

治疗方面，目前广泛应用噬血细胞综合征的标准治疗方案是 HLH-94 方案。另外芦可替尼作为 JAK 通路抑制剂，已被报道用于改善 HLH 患者的临床症状和减轻炎症反应，以控制体温、改善病情。利什曼原虫感染具有显著的临床异质性，因而难以找出一种普遍合适的治疗方案。我国最常用药物是锑剂，但锑剂产生的耐药性已不少见。目前，国际上推荐两性霉素 B 作为一线治疗药物。

案例总结

本案例为一名青年女性，以发热起病，无其他典型临床症状，诊断存在一定难度，实验室检查提示全血细胞减少，铁蛋白明显升高、凝血功能异常，经完善相关检查后揪出背后病因，确定为"黑热病继发噬血细胞综合征"。

通过该案例的总结，提示临床医生在遇见患者反复发热、肝脾肿大、全血细胞减少、铁蛋白明显升高、凝血功能异常时一定要考虑噬血细胞综合征，确诊后要积极查明病因，不要忽略罕见感染可能，其间可能需要反复追问病史，分析实验室检查结果，多次复查骨髓才能利于早期诊断。

从本案例的诊治过程，可以看到及时的病原体检测对诊断尤为重要，面对临床症状复杂的感染患者，检验人员不仅要有丰富的检验知识，熟悉每项检验指标升高、降低的临床意义，了解先进的科学检测技术，还应学习临床知识，结合疾病的种类、患者的临床表现及不同的临床标本以检验的思维进行综合分析，与临床医生多沟通、多交流探讨，才能快速锁定并检出病原体，帮助临床尽早诊断与精准治疗。

专家点评

黑热病是由利什曼原虫引起的地方性传染病，常表现为发热、脾大、血细胞减少，因其发病率较低，易被忽视。如不能及时诊治，可引起严重免疫紊乱而继发噬血细胞综合征。后者是由免疫介导的危及生命的炎症反应综合征，由于短时间内大量细胞因子释放，迅速损害全身多脏器，死亡率极高。该患者因发热住院，临床医生及时考虑到噬血细胞综合征可能，通过一系列实验室检查而确诊。而噬血细胞综合征是原发还是继发，有无少见病原体感染，经与实验室人员多次沟通、讨论，骨髓穿刺发现了杜氏利什曼原虫，明确诊断为黑热病，使患者得到及时救治。

此案例提醒我们，遇到不明原因发热、脾大、血细胞减少，首先要考虑噬血细胞综合征可能，做到早期诊断，及时救治，还要考虑少见的传染病，以免漏诊。病例的诊治经过，反映了临床离不开精准的检验，检验价值的体现离不开临床，临床与检验彼此相依，密不可分！

参考文献

［1］ HENTER J I, HORNE A, ARICÓM, et al. HLH-2004: Diagnostic and therapeutic guidelines for hemophagocytic lymphohistiocytosis［J］. Pediatr Blood Cancer, 2007, 48（2）: 124-131.

［2］中国医师协会血液科医师分会，中华医学会儿科学分会血液学组，噬血细胞综合征中国专家联盟．中国噬血细胞综合征诊断与治疗指南（2022年版）［J］．中华医学杂志，2022，102（20）：1492-1499.

［3］SAFAVI M，ESHAGHI H，HAJIHASSANI Z. Visceral Leishmaniasis：Kala-azar［J］．Diagn Cytopathol，2021，49（3）：446-448.

［4］LUN Z，WU M，CHEN Y，et al. Visceral Leishmaniasis in China：an Endemic Disease under Control［J］．ClinMicrobiol Rev，2015，28（4）：987- 1004.

［5］晁荣，王莉，朱生东，等．儿童黑热病继发噬血细胞综合征两例并文献复［J］．现代医学，2021，49（4）：453-456.

［6］武永强，孟君霞，张晓南，等．黑热病引起噬血细胞综合征1例并文献复习［J］．临床血液学杂志，2017，30（1）：71- 72.

［7］《中华传染病杂志》编辑委员会．中国利什曼原虫感染诊断和治疗专家共识［J］．中华传染病杂志，2017，35（9）：513-518．

［8］HENTER J I，ARICÒ M，EGELER R M，et al. HLH-94：a treatment protocol for hemophagocytic lymphohistiocytosis. HLH study Group of the Histiocyte Society［J］．Medical and Pediatric Oncology，1997，28（5）：342-347.

［9］中华医学会检验医学分会临床微生物学组，中华医学会微生物学与免疫学分会临床微生物学组，中国医疗保健国际交流促进会临床微生物与感染分会．宏基因组高通量测序技术应用于感染性疾病病原检测中国专家共识［J］．中华检验医学杂志，2021，44（2）：107-120.

14

碳青霉烯耐药肠杆菌和鲍曼不动杆菌致重症感染

作者: 程真珍[1], 梁伟[2]（新疆医科大学附属肿瘤医院, 1 检验科; 2 重症医学科）
点评专家: 马秀敏（新疆医科大学附属肿瘤医院）

前　言

患者, 老年男性, 因被鱼刺刺伤后以"右手外伤伴疼痛一天, 发热伴寒战一天"入院。

入院查体: 体温 38.5~41 ℃; 右上肢红肿, 右手拇指、手背、掌心、手腕皮肤呈黑紫色, 前臂散在水泡, 3 cm × 3 cm 皮肤破溃, 持续有黄色分泌物渗出。

实验室检查: 白细胞计数 0.12×10^9/L; 降钙素原 24.43 ng/mL。

引流液细菌培养回报为维罗纳气单胞菌温和生物变种。此菌为革兰氏阴性菌兼性厌氧细菌, 并常出现在鱼身上。后经针对性的抗炎治疗, 病情好转。一周后, 患者自主排痰能力差, 两肺闻及散在湿性啰音, 意识障碍。血气检测: 二氧化碳分压 53.0 mmHg、氧分压 58.0 mmHg。痰液培养为鲍曼不动杆菌, 后使用替加环素治疗有效。

白细胞减少症（leucopenia）是多种原因所致的外周血白细胞数持续低于 4.0×10^9/L 的一组综合征。多数情况下, 白细胞减少症是中性粒细胞减少所致。当中性粒细胞绝对数低于 2.0×10^9/L 时称为粒细胞减少症（granulocytopenia）; 当中性粒细胞绝对数低于 0.5×10^9/L 时称为粒细胞缺乏症（agranulocytosis）。中性粒细胞减少的程度常与感染的危险性高度相关, 粒细胞缺乏症是粒细胞减少症发展到严重阶段的表现。

案例经过

患者以"确诊淋巴瘤 3 个月余, 4 周期化疗后, 发热 1 天"入住我院。查体体温 38.5 ℃。双肺呼吸音略粗, 右上肺可闻及少量干啰音。右手桡侧红肿, 皮温升高, 有疼痛。拇指关节背侧可见圆形针刺样伤口。

患者 2022 年 5 月 11 日第四周期化疗开始，出现Ⅳ度骨髓抑制。5 月 19 日右手被鱼刺刺伤，出现发热（体温最高 38.6 ℃）寒战。5 月 21 日在外院行血常规检查：白细胞 0.2×10⁹/L，血小板 89×10⁹/L。胸片：①考虑两肺弥漫性肺纤维化；②心、膈未见异常；③ PICC 管头位于右侧第 6 后肋水平。入院后完善实验室检查：白细胞计数 0.12×10⁹/L，红细胞计数 4.09×10¹²/L，血红蛋白 127 g/L，血小板计数 96×10⁹/L，中性粒细胞绝对值 0.02×10⁹/L；降钙素原 24.43 ng/mL。

初步诊断：①坏死性筋膜炎；②胃大弯及胃窦非霍奇金淋巴瘤（弥漫大 B 淋巴瘤Ⅱ期）化疗后，Ⅳ度骨髓抑制。后因感染性休克转入重症医学科治疗。在重症医学科，5 月 22 日、5 月 23 日、5 月 31 日三次进行切开引流，同时进行泰能＋万古霉素抗感染治疗，以及保护性隔离、升白细胞、器官功能支持治疗等。5 月 22 日、5 月 24 日两次血培养回报维罗纳气单胞菌温和生物变种，5 月 23 日引流液细菌培养回报为维罗纳气单胞菌温和生物变种。同时，患者自主排痰能力差，两肺闻及散在湿性啰音，意识障碍。血气分析：二氧化碳分压 53.0 mmHg、氧分压 58.0 mmHg。痰液细菌培养为鲍曼不动杆菌。根据药敏试验，诊疗方案也随之改变，从泰能＋甲硝唑到舒普深＋替加环素＋利奈唑胺＋阿米卡星再到舒普深＋替加环素。患者的感染指标显示白细胞计数及降钙素原逐步下降，最终患者在治疗后第九天从重症医学科转入普通病房并痊愈出院。

案例分析

结合病史及实验室检验初步诊断：患者常规行淋巴瘤周期性化疗，出现Ⅳ度骨髓抑制，诊断为粒细胞缺乏症。由于右手被鱼刺刺伤而出现发热寒战，经过查体及各项实验室检查诊断为坏死性筋膜炎。患者入院后一天的手部改变如图 14.1 所示。

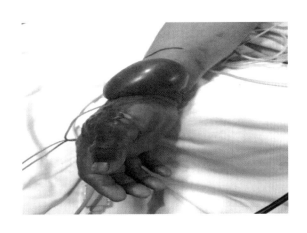

图 14.1　患者入院后一天的手部改变

白细胞减少症是多种原因所致的外周血白细胞数持续低于 4.0×10^9/L 的一组综合征。多数情况下，白细胞减少症是中性粒细胞减少所致。当中性粒细胞绝对数低于 2.0×10^9/L 时称为粒细胞减少症；当中性粒细胞绝对数低于 0.5×10^9/L 时称为粒细胞缺乏症。中性粒细胞减少的程度常与感染的危险性高度相关，粒细胞缺乏症是粒细胞减少症发展到严重阶段的表现。尤其是药物引起者最常见。

维罗纳气单胞菌温和生物变种，此菌为革兰氏阴性菌兼性厌氧细菌，常出现在鱼身上。

鲍曼不动杆菌通常会引起菌血症、肺炎、脑膜炎、腹膜炎、心内膜炎，以及泌尿道和伤口皮肤感染。其治疗一直是临床上的难题，因为鲍曼不动杆菌极易对各种消毒剂和抗菌药物产生耐药性，对重症患者、ICU 病房的患者等威胁很大。CR-AB（耐碳青霉烯类鲍曼不动杆菌）、MDR-AB（多重耐药鲍曼不动杆菌）、XDR-AB（泛耐药鲍曼不动杆菌）等的广泛传播更是成了医生和患者的噩梦。

替加环素为多耐药菌的感染带来的变化：①替加环素经验用药：碳青霉烯类或者其他抗生素疗效不佳；多种病原体混合感染；头孢菌素过敏，伴有肾功能不全或具有发生肾功能不全危险因素者。②替加环素的目标用药：MDR 非发酵菌，如鲍曼不动杆菌、嗜麦芽窄食单胞菌；MDR 肠杆菌科细菌，如碳青霉烯耐药的克雷伯菌；MRSA、VRE 等。

替加环素 + 黏菌素联合疗法被认为是当前治疗碳青霉烯耐药肠杆菌和鲍曼不动杆菌所致重症感染的唯一选择。

知识拓展

中性粒细胞来自粒 - 单系祖细胞，在骨髓中发育成熟。中性晚幼粒细胞阶段之后不再分裂，发育成熟为中性分叶核粒细胞，积存于骨髓储备池，等待释放。释放入血的中性粒细胞一半分布在循环池，另一半分布在血管壁的边缘池。循环池粒细胞的数量取决于干细胞分化、增殖能力，有效储备量，释放速度，血中破坏程度，流动细胞与血管壁聚集细胞比例，以及组织所需细胞量。粒细胞减少的病因可有遗传性和获得性等，其中获得性占多数。药物、放射线、感染、毒素等均可使粒细胞减少，其中药物引起者最常见。

替加环素是治疗广泛耐药鲍曼不动杆菌（CR/XDR-AB）的主要抗菌药物，联合或单药治疗时，初始剂量（正常肾功能状态）为 100 mg，后 50 mg q12h。其优点是抗菌谱广，体外抗菌活性好，缺点是血药浓度低、抑菌作用有限。早期恰当抗菌治疗方案（采用具有抗菌活性的抗菌治疗方案）能有效降低耐药鲍曼不动杆菌重症感染（如重症脓毒血症和脓毒血症休克）患者的死亡率。目前已有研究证实，治疗碳青霉烯耐药鲍曼不动杆菌（CR-AB）感染时，若不及时采用恰当的抗菌治疗方案，将显著增加患者死亡风险；多重耐药菌感染（MDR）高发，来势凶猛，严重感染时经验性治疗，如以替加环素为基础的联合用药方案是不错的选择。

案例总结

本病例为淋巴瘤患者常规化疗后患有粒细胞缺乏症，由于被一根小小的鱼刺刺伤导致患者出现维罗纳气单胞菌温和生物变种感染的感染性休克，进入重症医学科治疗。在治疗过程中，患者出现病情反复，痰液细菌培养为鲍曼不动杆菌。对于CR-AB，检验科与临床及时沟通，调整治疗方案，使用替加环素治疗。最终，患者于调整治疗方案后第九天转入普通病房进行后续治疗，并治愈出院，保住了手。

由此可见，检验科医生要有扎实的理论基础和临床工作经验，在工作中主动学习临床医学和检验医学的专业知识，不断提升自己的知识储备和工作能力，这样才能在碰到罕见病例时，将检查结果结合患者临床表现等进行综合分析。此外，工作中应积极与临床沟通交流，主动给临床医生提出进一步检查的建议，为临床进一步明确诊断提供帮助，协助临床做出正确的诊断。

专家点评

粒细胞缺乏症在肿瘤化疗患者中非常常见。本例淋巴瘤患者化疗后，出现骨髓Ⅳ度抑制，患者出现粒细胞缺乏症。后由于鱼刺刺伤出现坏死性筋膜炎及维罗纳气单胞菌温和生物变种感染，发生感染性休克后转入重症医学科治疗。在后续治疗过程中又出现鲍曼不动杆菌感染。在此患者的一系列治疗过程中，医学检验中心都积极配合，从血常规、各项感染指标以及微生物培养等方面都做出准确的判断。也正是由于检验的准确度，临床医生才能够依据患者病情及时做出诊疗调整，最终使患者痊愈出院。

此病例展示了从接触患者的血常规起，到分泌物、引流液及痰液的微生物培养以及降钙素原等感染指标的变化，医学检验中心都格外关注，并及时与临床沟通。因为肿瘤患者病情的复杂性，在化疗过程中会出现很多的并发症，因此本案例体现了多学科诊疗的必要性，以及检验与临床沟通的重要性。

参考文献

［1］夏薇，陈婷梅.临床血液学检验技术［M］.北京：人民卫生出版社，2015.

［2］袁智慧，何勤，陈毅，等.综合ICU患者多药耐药菌感染分析［J］.中华医院感染学杂志，2014（15）：3679-3681.

15

急性早幼粒细胞白血病

作者：张璐琳[1]，王欢[2]（哈密市第二人民医院，1 检验科；2 肿瘤内科）

点评专家：张建（哈密市第二人民医院）

前 言

患者为 33 岁青年男性，因"左髋部疼痛不适 10 个月，鼻出血 1 天，血小板减少 1 天"入院，入院后完善相关检查，发现患者为急性早幼粒细胞白血病（acute promyelocytic leukemia，APL）。该疾病是一种异常早幼粒细胞恶性增生，并具有重现性细胞遗传学异常 t(15;17)(q22;q12) 和 PML-RARα 融合基因的急性髓系白血病。其形态学特征相当于 FAB 分型方案中的急性早幼粒细胞白血病 M3 型。

案例经过

患者，男，33 岁，因"左髋部疼痛不适 10 个月，鼻出血 1 天，血小板减少 1 天"入院。门诊查血常规：白细胞计数 3.10×10^9/L，血红蛋白 131 g/L，血小板计数 40×10^9/L。凝血实验：凝血酶原时间 19.4 秒，凝血酶原标准化比值 1.65，凝血酶原活动度 48%，纤维蛋白原含量 0.62 g/L，D- 二聚体 9.00 μg/mL。

入院后查体：左侧鼻腔出血，胸骨叩痛（+），脊柱无畸形，无侧弯，各椎体无压痛及叩击痛，活动无障碍。四肢无畸形，活动自如，无杵状指（趾），各关节无红肿，活动无障碍。左髋部压痛明显，双下肢有散在皮肤淤青，无双下肢水肿，未见静脉曲张，肌肉无萎缩，肌力正常。

结合病史及各项检查做出初步诊断：血小板减少，凝血功能障碍。入院后完善生化检验、血型、输血前有关传染性病原学检查。

案例分析

1. 检验案例分析

该患者门诊血常规报告中血小板计数为 $40 \times 10^9/L$，触发了实验室的复检规则并引起了值班人员的注意，遂进行推片镜检，镜下血小板减少，与仪器结果一致，于是就审核了这份报告。

与此同时患者凝血功能的检测中的 PT（19.4 秒）、TT（26.1 秒）、D- 二聚体（9.00 μg/mL）均升高，FIB（0.62 g/L）降低到危急值，通过检查样本无凝集、血清无溶血和黄疸，且再次复查结果一致，于是审核并立即向医生报告了危急值。

因患者门诊诊断为鼻出血，血常规血小板低，凝血功能障碍，加上仪器的"幼稚粒细胞? 左移?"的提示信息，让值班人员警觉，再次血涂片复检，终于发现患者血涂片内存在少量异常早幼粒细胞。异常早幼粒细胞胞体大小不一，常可见伪足突出；胞质较丰富，胞质常含有丰富的紫红色颗粒，根据颗粒特点分为：①粗颗粒型：颗粒丰富且粗大；②细颗粒型：颗粒丰富但细小；③变异型：颗粒很少或无。异常早幼粒细胞常可见内质（充满 A 颗粒）、外质（无颗粒）分明现象，棒状小体较易见。核偏小，常扭曲、折叠甚至分叶，核染色质较细致，有的可见核仁。如果细胞中有多条、十几或几十条棒状小体，形似柴捆，则称之为柴捆细胞，此种细胞易破碎。为进一步验证，浏览全片发现了柴捆细胞（图 15.1）。

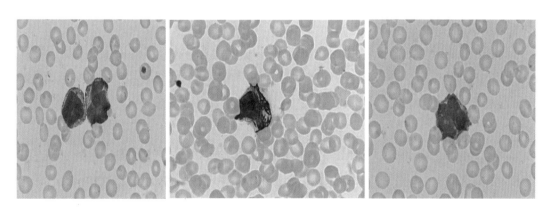

图 15.1　外周血细胞图片

该患者收住院后，医生加做了生化检验、血型、输血前有关传染性病原学检查，检验人员也积极联系医生结合血常规和血凝的结果提示需要输血小板以提升生血小板数量和冷沉淀改善凝血功能，避免 DIC 的发生。结合镜下形态提示患者可能是急性早幼粒细胞白血病。

患者行骨髓穿刺术后，骨髓形态学报告符合急性白血病 M3a。APL 骨髓象特点：

多数病例骨髓增生极度活跃，个别病例增生低下。分类以颗粒增多的早幼细胞为主，占30%~90%,早幼粒细胞与原始细胞之比为 3 ：1 以上。幼红细胞和巨核细胞均明显减少。

基因型检测 PML-RARα 融合基因阳性，符合 70%~90% 的 APL 具有特异性的染色体易位 t(15;17)。t(15;17) 染色体易位使 17 号染色体上的维甲酸受体 α（RARα）基因发生断裂，与 15 号染色体上的早幼粒细胞白血病（PML）基因发生融合，形成 PML-RARα 融合基因。

2. 临床案例分析

结合病史及各项检查做出初步诊断：血小板减少，凝血功能障碍。入院后积极地给患者进行了输注血小板 2 个治疗量，冷沉淀 10 个单位，改善凝血功能。依据检验人员的外周血细胞形态诊断急性早幼粒细胞白血病可能。

结合骨髓报告和基因检测报告可诊断如下：FAB 分型为 AML-M3。WHO 2016 年分型为伴重现性遗传学异常急性髓系白血病亚型下的 APL 伴 PML-RARα 阳性。t(15;17) APL 的诊断标准：PML-RARα 融合基因阳性或染色体 /FISH 证实 t(15;17)(q22;q12) 时可确诊。

APL 的治疗：APL 根据诊断时白细胞数和血小板计数进行预后分组为低危组（WBC<10×10^9/L, PLT ≥ 40×10^9/L）。

（1）支持治疗：

①出凝血障碍的纠正：患者因血小板减少或合并感染，可引起凝血功能紊乱，严重者可并发 DIC，尤其是 APL。应严密监测出凝血时间、适当补充凝血因子。

②防治感染：白血病患者常伴有粒细胞减少，应注意口腔、鼻腔及肛周护理。化疗、放疗后，粒细胞缺乏将持续较长时间，可住层流病房。化疗后可使用粒细胞集落刺激因子（G-CSF）促进粒细胞恢复。发热应进行细菌培养和药敏试验，并及时予经验性抗生素治疗。

③成分输血：严重贫血可吸氧、输浓缩红细胞。血小板计数过低时，需输注单采血小板悬液，维持血小板计数 ≥ 10×10^9/L,合并发热感染时应维持血小板计数 ≥ 20×10^9/L。

④防治尿酸性肾病：由于白血病细胞大量破坏，特别在化疗时，血清和尿中尿酸浓度增高，积聚在肾小管，引起阻塞而发生尿酸性肾病。应适量输液饮水，碱化尿液，可给予别嘌呤醇抑制尿酸形成。

（2）联合化疗：APL 细胞对蒽环类药物及吖啶类药物高度敏感，在诱导分化，巩固治疗及维持治疗时可与诱导分化剂联用或交替使用。诱导治疗期应避免强化疗诱发、加重 DIC 出血。

知识拓展

急性早幼粒细胞白血病（APL）是一种特殊类型的急性髓系白血病（AML），绝大多数患者具有特异性染色体易位 t(15;17)(q22;q12)，形成 PML-RARα 融合基因，其蛋白产物导致细胞分化阻滞和凋亡不足，是 APL 发生的主要分子机制。APL 易见于中青年人，平均发病年龄为 44 岁，APL 占同期 AML 的 10%~15%，发病率约 0.23/10 万。APL 临床表现凶险，起病及诱导治疗过程中容易发生出血和栓塞而引起死亡。近三十年来，由于全反式维甲酸（ATRA）及砷剂的规范化临床应用，APL 已成为基本不用进行造血干细胞移植即可治愈的白血病。

诱导阶段评估：ATRA 的诱导分化作用可以持续较长时间，在诱导治疗后较早行骨髓评价可能不能反映实际情况。因此，骨髓形态学评价一般在第 4~6 周、血细胞计数恢复后进行，此时，细胞遗传学一般正常，而 PML-RARα 或发病时相应异常基因转录本在多数患者仍为阳性。CR 标准同其他 AML。

微小残留病（MRD）监测：建议采用定量 PCR 监测骨髓 PML-RARα 转录本水平，治疗期间建议 2~3 个月进行 1 次分子学反应评估，持续监测 2 年。上述融合基因持续阴性者继续维持治疗，融合基因阳性者 4 周内复查。复查阴性者继续维持治疗，确实阳性者按复发处理。流式细胞术因对于 APL 的 MRD 敏感性显著低于定量 PCR，因此不建议单纯采用流式细胞术对 APL 进行 MRD 监测。

案例总结

急性早幼粒细胞白血病是急性髓系白血病的一种。患者因为造血干细胞的增殖分化失控，异常的早期粒细胞即早幼粒细胞增多，从而导致正常的造血功能受到抑制。诊断通常需进行血液检查、骨髓检查、免疫学检查、基因型检查、影像学检查。本案例患者鼻出血、血常规因血小板低触发复检规则，检验科工作人员从血涂片中发现异常早幼粒细胞，通过建议性报告，积极与临床沟通，协助临床找到患者的病因，不仅体现了血液肿瘤 MICMC 联合、精准检测的重要性，还充分说明检验与临床经常、及时、有效沟通的必要性。

专家点评

急性早幼粒细胞白血病（APL）是一种发病凶险但基本不用进行造血干细胞移植即可治愈的白血病。作者从最早送检到检验科的标本血常规说起，按时间顺序展示了血细胞分析仪检测结果及显微镜下血细胞形态，骨髓报告、染色体和基因检测结果，到患者的治疗方案、疗效评价和监测。通过本病例的分享，大家全面了解了 APL 这样一个典型病例的诊疗全过程。以此提醒检验工作人员，需要从检验结果中敏锐觉察出异常数据背后的可能原因，并主动分析，进而提升检验数据附加值，这才是检验学科的核心竞争力和价值所在。而提供检验附加值的能力需要加快培养和储备临床检验应用型专业人才，即具备与临床进行有效沟通能力的人。因此，未来不仅是技术与设备的竞争，更是人才与能力的竞争。如何有效与临床进行沟通，提升检验附加值，需要检验人员在工作中用心发现，认真分析。

参考文献

［1］中华医学会血液学分会．急性早幼粒细胞白血病中国诊疗指南（2011 年版）［J］．中华血液学杂志，2011，32（12）：885-886.

［2］O'DONNELL M R，TALLMAN M S，ABBOUD C N，et al. Acute Myeloid Leukemia，Version 3.2017，NCCN Clinical Practice Guidelines in Oncology［J］. J Natl Compr Canc Netw，2017，15（7）：926-957.

［3］SHEN Z X，SHI Z Z，FANG J，et al. All-trans retinoic acid/As2O3 combination yields a high quality remission and survival in newly diagnosed acute promyelocytic leukemia［J］.Pro Natl Acad Sci USA，2004，101（15）：5328-5335.

［4］HU J，LIU Y F，WU C F，et al. Long-term efficacy and safety of all-trans retinoic acid/arsenic trioxide-based therapy in newly diagnosed acute promyelocytic leukemia［J］. Proc Natl Acad Sci USA，2009，106（9）：3342-3347.

［5］中华医学会血液学分会，中国医师协会血液科医师分会．中国急性早幼粒细胞白血病诊疗指南（2018 年版）［J］．中华血液学杂志，2018，39（3）：179-183.

16

红皮病引出的外周 T 细胞淋巴瘤

作者：张雯[1]，古流芳[2]（西安交通大学第二附属医院，1 检验科；2 血液内科）
点评专家：张磊（西安交通大学第二附属医院）

前 言

患者因皮肤红斑、伴瘙痒、脱屑 2 年就诊于皮肤科，以红皮病收治入院，在进行血常规检测时发现异常淋巴细胞，回报临床提示可能为淋巴瘤，患者转入血液科确诊为外周 T 细胞淋巴瘤，非特指型。

案例经过

患者，男，68 岁，2 年前无明显诱因全身皮肤瘙痒，无皮疹，自觉睡眠不佳，不伴发热、关节痛、肌肉无力等症状，就诊于当地医院，诊断为"过敏"，予外用卤米松、捷扶等治疗，自觉轻度缓解，仍反复瘙痒。1 年前无明显诱因出现皮肤红斑，伴瘙痒，可出现脱屑，无糜烂，不伴发热、关节痛、肌肉无力等症状，就诊于中医院，服用中成药（具体不详）后自述症状有所减轻。今年反复发作 3 次，为求进一步诊治，就诊于我院皮肤科，收治入院，初步诊断为红皮病。

查体：体温 36.5 ℃，脉搏 75 次 / 分，呼吸 20 次 / 分，血压 126/74 mmHg。

专科查体：头面、躯干四肢泛发融合性、浸润性红斑，后背可见脱屑，躯干两侧可见数个指甲盖大小糜烂面，躯干四肢可见炎症后灰黑色色素沉着斑。双上眼睑肥厚、轻度苔藓样变。关节、指 / 趾甲及毛发未见明显异常。皮损面积（body surface area，BSA）占 95%。

入院查血常规：WBC 23.0×10^9/L ↑，Hb 140 g/L，PLT 148×10^9/L，中性粒细胞百分比 23% ↓，淋巴细胞百分比 68.8% ↑，单核细胞百分比 6.9%，嗜酸性粒细胞百分比 0.7%，

嗜碱性粒细胞百分比 0.6%。仪器提示异常淋巴细胞报警（图 16.1）。推血涂片查见异常淋巴细胞，异常的淋巴细胞呈两种形态：一种胞浆撕扯样变，淋巴细胞呈拖尾现象（图16.2）；一种淋巴细胞胞核呈脑回样折叠，似 Sézary 细胞（图 16.3）。结果电话回报给临床，提示该患者不排除淋巴瘤，建议血液科会诊。

序号	项目	数据	单位
1	WBC	23.01	10^9/L
2	RBC	4.63	10^{12}/L
3	Hb	140	g/L
4	HCT	43.8	%
5	MCV	94.6	fL
6	MCH	30.2	pg
7	MCHC	32.0	g/dL
8	PLT	148	10^9/L
9	NEUT%	23.0	%
10	LYMPH%	68.8	%

图 16.1　血常规散点图及报警信息

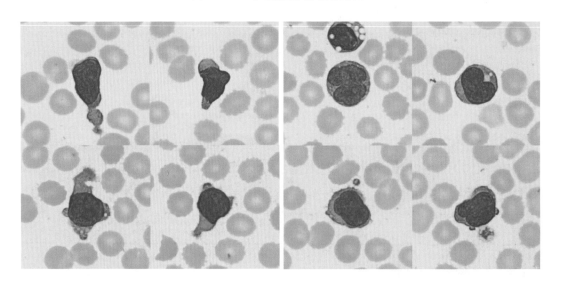

图 16.2　异常淋巴细胞，胞浆呈拖尾现象　　图 16.3　异常淋巴细胞，胞核呈脑回样折叠

完善皮肤病理检查后，患者由皮肤科转至血液科。T 细胞亚群及绝对计数：CD3+绝对计数 19937/μL ↑，CD4+ 绝对计数 19732/μL ↑，CD8+ 绝对计数 157/μL，CD4+/CD8+ 比值 125.47 ↑。血 β2 微球蛋白 4.16 mg/L。CT 显示颈部、双侧腋窝、双侧髂血管旁及腹股沟区多发肿大淋巴结，纵隔及腹膜后多发小淋巴结。外周血免疫分型：流式可见 70.33% CD4 阳性、CD8 阴性免疫表型异常 T 淋巴细胞，免疫表型 CD2+、CD3+、

CD4+、CD5+、CD7-、CD8-、CD56-、TCRαβ+、TCRγδ-、CD34-、CD57-、CD26-、CD25-、CD28+。考虑 T 细胞来源淋巴瘤，Sézary 综合征可能性大。

皮肤病理回报，考虑 CD30 阳性间变性大细胞淋巴瘤，免疫组化示 CD3（3+）、CD4（3+）、CD8（+）、CD20 个别细胞阳性、CD30（3+）、BCL-2（-）、BCL-6（-）、CD79a（-）、CD56（-）、TIA（-）、Ki-67（肿瘤细胞阳性率 90%）（图 16.4）。患者系原发皮肤淋巴瘤，但外周血免疫分型及病理结果类型不一致，需外送疑难病理会诊。

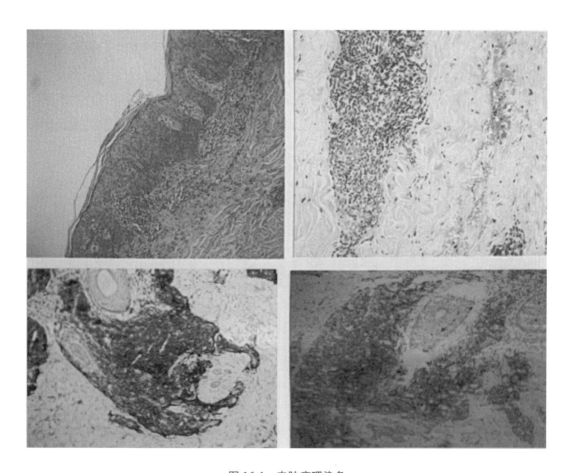

图 16.4　皮肤病理染色

皮肤活检疑难病理会诊：外周 T 细胞淋巴瘤，非特指型，免疫组化示肿瘤细胞 CD20（-）、CD3（+）、Ki-67（+，约 60%）、PD-1（-）、CXCL-13（-）、CD10（-）、TIA（-）、CD30（+，约 60%）、BCL-6（-）、EBER（-）、ALK（-）、GATA-3（+）。肿瘤细胞高比例表达 CD30，并呈现 Th2 表型 GATA-3 阳性。患者诊断为：外周 T 细胞淋巴瘤 -NOS（Ann-Arbar 分期Ⅳ期 A，IPI 评分 4 分，高危）。按照侵袭性外周 T 淋巴瘤标准方案予以 CDOP 方案化疗。化疗三周期后皮肤症状有所缓解但仍有瘙痒，增强

CT 检查结果疗效评价 PR，外周血无明显改善，为进一步改善疗效，更换方案为米托蒽醌脂质体＋依托泊苷联合 PD-1 单抗治疗两周期，淋巴结部分缩小，但仍有新发皮疹，再次更换为维布妥昔单抗联合 CHP 方案化疗一周期。发稿时患者仍在治疗，部分皮损有愈合，但仍有新发皮肤结节。

案例分析

该患者因皮肤瘙痒伴皮屑在外院就诊两年，药物处理效果不佳。初次入院血常规白细胞升高、淋巴细胞百分比升高、淋巴细胞仪器报警信息均触发复检规则，推片复检可见异常淋巴细胞，细胞核呈脑回样折叠。迅速报告临床，建议血液科会诊。经病理检查确诊为外周 T 细胞淋巴瘤 -NOS。本次入院血常规形态学报告提示该患者可能为血液系统肿瘤，帮助临床迅速确定病因。作为检验科工作人员应严格执行复检规则，提高形态学识别能力。

知识拓展

红皮病又称剥脱性皮炎、剥脱性红斑或红人综合征，于 1868 年由 Von Hebra 首次描述，定义为累及 ≥ 90% 皮肤表面、以弥漫性潮红伴脱屑为特征的严重皮肤病。根据其发病性质细分为先天性、感染性、炎症性、免疫大疱性、肿瘤性、医源性和特发性。据统计，红皮病患者中伴发恶性肿瘤者约占 8%~20%。国内一项关于 960 例红皮病病例的统计分析报告显示，肿瘤相关性红皮病占 2.95%（41 例），其中皮肤 T 细胞淋巴瘤 18 例（43.90%），皮肤 T 细胞淋巴瘤（cutaneous T cell lymphoma，CTCL）的常见亚型蕈样肉芽肿（granuloma fungoides，MF）与 Sézary 综合征（Sézary syndrome，SS）各 4 例（9.76%），肺癌 4 例（9.76%），胃癌 2 例（4.88%），白血病 2 例（4.88%），肾脏肿瘤 2 例（4.88%）。在肿瘤导致的红皮病中，原发病的快速识别和治疗非常关键，可降低并发症及死亡发生风险。

Sézary 综合征是指红皮病、广泛淋巴结病及皮肤、淋巴结和外周血出现克隆关联的脑型核肿瘤性 T 细胞三联征。此外，必须符合以下标准中的一个或多个：Sézary 细胞绝对计数 >1000 个细胞 /μL，CD4+T 细胞数目增多导致 CD4/CD8 比值大于 10，和 / 或一种或多种 T 细胞抗原缺失。Sézary 综合征患者以泛发性红皮病、剧痒为特征，表皮、真皮内出现 Sézary 细胞浸润，多数患者全身或局部浅表淋巴结肿大及肝、脾肿大。

外周 T 细胞淋巴瘤（PTCL）起源于胸腺后 T 淋巴细胞或（和）NK/T 细胞的侵袭性淋巴瘤，具有显著异质性。外周 T 细胞淋巴瘤 - 非特指型（PTCL-NOS）指在世界卫生组织造血和淋巴组织肿瘤分类中无独立分型者，均被定义为非特指型。不同于其他亚型外周 T 细胞淋巴瘤，该型的病理形态、免疫表型、基因表达均缺乏特异性，故诊断时以排除为主，是除外其他已知外周 T 细胞淋巴瘤亚型后诊断的一类疾病。PTCL-NOS 临床表现为淋巴结肿大及结外疾病，多见于脾脏、骨髓和皮肤等。

案例总结

红皮病又称剥脱性皮炎、剥脱性红斑或红人综合征，根据其发病性质细分为先天性、感染性、炎症性、免疫大疱性、肿瘤性、医源性和特发性。根据不同病因应采取相应的治疗方案，因此快速识别病因非常重要。在本案例中，由于检验科在血涂片中及时发现异常淋巴细胞，怀疑肿瘤来源，并及时与临床进行沟通，缩短了患者诊断时间，使患者能够及时转入血液内科进行治疗。由于血涂片回报外周血可见异常淋巴细胞，细胞核呈脑回样折叠，疑为 Sézary 综合征。但外周血免疫分型及病理结果类型不一致，外送疑难病理诊断为外周 T 细胞淋巴瘤 -NOS。最终诊断以病理结果为准。

专家点评

在本案例中，检验科人员在首次发现患者外周血异常淋巴细胞后积极联系主管医生，并持续与临床保持联系，使临床用最短的时间明确诊断病因，避免误诊漏诊，体现了检验人员在患者诊断中的主动作用。本案例患者诊断清楚明确，分析完整，该患者目前仍在治疗中，可持续关注治疗进展。

参考文献

［1］ TSO S，SATCHWELL F，MOIZ H，et al. Erythroderma（exfoliative dermatitis）part 1：underlying causes，clinical presentation and pathogenesis［J］. Clin Exp Dermatol，2021，46（6）：1001-1010.

［2］ 李亚维，孟昭影 . 红皮病的病因及临床分析［J］. 中国现代医学杂志，2020，30（21）：88-91.

［3］ ASAULENKO Z P，SPIRIDONOV I N，et al. WHO classification of tumors of hematopoietic and lymphoid tissues，2022（5th edition）：myeloid and histiocytic tumors［J］. Arkh Patol，2023，85（5）：36-44.

［4］ ARBER D A，ORAZI A，HASSERJIAN R，et al. The 2016 revision to the World Health Organization classification of myeloid neoplasms and acute leukemia［J］. Blood，2016，127（20）：2391-405.

17

噬血细胞综合征

作者：路永环[1]，薛琴[2]，解晨曦[1]，李紫薇[1]（新疆医科大学第五附属医院，1检验科；2风湿血液肿瘤科）

点评专家：王亮（新疆医科大学第五附属医院）

前　言

噬血细胞综合征（HPS），又名噬血细胞淋巴组织细胞增生症（HLH），是细胞因子风暴导致的淋巴细胞、巨噬细胞增生和活化，并伴有血细胞吞噬现象的一种综合征。依据病因可分为原发性和继发性两种，原发性 HLH 为遗传相关型，表现为常染色体或 X 连锁隐性遗传，伴有相关基因遗传；继发性 HLH 常继发于风湿免疫性疾病、各种病毒（如 EB 病毒）、细菌、寄生虫所引起的感染或代谢性疾病、肿瘤等疾病。因遗传性或获得免疫调节功能异常而导致的严重炎症反应综合征，是一种进展迅速的高致死性疾病，未经治疗的中位生存时间 1.8~2.2 个月，该病缺乏特异性临床表现，发热，肝脾肿大，以肝、脾淋巴结和骨髓组织出现噬血现象为主要临床特征，潜在病因多样，存在多学科交叉的特点。一些特殊病原体（如杜氏利什曼原虫、布氏杆菌）感染相关 HLH 患者可以通过针对病原体的治疗后得以缓解，而无须加用免疫调节药物及细胞毒性药物。本综合征是一种免疫介导的危及生命的疾病，可以影响到各个年龄群，不仅发生在先天性遗传易感性免疫缺陷患者，也在越来越多的自身免疫性疾病、持续性感染、恶性肿瘤或者免疫抑制的患者中发现。

案例经过

患者，男，52 岁。代诉咳嗽 7 天、反复头晕、恶心、发热 6 天伴头痛不适，未经治疗，病情加重。发热最高体温 39.9 ℃，波动在 38.0~39.9 ℃，呈持续性。之后患者自行服用连花清瘟胶囊、肺力咳等，病情无明显好转，就诊当地诊所具体不详，于潮湿环境中卧床休息 5 天。2022 年 7 月 1 日 16 时自感病情加重遂来我院急诊科就诊，完善相关检查。入院后患者神志模糊、全身高热、肺部感染、呼吸衰竭，收入 ICU 重症救治。胸腹部 CT 提示：左肺下叶炎症，右下肺少许炎症；两肺轻度间质性改变；脾大。

临床初步诊断：发热、全血细胞减少、再生障碍性贫血，血液肿瘤？考虑血液系统疾病可能性大。待经过抗感染等各项对症治疗生命体征平稳后转入风湿血液肿瘤科。其骨髓涂片找到噬血细胞，结合临床症状及检查结果最终确诊为 HLH，对症治疗后患者病情好转。

案例分析

1. 检验案例分析

本例患者因咳嗽，反复头晕、恶心、发热收入院。入院后完善实验室检查，结果如下。

（1）血常规：三系低下（白细胞 1.38×10^9/L，红细胞 2.64×10^{12}/L，血小板 46×10^9/L），外周血涂片见白细胞分布减少，红细胞体积略大。

（2）骨髓细胞学检查：骨髓增生活跃，粒红比正常比值，巨核细胞及产板巨核不少，可见噬血现象，结合临床及免疫分型、NK 细胞活性、血清铁蛋白等其他检查综合分析。

在骨髓涂片中找到了巨噬细胞，胞体大，圆形或椭圆形，核较小，染色质呈块状，胞浆丰富，浆内可见大量颗粒及空泡，可见巨噬细胞浆内吞噬有核细胞、血小板及红细胞（图 17.1）。考虑 HLH 可能性大。随即第一时间与临床联系，积极沟通，报告镜下可见噬血细胞，并提出进一步检查的方向建议，为治疗争取时间。

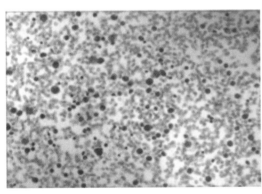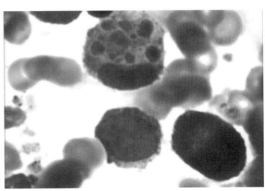

图 17.1　骨髓涂片

（3）凝血六项：纤维蛋白原含量减低（1.33 g/L），D- 二聚体升高（9302.00 ng/mL），纤维蛋白降解产物升高（80.60 μg/mL），VTE 评分高危，出血风险，考虑感染引起。

（4）生化肝功：转氨酶（天门冬氨酸转移酶 192 IU/L，丙氨酸氨基转移酶 57 IU/L）、肌酸激酶（2483 IU/L）升高，蛋白降低（总蛋白 48.1 g/L，白蛋白 27.1 g/L）。

（5）感染三项：降钙素原（0.89 ng/mL）、CRP（86.60 mg/L）、白介素 -6（221.10 pg/mL）均增高。

（6）贫血三项：铁蛋白显著增高（>1500.00 ng/mL），维生素 B_{12} 减低（115.00 pg/mL）。

（7）血培养：革兰氏阴性球菌细砂状，巧克力平板可见针尖样小菌落，鉴定结果为马耳他布鲁菌。

（8）外送样本：虎红凝集试验阳性；布病抗体滴度试验阳性（1 ：800）。

目前公认的 HLH 诊断标准，主要参考国际组织细胞协会于 2004 年修订的 "HLH-2004 诊断标准"，符合以下两条标准中任何一条时即可明确诊断：

（1）分子诊断符合 HLH：存在目前已知的 HLH 相关致病基因，如 PRF1、UNC13D、STX11、STXBP2、Rab27a、LYST、SH2D1A、BIRC4、ITK、AP3β1、MAGT1、CD27 等病理性突变。

（2）符合以下 8 条指标中的 5 条或以上：①发热：体温 >38.5 ℃，持续 >7 天；②脾脏肿大（肋下 ≥ 3 cm）；③血细胞减少（外周血三系中至少两系减少）：血红蛋白 < 90 g/L（<4 周婴儿，血红蛋白 <100 g/L），血小板 $<100 \times 10^9$/L，中性粒细胞 $<1.0 \times 10^9$/L，且要排除骨髓造血功能减低所致；④高甘油三酯（TG）血症和（或）低纤维蛋白原血症：空腹甘油三酯 >3 mmol/L 或高于同年龄的 3 个标准差，纤维蛋白原 <1.5 g/L 或低于同年龄的 3 个标准差；⑤在骨髓、脾脏、肝脏或淋巴结中发现噬血现象；⑥NK 细胞活性降低或缺如；⑦血清铁蛋白升高：铁蛋白 ≥ 500 μg/L；⑧sCD25（可溶性白细胞介素 -2 受体）明显升高（ ≥ 2400 U/mL）。

结合临床及检验指标：

（1）发现疑似病例：①发热，②血细胞减少，③脾大或肝功能异常三联征，当患者持续发热超过 7 天，全血细胞减少，伴脾大或肝功能异常时应当怀疑 HLH。本例患者持续发热、全血细胞减少、脾大并肝功能异常，均符合 HLH 诊断三联征。

（2）推进诊断：铁蛋白 ≥ 500 μg/L 成为 HLH 的诊断标准之一，诊断 HLH 的灵敏度是 84%。本例患者血清铁蛋白 >1500 ng/mL，符合此条标准。

（3）确诊诊断：完善确诊相关检查。①空腹 TG>3.0 mmol/L 是 HLH-2004 诊断标准的指标之一，但因其影响因素较多，缺乏较好的特异性和敏感性。纤维蛋白原 <1.5 g/L 时具有诊断意义。本例患者 TG 略升高未达指标，但纤维蛋白原 1.14 g/L，符合此条标准。②骨髓涂片找到噬血细胞，符合此条标准。③NK 细胞活性：降低是指 NK 细胞杀伤靶细胞的功能下降，不能以 NK 细胞的比例或数量减少来代替。④sCD25 水平升高：国际

组织细胞协会曾定义为 sCD25 水平 ≥ 2400 U/mL。据国内协作组和梅奥医学中心的研究结果推荐，sCD25 水平 ≥ 6400 pg/mL 可以作为诊断指标之一。⑤细胞因子谱：HLH 相关细胞因子谱检测可以协助提高诊断 HLH 的敏感性和特异性。

当符合 HLH-2004 诊断标准 8 项指标中 5 项及以上时即可诊断 HLH，并进一步完善 HLH 病因的相关检查。患者因经济原因，无法进一步完善 NK 细胞活性、sCD25 水平及细胞因子谱检查。但诊断标准其中 5 项均符合，故确诊为 HLH。

（4）病因诊断：寻找引起本例患者 HLH 的病因。

临床询问病史：平时健康情况较差，否认高血压，否认糖尿病，否认冠心病，否认传染病史，否认外伤史，否认输血史，否认过敏史，无疫区接触史，吸烟 30 年，平均每日吸烟 20 支，未戒烟，偶饮酒，未生活在牧区，未生活在矿山，未生活在高氟区，未生活在低碘区，无放射、毒、害接触史，婚姻家庭关系和睦。

家族史：父母体健，家族中无类似病史。

查体：发热，体温 38.8 ℃，神志模糊，无皮疹，无淋巴结肿大。其他补充筛查有基因筛查：患者否认遗传性疾病家族史，未能执行相关基因检查；病毒检测：EB 病毒阴性（排除 EB 病毒感染继发）；肿瘤性疾病筛查：结果未见明显异常（排除肿瘤继发）；风湿免疫性疾病筛查：结果未见明显异常（排除风湿免疫性疾病继发）；病原学筛查：血培养马耳他布鲁菌生长（细菌感染明确）。最终因血培养报告马耳他布鲁菌生长，经反复询问得知患者住房外 10 m 左右有羊圈，生活范围近距离接触，高度怀疑因此感染。

（5）确诊诊断：本例患者确诊为由布鲁氏杆菌感染引起的继发性 HLH（感染相关 HLH）。

2. 临床案例分析

患者此次因咳嗽，反复头晕、恶心、发热入院。入院后完善相关检查。该患者出现不明原因的持续发热，全血细胞减少，伴脾肿大、肝功能异常，应当怀疑 HLH 的可能。疑似 HLH 患者建议按以下流程进行诊断（图 17.2）。

患者入院后因 CT 显示双肺炎症、同时反复自服药物，故先经验性给予莫西沙星联合哌拉西林他唑巴坦抗感染治疗，在使用抗生素前留取各类样本行病原学检查，为调整使用抗生素提供依据。机体应激予以质子泵抑制剂抑酸，同时给予重组人粒细胞刺激因子 150 μg 皮下注射升白治疗，申请悬浮红细胞补充红细胞输注、人血白蛋白针静脉输注等一系列对症治疗。后续因血培养报革兰氏阳性球菌为耐甲氧西林菌株，故联合万古霉素抗感染治疗。

患者发热原因及全血细胞减少原因不明，经检验科骨髓细胞学检查提示发现噬血现象并结合患者病史、各项检查检验结果及临床表现综合分析，最终诊断为 HLH。针对

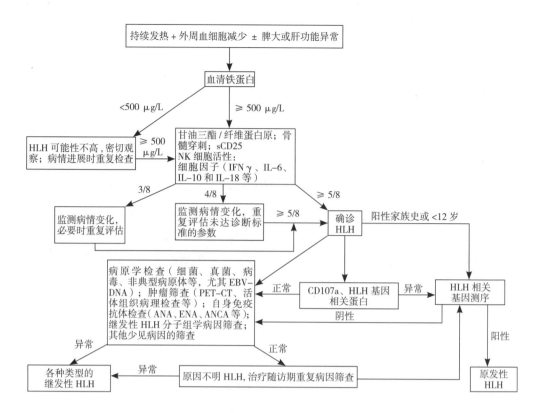

图 17.2　HLH 诊断路径图

注：3/8、4/8、5/8 分别为符合 HLH-2004 诊断标准 8 项中的 3、4、5 项

HLH 加以氢化可的松应用 3 天后因重症相关性肾功能不全调整为甲泼尼龙 40 mg 一日一次，应用 5 天后减量至 20 mg 一日一次，静点 2 天后停用。其余治疗方案继续巩固足疗程后停用。对于本例患者而言及早进行病因筛查，指导后续治疗尤为重要。通过与检验科积极沟通，最终确定 HLH 的病因为布鲁氏菌感染。抗感染治疗、激素冲击、抑酸、营养、升白、输注蛋白、悬浮红细胞等对症治疗后患者体温恢复正常，白细胞、血小板计数结果较前明显提升，肝功能逐步恢复，感染指标逐步下降，铁蛋白较前明显降低，其他指标也逐渐恢复正常，治疗有效。后续患者病情好转出院，建议其前往传染病专科医院针对布鲁氏菌病进一步治疗。

案例总结

本案例患者在骨髓细胞检查时找到噬血细胞，发现噬血现象，根据临床症状及其他相关检查最终明确诊断。这说明骨髓中噬血细胞的确定对整个诊断过程起到了至关重要的作用，后续血培养报布鲁氏菌感染使病因更加明确，也为临床治疗指明了方向。

近几年 HLH 在临床中的发病率呈上升趋势，由于病因复杂、临床表现多样，病情进展迅速，漏诊或误诊患者预后差。HLH 患者发热、肝脾肿大、血细胞减少等症状与再生障碍性贫血、脓毒血症、肝硬化合并感染等相似，缺乏诊断特异性，易导致延误病情。早期对 HLH 识别和治疗对临床医生具有极大的挑战性，也是影响患者预后的关键因素。

鉴别诊断：①脓毒血症，是指严重感染导致宿主免疫反应失调所引起的危及生命的器官功能损伤。感染后序贯器官衰竭评分（SOFA）快速增加 ≥ 2 分是脓毒血症相关器官功能损伤的临床判断标准。主要临床表现为发热、白细胞减少、铁蛋白升高、由弥漫性血管内凝血（DIC）引起的低纤维蛋白原血症和血小板减低等与 HLH 较为类似的表现。②再生障碍性贫血（AA），是一种造血干细胞或微环境受损、免疫缺陷紊乱致造血功能衰竭的综合征，主要的临床表现为进行性贫血、出血及感染，其轻重与血细胞减少的程度及发展的速度有关。患者一般会有轻重不一的出血表现，无淋巴结和肝脾大。

HLH 是进展迅速的高致死性疾病，异常凶险。所以检验科在工作中要不断积累知识经验，扎实掌握形态学的基本功，保持检以求真的态度，为临床早识别、早诊断、早治疗提供帮助。

专家点评

在临床诊疗过程中患者以发热、恶心、乏力等首发症状就医的较多，但其发病的原因却各不相同。同样是炎症表现，实验室如何快速准确地提供检测数据，抓住蛛丝马迹，寻找证据积极地与临床沟通，为临床进一步明确诊断提供帮助，显得尤为重要。在寻找真相的过程中，不仅能够丰富自身的专业知识，也可彰显检验人员的专业素养，获得临床医生的认可。

新疆属于布氏杆菌病高发地区，该案例对新疆地区相关疾病的诊治具有一定的指导意义。该案例中检验人员结合初步临床表现及检验指标，怀疑患者为 HLH，并通过与临床沟通，完善了推进诊断与确诊诊断等相关的检测，后由临床医生询问病史，完成最终的病因诊断，找到了引起患者 HLH 的病因。说明临床检验人员要主动学习临床医学和检验医学的专业知识，运用目前的检验技术主动给临床医生提出进一步检查的建议，为临床明确诊断提供帮助，促进医院整体诊疗水平的提高。

参考文献

［1］曹富娇，郭洁，姜中兴 . 成人继发性噬血细胞综合征的临床特征及预后分析［J］. 临床血液学杂志，2022，35（9）：668-673.

［2］噬血细胞综合征中国专家联盟，中华医学会儿科学分会血液学组 . 噬血细胞综合征诊治中国专家共识［J］. 中华医学杂志，2018，98（2）：91-95.

［3］王艳红，胡佳佳，巴俊慧，等.以多器官功能衰竭为表现的噬血细胞综合征25例分析［J］.中华重症医学电子杂志（网络版），2019，5（4）：325-329.

［4］中国医师协会血液科医师分会，中华医学会儿科学分会血液学组，噬血细胞综合征中国专家联盟.中国噬血细胞综合征诊断与治疗指南（2022年版）［J］.中华医学杂志，2022，102（20）：1492-1499.

［5］李文聪，张潇潇，南月敏.噬血细胞综合征诊治进展［J］.实用肝脏病杂志，2022，25（5）：612-615.

18

罕见中性粒细胞胞质内绿色包涵体

作者：吴良燕[1]，陆贞妮[1]，罗文婷[2]（柳州市柳铁中心医院，1检验科；2呼吸科）

点评专家：陈贤华（柳州市柳铁中心医院）

前　言

　　患者，女，82岁，1周前无明显诱因出现纳差、乏力、不能言语，急诊科拟以"纳差、乏力、发热5小时、肺部感染"收治入院，体温最高达39.4 ℃。入院当天，白细胞29.94×10⁹/L，CRP >200 mg/L，PCT 34.9 ng/mL 出现危急值，并因快速性心律失常、心力衰竭等，当天进行了抢救。临床考虑脓毒血症，经过治疗病情有所缓解。但患者从住院以来，一直存在感染，CRP、中性粒细胞比例持续性增高，微生物血培养左右手需氧菌、厌氧菌均培出大肠埃希菌，考虑菌血症。血涂片检查一直未见异常细胞，直至发现中性粒细胞胞浆内含有"绿色包涵体"，患者乳酸水平急剧升高，出现酸中毒现象，急性肝功能、心功能损伤，FDP和D-二聚体超线性，提示患者存在血栓性疾病，深静脉血栓形成。因绿色包涵体有"死亡小体"之称，检验科经过确认立即与临床进行沟通，虽经过临床多学科会诊，各方面积极救治，但还是很遗憾，患者于当日晚间因各脏器衰竭去世。

　　细胞中的包涵体或内含物多种多样、各不相同，绿色包涵体罕见，它是危重患者死亡预警标志，被称为"死亡绿色小体"。曾经绿色示健康，在此绿色已致命。

案例经过

　　患者，女，82岁，既往因腹部疼痛在我院住院，1周前无明显诱因出现纳差、乏力、不能言语，2021年12月23日急诊科拟以"纳差、乏力、发热5小时、肺部感染"收治入院，体温最高达39.4 ℃。否认发病前14天内曾接触新冠病例及密切接触者，否认肝炎、结核等传染病史，否认药物过敏史及输血史。此次入院初步诊断为：①肺部感染；②心律失常，心房颤动？③心力衰竭；④十二指肠球降交接部巨大溃疡（Forrest Ⅰb级）；⑤急性脑血管意外？⑥胃窦溃疡（Forrest Ⅲ级）；⑦冠心病；⑧高血压病；⑨糖尿病？⑩脑动脉狭窄、闭塞。

2021年12月30日在患者血常规报告审核中，因未成熟粒细胞>5%触发复检规则进行阅片镜检，因为散点图异常（图18.1），仪器未报警血小板聚集散点图浓集，所以特别注意形态学上的海岸线及边沿，发现中性粒细胞胞浆内有蓝绿色物质，确认并非杜勒小体（图18.2）。

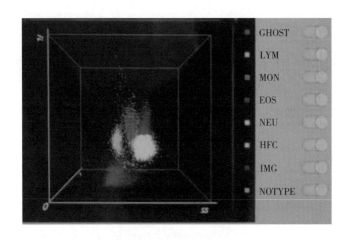

图18.1　散点图异常

为排除其不是污染或染料沉积物，分别使用另一台推片机及人工推片染色镜检，均发现部分中性粒细胞胞浆内含有蓝绿色物质，染色图片如图18.3、图18.4所示，后与上级确认，该蓝绿色物质就是中性粒细胞胞浆内绿色包涵体。

绿色包涵体也叫绿色小体，是指在中性粒细胞或单核细胞胞浆内出现的一个或多个绿色的包涵体，包涵体大小不一、多少不等、形状圆形或不规则、呈亮绿色或蓝绿色。鉴别诊断时需与杜勒小体相鉴别。

结合临床查阅患者其他检验结果如下。

（1）生化：TBAL 87.6 μmol/L，LALT 11980 IU/L，AST 26800 IU/L，LAC 29.78 mmol/L，LDH 25338 IU/L，cTn 193.8 ng/mL异常升高。

（2）血气分析：pH 7.138为严重酸中毒，乳酸超出仪器线性范围。

（3）凝血功能结果：APTT 65.5秒，FDP>150 mg/L，D-二聚体>20000 μg/L。

（4）免疫结果：外周血T淋巴细胞明显减低，其余免疫结果阴性。

（5）12月24日患者左右手需氧菌、厌氧菌均阳性提示大肠埃希菌，考虑菌血症。

（6）心电图：心房颤动伴快速心室率ST-T异常（T波深倒置），左心室高电压Q-Tc

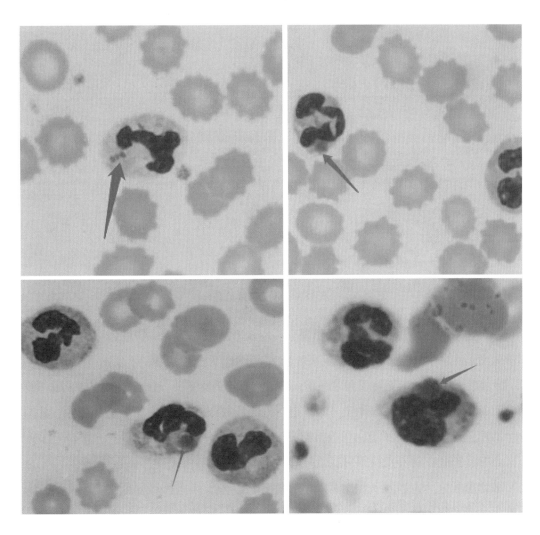

图 18.2　中性粒细胞胞浆内的蓝绿色物质

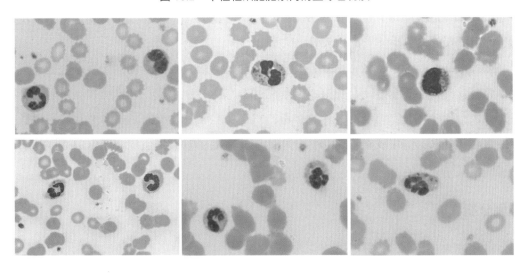

图 18.3　仪器染色

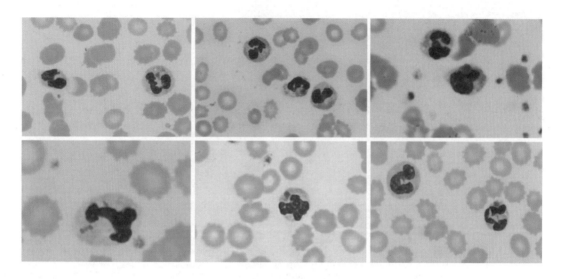

图18.4　人工推片染色

延长。床边双下肢静脉彩超：左大隐静脉头端及左侧股总静脉、股浅静脉、股深静脉、腘静脉、胫后静脉血栓形成（完全阻塞可能）；其余未见血栓声像；床边腹部泌尿系彩超：肝、胆、胰、脾、双肾未见明显异常声像；双侧输尿管未见扩张。心脏彩超：左、右房稍大；二尖瓣、主动脉瓣轻度关闭不全（考虑退行性心瓣膜改变）。

治疗：入院后予美罗培南积极抗感染、化痰、补液、奥美拉唑抑酸护胃、局部鼻饲止血药物、护肝、营养支持等对症治疗。

结合患者临床资料及各项检验结果指标，检验科工作人员以危急值形式及时电话联系临床，告知临床医生患者中性粒细胞胞质内出现"绿色包涵体"，伴随着转氨酶急剧升高，乳酸中毒，FDP异常增高，D-二聚体超线性仪器测不出，患者情况危及生命，并建议临床纠正酸中毒，抗炎及相关临床治疗同时请多学科会诊。患者病情复杂，情况危急，于发现"绿色小体"的当天晚上去世。

患者最终诊断为：①脓毒血症；②多器官功能衰竭；③肝衰竭；④凝血功能异常；⑤休克；⑥肾功能不全；⑦菌血症；⑧脾脓肿；⑨急性胰腺炎；⑩麻痹性肠梗阻；⑪尿路感染；⑫肺栓塞？⑬肺炎；⑭乳酸中毒；⑮心功能Ⅱ—Ⅲ级；⑯心律失常，心房颤动阵发性心房扑动；⑰中度贫血；⑱低钾低钠低氯血症；⑲低钙血症、低蛋白血症；⑳上消化道出血等。

案例分析

1. 检验案例分析

通过上述简要病例及检验数据综合分析，该患者病情复杂、基础疾病多，此次住院主要原因为肺部感染，且感染一直存在，中性粒细胞绝对值和百分比持续性增高，CRP、PCT 均升高；极高的 FDP 和 D- 二聚体浓度提示患者可能存在血栓性疾病、深静脉血栓；12 月 24 日微生物血培养阳性，提示大肠埃希菌，考虑菌血症；外周血 T 淋巴细胞明显减低提示免疫功能低下，其余自身免疫结果阴性。12 月 29 日开始，出现急性肝功能损伤、心功能损伤；血涂片检查之前一直未见异常，直到 12 月 30 日才发现中性粒细胞中出现绿色包涵体；当天乳酸水平急剧升高，出现了酸中毒现象，全身炎性反应。可见，该患者绿色包涵体的出现，伴随着肝功能的急剧恶化与乳酸酸中毒，并出现多器官功能衰竭，提示病情危重，有可能随时死亡。由于该绿色包涵体较为罕见，工作人员为排除染料沉积物干扰，采用另一推片机 + 人工推片染色双重途径阅片镜检，依旧可见蓝绿色包涵体，其形态典型有别于杜勒小体，且患者无家族史，多方面交流及综合分析该蓝绿色物质为"绿色包涵体"。

目前，绿色包涵体的来源尚未明确。经查阅资料显示，大部分绿色包涵体与急性肝衰竭相关，大多数患者出现此包涵体时病情极其危重。Harris 等提示绿色包涵体可能是一种胆汁相关产物胆绿素，但确实无特殊的胆绿素染色方法来证实。另有文献报道，几乎所有患者的共同特征是缺血性或低氧性肝炎，伴随转氨酶急剧升高，随后病情迅速恶化，其中致命的病例与乳酸性酸中毒有关。有学者在光镜和电镜下发现绿色包涵体内含物富含脂质，可能来源于坏死的肝实质细胞释放的脂褐素样物质，大多数患者在检测到中性粒细胞绿色包涵体时，已被诊断为严重疾病，2~4 天后死亡。但也有学者发现，由于其他一些病例显示并无明显肝损伤或转氨酶升高的证据，故也存在其他器官组织损伤导致绿色包涵体形成的可能。

虽然绿色包涵体的来源尚未明确，但它却被称为"死亡预言家"。因为绿色包涵体的出现往往预示着病情极其危重，患者可能随时死亡。该病例中的患者也于发现绿色包涵体的当天晚上因病情严重，抢救无效去世。

2. 临床案例分析

患者，老年女性，入院时由家属代诉 1 周前开始无明显诱因下出现纳差、乏力，生活能力下降，无意识障碍，无进食呛咳及大小便失禁，未予重视，未予特殊处理，入院 5 小时前出现畏寒、发热，在家测体温最高 39.4 ℃，喉部可闻及痰鸣音，不能自行咳出，病后自行服用"阿莫西林"治疗，急诊以"肺部感染"收入院。自发病以来，患者精神、食欲、睡眠欠佳，小便如常，大便 5 天未解，近期体重变化不详。

入院时完善检查，检验科报告血降钙素原 34.9 ng/mL，为危急值。心电图室报告患者心电图提示 Q-Tc 延长大于 550 ms，为危急值，目前考虑存在脓毒血症，停用氨苄西林舒巴坦，改美罗培南抗感染、止咳化痰、抑酸护胃等治疗。患者高龄、基础疾病多，病情危重，以"肺部感染、心力衰竭、心律失常、十二指肠球降交界部巨大溃疡"下病危，请心内科会诊并进行抢救。入院第二天检验科报告患者左右手需氧菌、厌氧菌培养均提示大肠埃希氏菌，为危急值。结合患者入院前有发热，降钙素原显著增高，CRP、血象均显著增高，考虑菌血症（大肠埃希氏菌）诊断明确，继续美罗培南抗感染。经多学科联合会诊，各方面积极配合治疗，患者病情得到了缓解，精神好转，仍有腹痛，血象稍高，但较前下降，炎症指标仍较高，肺部仍有少许感染，床旁彩超示脾脏内混合回声团，考虑存在脾脏感染可能，心肌酶较前好转，仍有快速房颤，心电图较前有变化，继续予美托洛尔减慢心室率。

12月30日患者心率较前增快，完善心电图示心房扑动（2：1~4：1房室传导），左心室高电压ST-T改变，予复查电解质无特殊异常，患者心肌酶各项指标较前均升高，且患者血压偏低，在70/50 mmHg左右，予请心内科会诊协助诊治。08：15接检验科电话报告患者血乳酸29.78 mmol/L，为危急值。入院以来一直腹痛，考虑乳酸酸中毒，立即予补液、补充热卡、碳酸氢钠纠酸处理，病情危重，预后差，与家属沟通病情，家属表示理解。10：20接检验科电话中性粒细胞胞浆内发现绿色包涵体，并告知绿色包涵体的出现伴随肝酶急剧升高及乳酸中毒，预示生命危急，请ICU、血管外科、肝胆外科、感控科、心内科、消化科等会诊协助诊治，约18：45患者出现心率、血压下降，病情危重，救治无效，宣布临床死亡。

知识拓展

目前各医院检验科均采用现代化先进全自动血细胞分析仪或流水线，可得到准确的检测参数，但仍不能准确鉴别全部血细胞形态，特别是血细胞胞质内容物或包涵体。对于细胞内容物，有中毒颗粒、杜勒小体、May-Hegglin畸形、A-R畸形、C-H畸形、细菌、真菌及病原体等。但胞质内出现蓝绿色物质或包含体现象常见有如下三种，检验形态时应准确识别及鉴别，有效辅助临床诊断。

（1）绿色包涵体：来源尚未明确，可能是一种胆汁相关产物胆绿素，被认为是中性粒细胞和单核细胞吞噬了肝细胞损伤的产物，为胆汁相关物质或溶酶体降解产物。中性粒细胞绿色包涵体对胆红素染色、铁染色、POX染色、PAS染色、Warthin-Starry银染、六胺银染色和革兰氏染色呈阴性。Zeihl-Neilson抗酸染色阳性、油红O染色阳性，提示富含脂质。其形态学特点是大小不等、圆形、颗粒状或不规则形，蓝绿色或亮绿色（图18.5）。

（2）杜勒小体：也称为蓝斑，是中性粒细胞因毒性变化而保留的胞浆内局部嗜碱性区域，可染成灰蓝色或天蓝色。直径多为1~2 μm，有时可达5 μm，可染成灰蓝色，是细胞局部不成熟，即细胞核与细胞浆发育不平衡的表现，也是细胞严重毒性变化的表现，常见于严重的感染，如肺炎、败血症和烧伤等。其形态学特点是常位于细胞边缘，单个或多个，呈圆形、梨形或云雾状，界限不清（图18.6）。

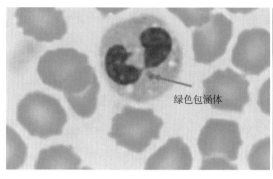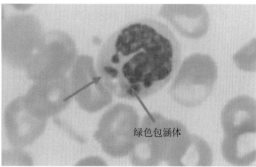

图 18.5　绿色包涵体

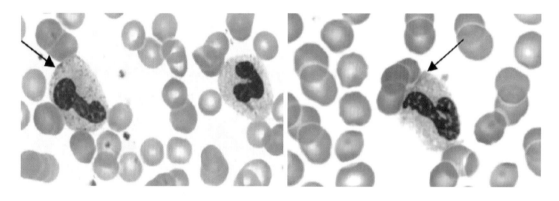

图 18.6　杜勒小体

（3）May-Hegglin 畸形：一种先天性白细胞异常，非常少见，且不易被发现，是由非肌性肌球蛋白重链9基因（MYH9）发生突变引起。表现为血小板减少、巨大血小板和粒细胞包涵体三联征，患者常有轻度至中度出血倾向，表现为鼻衄、牙龈出血、皮肤瘀点、瘀斑和月经过多等。外周血镜检可见大血小板及杜勒样小体（多见于粒细胞胞质内，终生含有一种淡蓝色包涵体）。其形态学特点类似于"杜勒小体"，呈纺锤形、长条形或者新月形等（图18.7）。

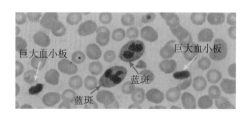

图 18.7　May-Hegglin 畸形

案例总结

外周血粒细胞胞质出现绿色包涵体现象较为罕见，需正确识别与鉴定。镜检若看到此包涵体，应考虑患者病情危重，最常与转氨酶升高、肝衰竭、乳酸中毒和较高的早期死亡率相关，建议以"危急值"报告临床。

形态学检验人员对绿色包涵体应有准确的认识，对于血涂片复检工作，应当持之以恒坚持下去，认真复检，避免漏诊或误诊，这就是复检规则的价值所在。作为细胞形态学检验者要不断学习专业的理论知识，积累细胞形态学实战经验，提高鉴别诊断能力，做一名优秀的检验"侦察兵"。通过本案例再次给检验人员发出"警告信号"：镜检不能丢，复检规则不是形同虚设。同时应多与临床沟通，把有价值的信息及时传递提示给临床，方便临床全面掌握患者情况，以采取有效的应对措施，让每一份报告单在临床的诊断治疗工作中起到其应有的作用。

专家点评

外周血粒细胞胞浆出现绿色包涵体现象较为罕见，镜检若看到此包涵体，应考虑患者此时病情危重，预示患者即将死亡。绿色包涵体是指在中性粒细胞或单核细胞胞浆内出现一个或多个蓝绿色的包涵体，从实验室的角度出发，检验人员应该了解这类异常包涵体的形态特点，与其他内含物进行鉴别。尽可能地通过镜检或自动化成像系统识别它，并及时联系临床，把信息传递给临床，方便临床全面掌握患者情况，采取必要的治疗措施。

本例患者刚入院时，肝酶及乳酸指标并不高，但患者高龄且基础疾病多，病情危重，出现绿色包涵体的同时，各检测指标均表明患者还伴有感染、心衰、肝衰、呼吸衰竭、深静脉血栓形成等症状。因此可进一步说明，患者出现严重的感染症状时，外周血可能出现绿色包涵体，与"死亡有着密切联系"。此病例一经发现，就及时与临床医生进行了全面、深入的沟通，说明检验与临床经常、及时、有效沟通的必要性和重要性。

参考文献

［1］HARRIS V N，MALYSZ J，SMITH M D. Green neutrophilic inclusions in liver disease［J］. J Clin Pathol，2009，62（9）：853-854.

［2］YANG J，GABALI A. Green neutrophilic inclusions：current understanding and review of literature［J］. Curr Opin Hematol，2018，25（1）：3-6.

［3］HODGSON T O，RUSKOVA A，SHUGG C J，et al. Green neutrophil and monocyte inclusions-time to acknowledge and report［J］. Br J Haematol，2015，170（2）：229-35.

［4］郭平，常菁华，王剑飚 . 外周血白细胞绿色包涵体合并疟色素病例临床回顾分析［J］. 检

验医学，2021，36（10）：1008-1011.

［5］刘金凤，刘晓艳，李萍，等．血液复检发现白细胞绿色包涵体一例［J］.山东医学高等专科
学校学报，2023，45（3）：199-201.

19

全身炎症反应综合征

作者：詹倩[1]，房昉[2]（云南省中医医院，1 检验科；2 急诊科）

点评专家：施雄飞（云南省中医医院）

前 言

手术后发热是临床上一个常见的现象，有证据显示，手术后的非感染性炎症介质是术后发热最常见的原因。尽管如此，由感染导致的手术后发热仍然是临床医生最关注和最紧张的问题。一般情况下，手术后 1~3 天内的发热通常是生理性的，主要表现为低热，体温一般不超过 38 ℃，是手术的创伤或局部的炎症导致的。而血肿的吸收、脓液的引流本身也都会引起发热，这些生理性的低热被称为全身炎症反应综合征（systemic inflammatory response syndrome，SIRS）。手术后 4~6 天内的发热，通常提示有感染的存在。手术后 7~10 天内的发热，提示可能存在未引流的脓肿，或者有伤口的感染和深部的感染。然而在实际工作中，很多手术后的发热往往很难找到比较明确的原因。这就要求临床医生和检验人员及其他辅助医疗人员深度沟通病情，通力合作，共同快速准确找到原因，给予患者对症治疗。

案例经过

患者，男，64 岁。于 2022 年 8 月 10 日入院急诊科，完善相关检查，大体正常，可择期手术，于 2 天后行"双侧腹股沟疝无张力修补术"。手术后，经查体手术口纱布无渗血无渗液。手术 1 天后伤口拆线，伤口无渗血无渗液，无活动性出血。手术 2 天后拔除尿管，尿管口培养无微生物生长，伤口无渗血无渗液。

患者手术后第 4 天出现无明显诱因的发热、寒战，体温最高达 40.0 ℃，最终体温波动于 37.5~38.5 ℃，同时伴有腰痛、咳嗽、咳痰、流涕、出汗、全身酸痛等症状。自发热以来，患者体力状态较差，食欲一般，睡眠情况一般，体重无明显变化，患者神志清楚但精神状态较差，心肺状态良好，腹股沟手术切口处愈合良好，但有压痛。生理反射正常，病理反射征未引出。患者除发热导致的体力和精神状态较差以外，并无其他特殊症状和体征。

案例分析

1. 检验案例分析

患者发热原因不明，血常规及炎性因子检查：WBC 10.05×10^9/L，中性粒细胞百分比 84.5% ↑，中性粒细胞绝对值 8.49×10^9/L ↑，淋巴细胞百分比 8% ↓，淋巴细胞绝对值 0.80×10^9/L ↓，RBC 5.59×10^{12}/L，Hb 162 g/L，PLT 104×10^{12}/L ↓。CRP 136.99 mg/L ↑，SAA>320 mg/L ↑，PCT 13.5 ng/mL ↑。提示有感染，患者发热可能是感染导致，但具体感染原因需要进一步查明。

凝血检查：PT 13.4 秒，APTT 40.5 秒，TT 17.2 秒，FIB 8.45 g/L ↑，D-二聚体 3.02 μg/mL ↑，FDP 9.87 μg/mL ↑。排除深静脉血栓或血栓性静脉炎导致的低热。

尿液检查：RBC 阴性，WBC 阴性，蛋白 +。培养无微生物生长。

检验人员与主治医生深度沟通，总结了以上所有检查结果后，认为患者的持续性发热大概率是由感染导致的，而持续性、波动性的发热症状则提示检验人员请主治医生在患者一天中比较高热的状态下及时抽血做血常规和相关检验。

经血细胞分析仪再次检测，与之前的结果大致相同，白细胞和中性粒细胞升高，而淋巴细胞相对降低，本着对患者负责任的态度，按照《全国临床检验操作规程》（第四版），检验人员及时推片，一张厚血膜片和一张薄血膜片，干燥、染色，在显微镜下仔细观察。终于，在镜检下看到红细胞里面的滋养体（图 19.1），确诊了患者的发热是疟原虫感染导致的。确定疟原虫的类型后，检验人员及时与主治医生沟通，报告检验结果。

2. 临床案例分析

患者发热原因不明，首先是重新测量和监测体温，患者从手术后第 4 天开始就一直处于发热状态，体温最高时可达到 40 ℃，并且在一天中测量数次都有较大波动，波动范围在 37.5~38.5 ℃。

术后第 4 天，属于术后中期发热，提示感染的可能性比较大，彼时正值新冠疫情时期，主治医生怀疑新型冠状病毒感染，行新冠核酸 PCR 检查和胸片检查，结果是阴性。CT 检查无异常，同时排除新型冠状病毒感染和肺部感染导致发热的可能性。

同时查看术中病例，失血量不大，没有出现低蛋白血症引起的发热。

随后对患者伤口进行检查、换药，伤口恢复良好，无活动性出血，伤口及周边无感染迹象，可暂时排除由全身反应综合征导致的发热和术后导尿管滞留引起的感染性发热。

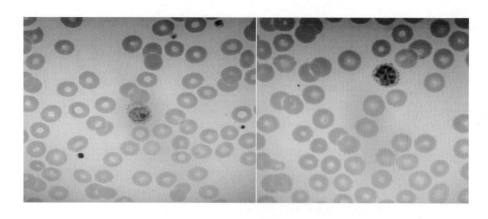

图 19.1　红细胞里面的滋养体

检查手术以来的用药和制剂均正常，没有引起发热的药物或药物反应。

B 超检查提示上腹部正常，心脏彩超检查正常。排除腹部手术导致的生理性发热。

此时检验科工作人员请主治医生在患者一天中比较高热的状态下及时抽血做血常规和相关检验，确诊了患者发热是疟原虫感染导致的。

主治医生经过分析，结合患者的症状和体征，认可了疟原虫感染导致患者发热的检验结果，向患者及家属交代相关病情，评估患者的身体状况后，嘱患者尽量接触隔离，防止蚊虫叮咬，并尽快转入传染病医院进行专科诊治。

知识拓展

疟原虫引起的疟疾是一种严重危害人民健康和生命安全的重大虫媒传染病，在全球范围内广泛传播，还会引起严重的并发症，与艾滋病、结核一起被列为全球三大公共卫生问题。

疟疾主要通过雌性按蚊叮咬传播，在我国最主要的传播媒介是中华按蚊。疟疾的传染源为疟疾患者和带疟原虫的无症状感染者，主要流行于热带和亚热带。人群对疟疾普遍易感，感染后虽可获得一定程度的免疫力，但不持久，一段时间后可再次感染同种疟原虫。疟疾在我国被归类于乙类传染病，需要进行严密的检测和控制。

疟原虫种类繁多，可感染人类的疟原虫有 4 种，分别是间日疟原虫、恶性疟原虫、三日疟原虫和卵形疟原虫，在我国主要流行的为间日疟原虫和恶性疟原虫。

疟疾的临床症状主要表现为周期性的寒战、发热、盗汗等，目前最有效的治疗方法为青蒿素衍生物联合另一种有效的抗疟疾药物，可以避免疟原虫产生耐药性。

案例总结

术后早期的发热，进行各项检查有阳性结果的可能性比较小，这就要求检验人员在做常规检测的时候更加谨慎和仔细。虽然血常规仪器的检验速度、精度都有了大幅度的提高，但所有的血液分析仪都不能正确辨认所有的异常，仅能提示异常信息。疟原虫寄生于红细胞后，胞内出现异常内容物，被寄生的红细胞被仪器检测出有颗粒及 DNA（或 RNA），从而被误认为是白细胞或其他异常细胞。间日疟感染的红细胞胞体胀大，内容物较多、较大，细胞类似嗜酸性粒细胞，在 DIFF 散点图中出现中性粒细胞与嗜酸性粒细胞图形分界不清晰，在此区域形成散点浓染或者灰色图；恶性疟感染的红细胞胞体不变或偏小且内容物相对较少、较小，细胞类似于嗜碱性粒细胞，在 DIFF 散点图和WBC/BASO 散点图上表现为不典型淋巴细胞和嗜碱性粒细胞区域有散点存在并且增多而散在。通过 XN-2000 血液分析仪 WDF 散点图，纵坐标为侧向荧光强度（SFL），横坐标为侧向散射光强度（SSC），在中性粒细胞散点图下方区域，影红细胞（EO）的同一水平线上，为仪器提示的疟原虫区域。

在仪器异常信息的提示中，通过检验人员的显微镜复检而准确检查出被疟原虫感染的血液标本，排除仪器将感染的红细胞误判为白细胞，这也是检验人员的一项基本功。

专家点评

目前，血涂片疟原虫显微镜镜检是 WHO 推荐疟疾诊断的"金标准"。外周血涂片中找到疟原虫是确诊疟疾最主要的实验室检查依据。血常规白细胞计数及中性粒细胞在疟疾急性发作时可增加，有不同程度的血红蛋白下降和血小板减少。但是如果在没有医嘱提示且仅依靠显微镜检查的方法来诊断疟原虫感染，不仅要花费大量的时间与精力，而且还很容易造成漏检。一旦患者没有得到及时治疗，将对其健康造成严重危害，甚至引发区域性传播。因此，利用血液分析仪散点图来诊断疟原虫感染，在日常工作中对于一些异常散点图，检验人员要多加分析思考，对临床诊断与治疗具有非常积极的意义。本案例主要阐述了一例疟原虫感染的筛检和诊断过程，充分体现了检验人责任心和专业能力的重要性。通过血常规复检规则进行涂片镜检发现，快速的诊断疟原虫感染，给临床医生提供决定性的诊断信息，在患者及时诊断，早期有效救治，避免漏诊及传染病有效防控等方面体现了检验人的价值。

参考文献

［1］尚红，王毓三，申子瑜 . 全国临床检验操作规程［M］.4 版 . 北京：人民卫生出版社，2015.

20

横纹肌肉瘤治疗缓解后再发 B 淋巴母细胞白血病

作者: 马鸣[1],龚佳雨[1],焦文静[1],邵俊国[1],李丽霞[1],朱秀丽[2](河北医科大学第四医院,1 检验科; 2 儿科)

点评专家: 张金艳(河北医科大学第四医院)

前 言

横纹肌肉瘤(rhabdomyosarcoma)为儿童常见软组织恶性肿瘤,发病以头颈部、躯干和四肢等部位多见。第二肿瘤是指同一脏器不同部位或不同脏器,同时或先后发生 2 个或 2 个以上各自独立的原发肿瘤。横纹肌肉瘤治疗缓解后再发血液系统第二肿瘤目前报道相对较少。我院儿科收治一例经病理检测证实为横纹肌肉瘤患儿,经规范放化疗达完全缓解(CR)后,短期内再发 B 淋巴母细胞白血病(B-lymphoblastic leukemia, B-ALL),现报告如下。

案例经过

患儿,女,3 岁。主因咳嗽 4 天、白细胞增高,于 2019 年 8 月 11 日就诊于我院儿科。患儿 2 年前经病理及 FISH 检测确诊为横纹肌肉瘤(腺泡型)极高危,给予 AVCP (阿霉素、长春新碱、环磷酰胺、顺铂)结合 IEV (异环磷酰胺、依托泊苷、长春新碱)方案化疗结合放疗,经临床评价达完全缓解后,于 2018 年 12 月 21 日开始,先后予 VCP (长春新碱、环磷酰胺、顺铂)方案及 DEV (更生霉素、依托伯甙、长春新碱)方案维持治疗后停药。化疗期间,骨髓涂片细胞学检测未见明显异常。

此次入院查体:体温 37.2 ℃,贫血貌,全身皮肤无黄染、皮疹,颈部两侧可触及 2 枚肿大淋巴结,最大约 1.0 cm × 0.8 cm。血常规示:白细胞 260.00 × 10⁹/L,中性粒细胞百分比 14.6%，淋巴细胞百分比 82.8%，血红蛋白 97.0 g/L，血小板 119×10⁹/L，外周血中原、幼淋巴细胞约占 85.0%。乳酸脱氢酶 1384.4 U/L。骨髓象示：有核细胞增生极度活跃，淋巴细胞高度增生，以原始、幼稚淋巴细胞为主，约占 89.5%，特殊染色过氧化物酶阴性（图 20.1）；粒、红两系明显受抑，成熟红细胞大小不一；巨核细胞 11 个，血小板散在可见。骨髓流式细胞术（flow cytometry，FCM）白血病免疫分型检测结果示：异常细胞约占有核细胞 92.9%，表达 CD19、CD200、CD38、CD22，部分表达 CD34、HLA-DR、CD79b、CD10、cCD79a 及 cTdT，符合异常 B 淋巴细胞免疫表型。实验室初步印象：符合 B-ALL 免疫表型特征（图 20.2）。

白血病融合基因检测示：MLL-AF4 融合基因阳性，其他融合基因阴性或低于检测灵敏度。脑脊液常规示：送检标本无色、清晰透明，蛋白阴性，红细胞计数 89×10⁶/L，白细胞计数 3×10⁶/L。脑脊液 FCM 检测示：共检测有核细胞 1622 个，异常 B 细胞约占 1.02%，该细胞表达 CD19 及 CD22，部分表达 CD10、CD38、CD200 及 CD34，不表达 CD20、CD13 及 CD7。

临床诊断：急性淋巴细胞白血病（B 细胞型）高危，CNS2。给予 VDLP 方案（长春新碱、泼尼松、柔红霉素、门冬酰胺酶）化疗，及鞘内注射阿糖胞苷、甲氨蝶呤、地塞米松治疗 1 个疗程。

8 月 29 日，复查骨髓象示：有核细胞增生活跃，未见幼稚淋巴细胞。脑脊液 FCM 微小残留病（minimum residual disease，MRD）检测结果显示：未见异常 B 细胞。

9 月 23 日，血常规示：白细胞 6.09×10⁹/L，中性粒细胞百分比 52.0%，淋巴细胞百分比 42.6%，血红蛋白 90.0 g/L，血小板 119×10⁹/L，分类未见原、幼淋巴细胞。骨髓象示：未见幼稚淋巴细胞。脑脊液 MRD 检测示：未见异常 B 细胞。给予 CAML（环磷酰

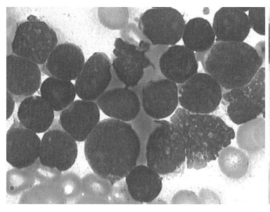
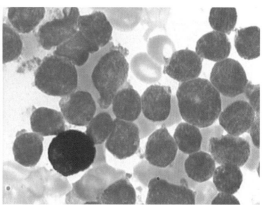

A. 原始、幼稚淋巴细胞高度增生　　　　　　　　B. POX 染色阴性

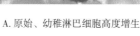

图 20.1　骨髓中白血病细胞形态特点（瑞氏 - 吉姆萨染色，×1000）

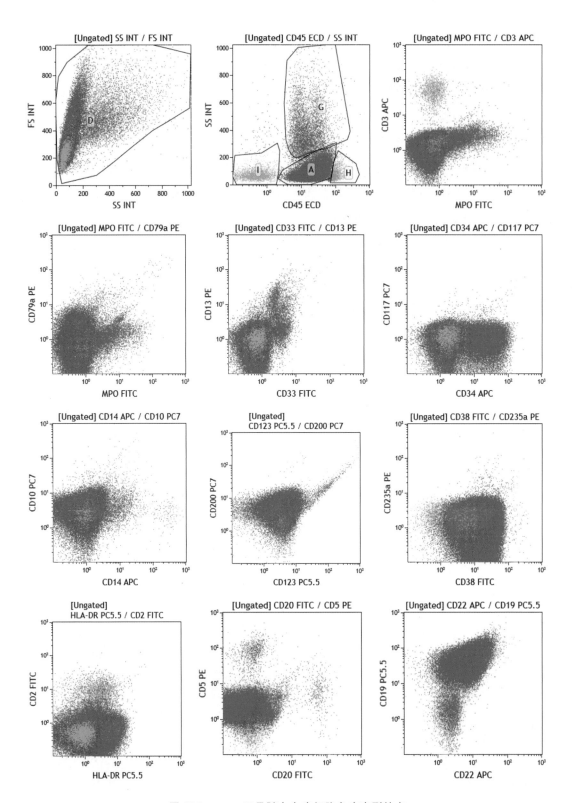

图 20.2 FCM 示骨髓白血病细胞免疫表型特点

胺、阿糖胞苷、培门冬酶、6-巯基嘌呤）方案和 DAEL（地塞米松、阿糖胞苷、依托泊苷、门冬酰胺酶）方案行早期强化化疗。

2 个月后患儿再次入院治疗，骨髓象示：原始、幼稚淋巴细胞增多，占 83.0%。脑脊液 MRD 检测结果显示：未见异常 B 细胞。给予 DAEL（地塞米松、阿糖胞苷、依托泊苷、门冬酰胺酶）方案化疗 1 个疗程后，于 2019 年 12 月 16 日复查骨髓象示：原始、幼稚淋巴细胞明显减少，占 4.0%，外周血涂片分类未见幼稚细胞。但 1 周后，血常规示：白细胞计数明显增高，达 145.80×10^9/L，原始、幼稚淋巴细胞约占 51.0%。骨髓象示：有核细胞增生极度活跃，原始、幼稚淋巴细胞占 83.0%。FCM 复查骨髓白血病免疫分型结果较前次无明显变化。基因测序结果显示，该患者样本中检测到 TP53、AKT1、COL12A1 及 TENM3 基因突变，突变频率分别为杂合、33.8%、37.4%、34.8%。向家属交代化疗过程中患儿病情无缓解，仍进展，有行 CAR-T 治疗、骨髓移植指征，家属要求先行化疗。给予泼尼松诱导治疗，不敏感。给予地塞米松、长春新碱、培门冬酶、盐酸伊达比星方案化疗后的 14 天及 29 天，骨髓象均示：未见原、幼淋巴细胞，达形态学缓解。然而，仅 1 周后复查血常规提示：白细胞增高达 31.17×10^9/L，原始、幼稚淋巴细胞约占 86.0%。骨髓象示：有核细胞增生极度活跃，原始、幼稚淋巴细胞明显增多，占 78.5%。患儿存在高白细胞血症，予地塞米松诱导治疗后患儿白细胞计数较前增高，效果较差。遂予 FLAG 方案（氟达拉滨、阿糖胞苷）治疗，效果欠佳，患儿外周血白细胞计数短暂减低后再次持续增高。

2020 年 3 月 12 日，复查血常规示：白细胞 1078.11×10^9/L，血红蛋白 48.0 g/L，血小板 34×10^9/L。复片结果显示，原始细胞明显增多。患儿家长拒绝骨髓象分析等相关检查并放弃治疗，自动出院。患儿因 B-ALL 就诊期间，横纹肌肉瘤始终未复发。

案例分析

1. 检验案例分析

WHO 指出流式细胞学诊断 B-ALL 的标准为 CD19 阳性同时，伴 CD10、CD22 及 cCD79a 中的一个或两个（CD19 为弱阳性时）阳性即可诊断。本例患者骨髓及脑脊液流式细胞学检查结果示 CD22、CD19 等 B 细胞标记均为阳性，因此符合异常 B 淋巴细胞免疫表型。基因测序结果显示，该患者样本中检测到 TP53、AKT1、COL12A1 及 TENM3 基因突变，在这些位点中 TP53 突变较为确定与白血病等儿童第二肿瘤的发生密切相关。TP53 基因突变可见于 8%~10% 的 B-ALL；存在 TP53 基因突变的 ALL 患者往往对化疗敏感性差，CR 率较低，且 B-ALL 患者经 CAR-T 治疗后缓解期较短，临床预后较差。因此，该患儿 TP53 基因位点突变为阳性，可能是其再发 B-ALL 的诱因之一。同时，伴 MLL-

AF4 重排也是该患儿的一个显著特点，MLL 基因位于染色体 11q23 区，具有调节染色质修饰和基因表达过程的作用，其重排可见于各类原发和治疗相关性白血病，AF4 是儿童 ALL 患者 MLL 重排中较为常见的一类亚型。MLL 重排阳性是儿童 ALL 患者临床预后较差的提示性指标之一。

2. 临床案例分析

本例患儿经骨髓象及流式细胞学检查证实为 B-ALL。目前已证实放射线、某些烷化剂、拓扑异构酶Ⅱ抑制剂和铂类化合物等可能是白血病的诱发因素。

本例患儿先后给予 CAML（环磷酰胺、阿糖胞苷、培门冬酶、6- 巯基嘌呤）方案和 DAEL（地塞米松、阿糖胞苷、依托泊苷、门冬酰胺酶）方案行早期强化化疗；复发后给予 DAEL（地塞米松、阿糖胞苷、依托泊苷、门冬酰胺酶）及 FLAG（氟达拉滨、阿糖胞苷）等方案化疗，缓解期较短，病情呈明显反复过程。

放射线和化学诱变剂潜伏期多相对较长，而本例患儿经放化疗 CR 后，停药不到 7 个月即确诊 B-ALL，故考虑 B-ALL 的发生可能独立于横纹肌肉瘤治疗，为第二原发肿瘤。据《儿童淋巴母细胞淋巴瘤诊疗规范（2019 年版）》，该患儿存在 MLL-AF4 基因重排，确诊为急性淋巴细胞白血病（B 细胞型）高危，同时，脑脊液 FCM 检测结果提示患儿伴 CNS2。患儿诱导缓解期治疗较为顺利，骨髓象达 CR，但缓解后仅 3 个月左右即复发，复发后再次化疗效果差，病情持续反复、进展。同时家属对治疗配合不足，拒绝进行部分相关检查，最后放弃治疗。

知识拓展

横纹肌肉瘤约占儿童肿瘤的 6.5%，其继发急性白血病目前国内虽有少量报道，但本例患儿确诊为横纹肌肉瘤后，在行 AVCP 及 IEV 方案化疗结合放疗等规范治疗达到临床 CR 后短期即再发 B-ALL，临床则较为少见。

案例总结

基因测序结果显示，该患者样本中检测到 TP53、AKT1、COL12A1 及 TENM3 基因突变，在这些位点中 TP53 突变较为确定与白血病等儿童第二肿瘤的发生密切相关。TP53 基因突变可见于 8%~10% 的 B-ALL，也可见于部分 AML 患者；存在 TP53 基因突变的 ALL 患者往往对化疗敏感性差，CR 率较低，且 B-ALL 患者经 CAR-T 治疗后缓解期较短，临床预后较差。该患儿 TP53 基因位点突变为阳性，可能是其再发 B-ALL 的诱因之一。同时，伴 MLL-AF4 重排也是该患儿的一个显著特点，MLL 基因位于染色体 11q23 区，具有调节染色质修饰和基因表达过程的作用，其重排可见于各类原发和治疗相关性白血病，AF4 是儿童 ALL 患者 MLL 重排中较为常见的一类亚型。MLL 重排阳性是儿童 ALL 患者临床预后较差的提示性指标之一。有文献报道，MLL 重排阳性患儿 5 年无事件生存率及总生存率均远低于目前儿童 ALL 患者总体存活率，特别是伴 MLL-AF4 重排的患儿不仅外周血 WBC 计数往往较高，且患者化疗敏感性较差。孙豫兰等研究了 38 例接受规范治疗的伴 MLL 重排 B-ALL 患儿，结果发现，总体 5 年无事件生存率（event-free survival，EFS）为（45.7 ± 9.8）%，明显低于目前国内 ALL 总体 5 年 EFS 的 70%~80%；同时，伴 MLL-AF4 重排组患儿的 CR 率仅为 11.1%（1/9），明显低于非 MLL-AF4 组患儿的 96.6%（28/29）。本例患儿外周血 WBC 计数较高，化疗缓解后短期内即复发且病情多次反复，符合伴 TP53 基因突变及 MLL-AF4 重排阳性患者疗效较差的特点。然而，TP53 突变和 MLL-AF4 重排之间的联系及其相关调控机制目前尚未见文献报道。

总之，本案例提示，在儿童横纹肌肉瘤治疗过程中应注意骨髓细胞形态学检查等临床血液学相关检查，特别是对于伴 TP53 基因突变的横纹肌肉瘤患儿，更应密切注意治疗后再发白血病的倾向。

专家点评

本案例展示充分体现了 MICM 联合检测在临床血液肿瘤诊断中的重要性，为提高血液肿瘤临床诊断准确性和效率提供了新思路。我院儿科收治本例初诊病理检测证实为横纹肌肉瘤的患儿，经规范放化疗达完全缓解后，短期内再发 B 淋巴母细胞白血病，临床较为少见，通过临床少见病例的分析总结和文献复习，不仅可拓展临床诊断思路，还可加深年轻检验工作人员对血液肿瘤 MICM 诊断模式的理解。

参考文献

［1］陈开澜，王群，陶芳，等 . TP53 胚系突变致横纹肌肉瘤继发急性淋巴细胞白血病 1 例并文献复习［J］. 中华实用儿科临床杂志，2020，35（18）：1425-1427.

［2］ZHANG X，LU X A，YANG J，et al. Efficacy and safety of anti-CD19 CAR T-cell therapy in 110 patients with B-cell acute lymphoblastic leukemia with high-risk features［J］. Blood Adv，2020，4（10）：2325-2338.

［3］高超，李志刚，崔蕾，等 . MLL 基因重排阳性儿童急性白血病的临床和实验研究进展［J］. 中华血液学杂志，2010，31（9）：641-643.

［4］高伟，蒋梦影，高莉，等 . 儿童急性淋巴细胞白血病治疗失败的相关因素分析［J］. 中国实验血液学杂志，2021，29（3）：661-668.

［5］孙豫兰，何海龙，赵文理，等 . 58 例 MLL 基因重排阳性儿童急性淋巴细胞性白血病临床分析［J］. 中国小儿血液与肿瘤杂志，2013，18（3）：103-106.

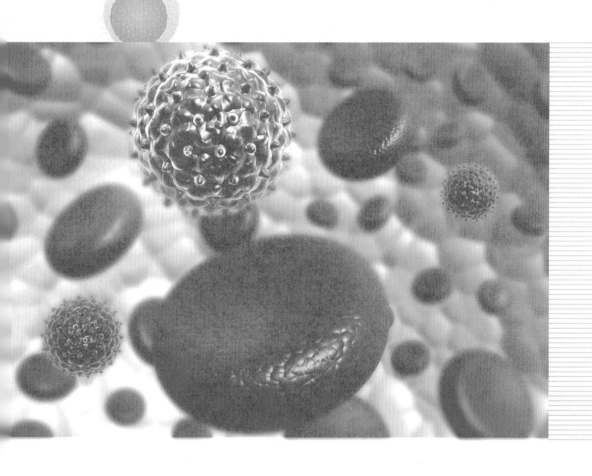

第二篇

凝血篇

21

获得性血友病 A 合并狼疮抗凝物阳性

作者：吴晓本[1]，甄长青[2]（山东第一医科大学附属省立医院，1 检验科；2 血液科）
点评专家：甄长青（山东第一医科大学附属省立医院）

前 言

检验结果 PT 及 APTT 同时延长可见于以下情况：①维生素 K 缺乏导致的维生素 K 依赖因子 F Ⅱ、F Ⅶ、F Ⅸ、F Ⅹ减低；②使用高浓度狼疮抗凝物（LA）等；③抗凝药物肝素、达比加群、利伐沙班、水蛭素药物浓度过量；④共同途径凝血因子 F Ⅰ、F Ⅱ、F Ⅴ、F Ⅹ缺乏及 F Ⅰ、F Ⅱ、F Ⅴ、F Ⅹ抑制物。

因 F Ⅷ获得性减低同时合并狼疮抗凝物（LA）强阳性导致 APTT、PT 同时延长且表现为 APTT 危急值的情况较为罕见，案例整理汇报如下。

案例经过

患者，女，60 岁，2 个月前以脑梗死就诊于当地医院，APTT 延长原因待排，对症处理规律治疗脑梗死 2 周后出院。近 1 个月为缓解割麦农收加重导致的腰椎间盘突出腰痛及下肢放射痛，连续服用布洛芬 1 个月余，四肢及胸腹部出现大面积瘀斑（图 21.1）伴无明显诱因的黑便，当地医院检查结果如表 21.1 所示。

多次补充新鲜冰冻血浆后凝血功能及症状无明显缓解，患者至我院急诊就诊后转入急诊抢救室治疗。

实验室检查血小板 $92 \times 10^9/L$ ↓，PT 17.2 秒↑，APTT 100.1 秒↑↑，按照我院危急值报告制度规定，排除抗凝治疗及各种外在因素外，APTT>80 秒判读为危急值。通过后续 APTT 纠正实验、狼疮抗凝物、蛋白 C、蛋白 S、抗磷脂抗体系列及凝血因子全套、血栓弹力图及 F Ⅷ因子抑制物 Bethesda 法测定，最终确诊为罕见的获得性血友病 A 合并狼疮抗凝物阳性引起的 APTT 极度延长。

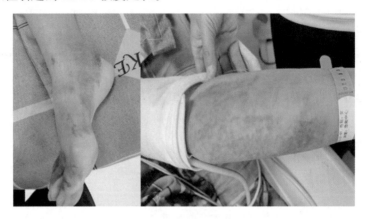

图 21.1　四肢瘀斑

表 21.1　当地医院历史检查结果

检验项目	检验结果	参考范围
白细胞（WBC）	6.3×10^9/L	（4.00~10.00）× 10^9/L
血红蛋白（Hb）	85 g/L ↓	110~150 g/L
血小板（PLT）	102×10^9/L	（100~300）× 10^9/L
凝血酶原时间（PT）	18.50 秒 ↑	9.20~15.00 秒
国际标准化比值（INR）	1.28	0.80~1.25
活化部分凝血活酶时间（APTT）	93.00 秒 ↑	21.00~37.00 秒
纤维蛋白原（FIB）	2.50 g/L	2.00~4.00 g/L
凝血酶时间（TT）	15.20 秒	10.00~20.00 秒
D-二聚体（DD）	3.30 mg/L ↑	0.00~0.50 mg/L

案例分析

1. 临床案例分析

患者为缓解农忙腰痛，连续服用布洛芬 1 个月余，一周前出现瘀斑并迅速加重。经我院逐级排查后确诊为获得性血友病 A 合并狼疮抗凝物强阳性，表现为 PT 延长伴 APTT 极度延长，实验室层层递进的筛查为患者明确了诊断，同时为患者的对症治疗争取了时间。

2. 检验案例分析

患者在我院急诊就诊后 APTT 初始结果（103.60 秒↑↑↑）危急值报警。据科室标准操作程序规定，排除实验室检测系统因素、标本及临床用药，当 APTT 延长 5 秒以上（>41.5 秒），PT 延长 3 秒以上（>15.5 秒）时，启动即刻纠正试验，APTT 即刻纠正试验未完全纠正（98.3 秒↑）。后续通知临床启动标准 APTT 纠正试验，孵育后也未纠正（85.1 秒↑），且提示存在时间、温度依赖性的抑制物。

《活化部分凝血活酶时间延长混合血浆纠正试验操作流程及结果解读中国专家共识》指出，PT 及 APTT 延长且 APTT 即刻纠正试验无法得到纠正，原因可能包括：①共同途径因子如 X 因子和 V 因子减低；②存在凝血因子抑制物；③存在狼疮抗凝物、抗心磷脂抗体和抗 β2 糖蛋白 1 抗体阳性；④存在影响 APTT 测定的用药，如肝素等。

日常工作中 LA 阳性相对常见，采用改良的稀释蝰蛇毒时间方法（dRVVT 法）检测 LA，结果显示 dRVVT 法的标准化比值 3.49↑，判读为狼疮抗凝物强阳性，同时导致抗凝蛋白中蛋白 S 假性升高，超出检测上限，其余无异常。

抗心磷脂抗体（IgA+IgG+IgM）：阴性。

抗 β2 糖蛋白 1 抗体（IgA+IgG+IgM）：阴性。

体外试验中，LA 对内源凝血途径中 IX - VIII - 磷脂 -Ca^{2+} 复合物和 X - V - 磷脂 -Ca^{2+} 复合物有明显的抑制作用，导致 APTT 的延长无法纠正，同时可解释 PT 轻度延长。LA 在人体内属病理性促凝物质，其强阳性可明显提高患者罹患血栓疾病风险，如患者 2 个月前的脑梗死，LA 很可能是致栓因素之一。但却无法解释：①本例患者近期瘀斑症状明显加重；②标准 APTT 纠正试验孵育后的结果提示患者体内存在时间、温度依赖性的因子减低。因此考虑是否存在因子抑制物有待排除。

筛查血浆凝血因子，结果显示同时出现大范围的凝血因子降低，可以将其归因于：①已知的强阳性 LA 对内源凝血途径中 IX - VIII - 磷脂 -Ca^{2+} 复合物和 X - V - 磷脂 -Ca^{2+} 复合物的抑制作用；②患者血浆仍可能存在高浓度因子抑制物。

标准的血栓弹力图采用全血检测，其中血小板可提供足够的磷脂以屏蔽掉强阳性 LA 的影响。全血弹力图结果显示 R 值依然延长明显。进一步提示患者体内存在某种内源凝血途径引起的凝血因子水平的降低（图 21.2）。

存在因子抑制物时，选择进行患者血浆的不同稀释度检测。但本例血浆梯度稀释时为消除强阳性 LA 对磷脂的拮抗作用，需额外选用磷脂含量足够高的稀释液。dRVVT 法试剂中蝰蛇毒可直接激活血浆中的 X 因子，所以其无法监测 X 因子之前的接触性激活凝血因子、因子 VII、VIII 和 IX 缺失或其抑制物的影响。狼疮抗凝物硅凝固时间（SCT）检测涵盖 APTT 全流程，相比于 dRVVT 法，SCT 法具有更高的灵敏性，同时可以明显提高检测准确率，减少假阴性的结果，监测内源性凝血途径及共同途径凝血因子缺失或其抑制物的影响。稀释 16 倍后 VIII 因子变化幅度最小，如表 21.2 所示。

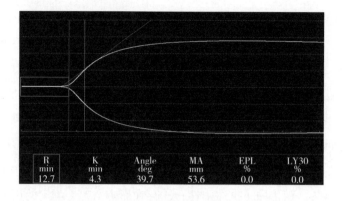

图 21.2　血栓弹力图

表 21.2　16 倍稀释后血浆因子检测结果

因子	结果（%）	参考范围（%）
Ⅱ	65.2	50~150
Ⅴ	54.3	50~150
Ⅶ	72.5	50~150
Ⅷ	3.2 ↓	50~150
Ⅸ	43.5 ↓	50~150
Ⅹ	92.1	50~150
Ⅺ	79.6	50~150

因此提示患者体内存在Ⅷ因子抑制物，Bethesda 法检测Ⅷ因子抑制物浓度为 16.5 BU ↑↑。同时外送患者血浆查Ⅷ因子抑制物为 13.8 BU，得到进一步证实。

最终诊断：获得性血友病 A 伴强阳性 LA。

知识拓展

获得性血友病 A（acquired hemophilia A，AHA）是一种循环血中出现抗凝血因子Ⅷ（F Ⅷ）自身抗体导致 F Ⅷ活性（F Ⅷ：C）降低的获得性出血性疾病。其特点为既往无出血史和无阳性家族史的患者出现自发性出血或者在手术、外伤或侵入性检查时发生异常出血。出凝血筛查以孤立性活化的部分凝血活酶时间（APTT）延长为特征。AHA 的年发病率约为 1.5/100 万，可发生于男女各年龄段，两个发病高峰分别为育龄女性的围产期及 60 岁以上人群，儿童罕见。

大约有 50% 的 AHA 患者可以发现病因或基础疾病，如自身免疫性疾病、恶性肿瘤、感染、药物引起等，1%~5% 的患者发生于妊娠期或产后 1 年内。中国获得性血友病登记

（CARE）研究中，该病死亡率为 6.7%，主要死亡原因包括出血、基础疾病以及继发于免疫抑制治疗（IST）的严重感染等。CARE 研究显示，患者首次出血至确诊所需中位时间为 30 天，就诊时严重出血的患者占 60.9%。AHA 治疗成功的关键在于及时诊断、及早给予恰当的治疗。

狼疮抗凝物（lupus anticoagulant，LA）最早在系统性红斑狼疮患者血液中发现，这种抗体可明显延长体外血浆凝固时间，尤其是 APTT 试验。狼疮抗凝物属于自身抗体，多数为 IgG 型，少数为 IgM 型（也有混合型），主要作用是拮抗带负电荷的磷脂（以及磷脂 - 蛋白复合物）。在体外试验中，狼疮抗凝物可干扰依赖磷脂的凝血过程，尤其是干扰Ⅸ - Ⅷ - 磷脂 -Ca^{2+} 复合物和Ⅹ - Ⅴ - 磷脂 -Ca^{2+} 复合物的形成，使凝血时间假性延长；但在体内则恰恰相反，狼疮抗凝物是强烈的促凝物质，通过诱导组织因子表达、激活血小板及补体、抑制蛋白 C 抗凝系统，使之灭活 FⅤa 和 FⅧa 的作用减弱。通过以上作用机制，人体出现病理性高凝状态，是造成静、动脉血栓栓塞的重要风险。在临床上，狼疮抗凝物阳性常见于成年女性患者，男性患者相对少见。本例患者为老年女性，2 个月前出现脑梗死的 APTT 延长原因未明，无法排除其与 LA 强阳性毫无关联。

狼疮抗凝物在实验室诊断时应选择不同原理的检测方法进行互补检测，通常用稀释的蝰蛇毒时间（dilute Russell viper venomtime，dRVVT）和硅土凝固时间（silica clot time，SCT）作为筛选试验和确诊试验的优选组合，两种方法有一种判读为阳性即可诊断。

《获得性血友病 A 诊断与治疗中国指南（2021 年版）》明确指出，LA 引起 APTT 延长的特点可导致体外试验中内源性凝血因子用一期法检测时活性"降低"的假象。例如一期法检测 FⅧ：C 降低，而发色底物法检测 FⅧ：C 正常时，可以排除 AHA。由于国内发色底物法检测 FⅧ：C 未常规应用，所以常采用多个稀释度样本检测活性的方法鉴别这种假性减少（图 21.3）。本例的特殊性在于患者伴高浓度 LA，无法通过常规稀释液进行梯度稀释，最终选择 SCT 法确认试剂进行患者血浆的梯度稀释，原因是：①其可以提供高浓度磷脂，充分拮抗强阳性 LA 的影响；②不同 dRVVT 法直接激活Ⅹ因子，SCT 法可以监控内源凝血途径及共同途径凝血因子缺失。

获得性血友病 A 常发生异常出血而强阳性 LA 在体内常诱发血栓形成。总的治疗原则包括去除诱因、及时治疗及预防出血和尽早开始免疫抑制治疗以清除 FⅧ抑制物。同时因强阳性 LA 有强烈的致栓作用，待 FⅧ恢复至常规生理止血水平，预防性抗凝也应纳入衡量范畴，可借助多项指标如凝血酶 - 抗凝血酶复合物（thrombin-antithrombin complex，TAT）和纤溶酶 - 抗纤溶酶复合物（plasmin antiplasmin complex，PIC）等项目进行凝血和纤溶的综合考量，维持动态平衡，为抑制物和 LA 的清除赢得时间。

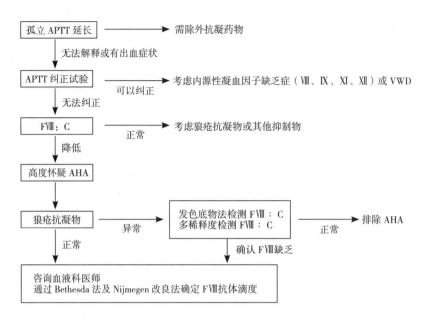

图 21.3 获得性血友病 A（AHA）诊断路径

F Ⅷ：凝血因子Ⅷ；F Ⅷ：C：凝血因子Ⅷ活性；VWD：血管性血友病

案例总结

APTT 和 PT 同时延长常见于维生素 K 依赖性凝血因子缺陷，因高滴度 F Ⅷ抑制物伴强阳性 LA 引起的 APTT+PT 同时延长且患者表现为出血的患者较罕见。对于无明显诱因出现 APTT+PT 同时延长，纠正试验在所有开展凝血检测的实验室均可进行，可以方便、快速地为临床提供方向性判断，需予以重视。此外，应及时结合狼疮抗凝物、凝血因子活性检测，尤其是与临床保持有效沟通，根据患者的症状选择准确、迅速的处理方式，避免延误诊治。

专家点评

获得性血友病（AHA）见于既往无出血史、无阳性家族史的非先天性血友病患者，年发病率约 1.5/100 万，AHA 患者几乎均有出血表现，常见皮下和肌肉出血，约 60% 出血事件严重，出血的危害取决于出血部位及出血量。本例患者发病前连续服用布洛芬镇痛超过 1 个月，远超说明书用药，四肢及胸腹部出现大面积瘀斑伴黑便，同时伴有 LA 强阳性，且其 2 个月前发生脑梗死时 APTT 延长原因未明，无法排除其与 LA 强阳性毫无关联，这也增加了止血和抗凝治疗的不确定性。

因本例患者血浆Ⅷ因子高滴度抑制物，首选 rFⅦa（诺其）90 μg/kg q2~3 h 行旁路止血，因血液病房床位紧张，患者未能正式办理住院手续报销导致经济压力较大，患者家属放弃该方案。选用凝血酶原复合物（PCC）150 IU/（kg·d）方案（图 21.4）。

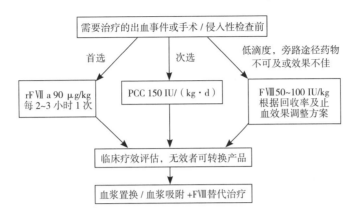

图 21.4　获得性血友病 A 止血治疗选择

rF Ⅶ a：重组活化人凝血因子Ⅶ；PCC：凝血酶原复合物；F Ⅷ：凝血因子Ⅷ

　　本例患者采取免疫抑制物以清除 F Ⅷ抑制物，运用糖皮质激素联合环磷酰胺用药。因 F Ⅷ抑制物与 LA 同属自身抗体，该方案可同时清除 F Ⅷ抑制物及 LA。用药过程中应注意监测针对可能出现的并发症如骨髓抑制、糖皮质激素相关不良反应等，以避免继发感染等不良事件发生。尤其应用 PCC 止血后继续使用会增加血栓的风险，加之 LA 强阳性同样为独立的致栓因素，应每三天监测一次 F Ⅶ、F Ⅸ，每周常规监测一次 F Ⅷ、F Ⅷ抑制物，以预防血栓的形成。规范治疗后 16 周复查 LA，其间可预防性抗凝以防血栓。

　　目前本例患者明显向好，瘀斑减轻，两次复查 F Ⅷ抑制物均呈减半趋势，F Ⅷ稳步上升，PCC 逐步停用后未见明显出血。回顾整个诊疗过程，实验室的监测手段发挥了至关重要的作用。中国血友病中心建设也提出明确要求，实验室检验是 AHA 诊断的核心，实验室层层递进的筛查为后续的精准施救提供了关键的依据，也为患者的诊治赢得了宝贵时间，充分说明检验与临床保持有效沟通的必要性和重要性。

参考文献

［1］ COLLINS P W，HIRSCH S，BAGLIN T P，et al. Acquired hemophilia A in the United Kingdom：a 2-year national surveillance study by the United Kingdom Haemophilia Centre Doctors' Organisation［J］. Blood，2007，109（5）：1870-1877.

［2］ COLLINS P，MACARTNEY N，DAVIES R，et al. A population based，unselected，consecutive cohort of patients with acquired haemophilia A［J］. Br J Haematol，2004，124（1）：86-90.

［3］ GODAERT L，BARTHOLET S，COLAS S，et al. Acquired hemophilia A in aged people：a systematic review of case reports and case series［J］. Semin Hematol，2018，55（4）：197-

201.

［4］ KNOEBL P，MARCO P，BAUDO F，et al. Demographic and clinical data in acquired hemophilia A：results from the European Acquired Haemophilia Registry（EACH2）［J］. J Thromb Haemost，2012，10（4）：622-631.

［5］ SUN B，XUE F，FENG Y，et al. Outcome of CARE：a 6-year national registry of acquired haemophilia A in China［J］. Br J Haematol，2019，187（5）：653-665.

［6］ TENGBORN L，BAUDO F，HUTH-KÜHNE A，et al. Pregnancy-associated acquired haemophilia A：results from the European Acquired Haemophilia（EACH2）registry［J］. BJOG，2012，119（12）：1529-1537.

［7］ DEWARRAT N，GAVILLET M，ANGELILLO-SCHERRER A，et al. Acquired haemophilia A in the postpartum and risk of relapse in subsequent pregnancies：A systematic literature review ［J］. Haemophilia，2021，27（2）：199-210.

［8］ NAPOLITANO M，SIRAGUSA S，MANCUSO S，et al. Acquired haemophilia in cancer：A systematic and critical literature review［J］. Haemophilia，2018，24（1）：43-56.

［9］ MIYAKIS S，LOCKSHIN M D，ATSUMI T，et al. International consensus statement on an update of the classification criteria for definite antiphospholipid syndrome（APS）［J］. J Thromb Haemost，2006，4（2）：295 - 306.

［10］ JACOBS J W，GISRIEL S D，IYER K，et al. Concomitant factor Ⅷ inhibitor and lupus anticoagulant in an asymptomatic patient［J］. J Thromb Thrombolysis，2022，53（4）：945-949.

［11］ AMES P R，GRAF M，ARCHER J，et al. Prolonged activated partial thromboplastin time：difficulties in discriminating coexistent factor Ⅷ inhibitor and lupus anticoagulant［J］. Clin Appl Thromb Hemost，2015，21（2）：149-154.

［12］ 中国研究型医院学会血栓与止血专委会. 活化部分凝血活酶时间延长混合血浆纠正试验操作流程及结果解读中国专家共识［J］. 中华检验医学杂志，2021，44（8）：690-697.

22

先天性异常纤维蛋白原血症

作者：白劲松[1]，吴定江[2]（成都市新都区中医医院，1 医学检验科；2 眼耳鼻咽喉科）

点评专家：唐宁（华中科技大学同济医学院附属同济医院）

前　言

先天性异常纤维蛋白原血症（congenital dysfibrinogenemia，CD）患者临床表现呈多样性，如无症状、出血、血栓形成或既有出血表现又有血栓形成。CD 的诊断和治疗极具挑战。其诊断应基于纤维蛋白原活性和抗原的检测，并通过基因分型进行确认。临床的管理主要基于患者和家族的出血史、血栓并发症等。CD 患者的出血风险可借助血栓弹力图进行评估，而血栓风险的评估仍是难点。本案例通过自建凝块 - 纤溶波形分析（CFWA），助力评估 CD 患者血栓风险。CFWA 可以敏感地监测纤维蛋白凝块形成和纤溶，并可以提供一种易于使用的分析方法，为 CD 患者的血栓风险评估提供参考。

案例经过

患者，男，36 岁，主诉"鼻塞、流涕 2 年余，加重 1 个月"就诊。既往史：否认遗传史，否认手术史、外伤史，出血史等。专科检查：鼻腔黏膜慢性充血，鼻中隔不规则偏曲，双下鼻甲肥大，双侧中鼻道见息肉样新生物堵塞，鼻腔内见较多脓性分泌物潴留。辅助检查：鼻内镜可见双侧中鼻道息肉样新生物，鼻中隔偏曲，下鼻甲肥大。鼻窦 CT 示：全组鼻窦炎，鼻中隔偏曲，下鼻甲稍肥大。入院诊断：①慢性鼻窦炎；②鼻息肉；③鼻中隔偏曲；④鼻甲肥大。

入院后欲行鼻息肉切除术、鼻中隔软骨部分取出术，完善术前筛查，意外发现患者纤维蛋白原（Clauss 法）0.6 g/L，而 PT 演算法结果正常，初步考虑异常纤维蛋白原血症。实验室主动与患者沟通，并建议患者直系亲属送检纤维蛋白原，其父纤维蛋白原（Clauss

法）0.46 g/L，PT 演算法结果正常，明确诊断为先天性异常纤维蛋白原血症。建议患者行基因检测，但被患者拒绝。此时患者是否能够手术存疑。在实验室对患者出血和血栓风险评估的基础上，及时与临床沟通，在术前充分准备的情况下，患者顺利完成手术并治愈出院。

案例分析

1. 检验案例分析

该患者术前凝血常规检测，纤维蛋白原（FIB）降低（0.6 g/L）触发危急值。在凝血检测分析中，排除标本、仪器、试剂等因素外，常从来源、去路、干扰等方面进行思考。分析如下：①患者 FIB 如此低，而 D- 二聚体、FDP 均正常，可初步排除消耗问题；②患者 PT、APTT 正常、肝功能正常，可初步排除合成问题；③患者既往体健，并无相关用药史，初步可排除干扰及获得性缺乏问题。同时在 ACL TOP 上查看 PT 凝固曲线左侧吸光度变化约 160 mAbs 与正常患者水平无异，考虑为异常纤维蛋白原血症可能。加做 PT 演算法检测结果为 3.84 g/L，PT 演算法结果 /Clauss 法结果为 6.40，大于 1.43，初步诊断异常纤维蛋白原血症。检验科主动与患者沟通获悉，因患者奶奶多年前一次住院发现凝血功能异常，而进行了一次家系大筛查，发现患者父亲及直系亲属中 70% 左右均存在凝血功能异常（具体异常指标不详），且均未做基因检测。为进一步明确诊断，仍建议患者直系亲属送检纤维蛋白原。其子纤维蛋白原（Clauss 法）2.81 g/L；其父纤维蛋白原（Clauss 法）0.46 g/L，PT 演算法为 2.98 g/L，PT 演算法结果 /Clauss 法结果为 6.48，明确诊断为先天性异常纤维蛋白原血症，并建议患者行基因检测。

当前面临的临床问题：①患者是否有出血风险，手术能否继续？②如果能手术，是否需要在术前将患者纤维蛋白原提升到 1.5 g/L 以上？③如果需要提升纤维蛋白原，是使用冷沉淀、冰冻血浆，还是人纤维蛋白原制剂？④患者是否有血栓风险，术后是否需要预防性抗凝？

评估患者是否有出血和血栓风险。首先，通过仔细询问患者及其父的出血史、血栓史，获悉患者及其父均表现为无症状。其次，通过实验室检查提供临床支持。最直接有效的办法可能是进行基因检测，其优点是可以直接检查纤维蛋白原基因缺陷，并可以通过与 FIB 基因变异数据库比对，判断其出血风险或血栓风险概率；但缺点是费用高、耗时长等。然而，患者拒绝行基因检测。于是，及时外送血栓弹力图检测以评估患者出血风险，结果显示其血栓弹力图 K 值 2.0 min，MA 值 69.2 mm，K 值反映 80% 的纤维蛋白原功能及 20% 的血小板功能，MA 值反映 20% 的纤维蛋白原功能及 80% 的血小板功能，患者的血小板计数为 306×10^9/L。K 值和 MA 值均正常，提示患者纤维蛋白原功能基本正常，与患者既往并无相关出血倾向相符。

关于患者的血栓风险，通过查阅相关文献及专家咨询，决定尝试体外加入稀释后的阿替普酶（rt-PA）到患者富血小板血浆中，在 ACL TOP 700 血凝仪上检测其 APTT，观察其凝固曲线纤维蛋白降解时间，模拟纤溶试验以初步评判其纤溶情况。

具体试验方法：将 1 mg/mL 的阿替普酶用 ACL TOP 700 仪器配套的因子稀释液进行 10 倍稀释，按照 5 μL（稀释后 rt-PA）+300 μL（富血小板血浆）混匀上机检测 APTT 延长模式（反应时间 400 秒），通过观察 APTT 凝固曲线纤维蛋白完全溶解时间（将光标移至该点位置读取秒数）。鉴于目前的试验数据总结初步设定其参考范围为 247~338 秒，而患者纤维蛋白完全溶解时间约 326.5 秒，初步判定其并不存在纤溶抵抗，血栓风险较小。之所以采用富血小板血浆进行检测是基于添加尿激酶的血栓弹力图（UK-TEG）对异纤患者的研究，发现使用富血小板血浆时与全血检测血栓弹力图的检测指标更为接近，可以较好地模拟患者体内的真实状况。

综合考虑患者出血风险和血栓风险均较小，加上患者手术创面较小等因素，认为患者并不需要在术前将纤维蛋白原补充至 1.5 g/L 以上，但仍需完善抢救措施，备用 4 支人纤维蛋白原制剂（0.5 g）将手术风险降低至最小。

2. 临床案例分析

先天性异常纤维蛋白原血症较为少见。通过与检验科多次沟通，术前讨论优化手术流程，并积极与患者及家属沟通，征询意见，最终决定对患者实施"鼻内窥镜鼻窦开放 + 鼻息肉切除 + 鼻中隔软骨部分取出术"。手术分步进行，术中一旦出现较为严重出血，随时终止手术，进行抢救。

术中出血约 50 mL，予以止血棉、膨胀海绵填塞双侧鼻腔，手术成功。术后患者鼻腔无活动性出血，因患者并不存在纤溶抵抗，所以术后并未预防性抗凝，患者情况稳定后出院。本手术的成功实施，离不开术前的充分准备，尤其是检验科在术前对患者出血风险及血栓风险的评估，起到了关键作用。

知识拓展

在国内，纤维蛋白原缺陷症占出血性疾病的比例高达 37%。其缺陷可分为 4 型：1 型为先天性无纤维蛋白原血症；2 型为先天性低纤维蛋白原血症；3 型为先天性异常纤维蛋白原血症（CD）；4 型为先天性低异常纤维蛋白原血症。CD 多为常染色体显性遗传，其临床表现与 FIB 基因突变密切相关，呈多样性，容易漏诊或误诊。其诊断主要依赖实验室检查，在患者纤维蛋白原（Clauss 法）检测活性减低时，同时进行 FIB-PT 演算法检测，常使用 FIB-PT 演算法结果 /Clauss 法结果 >1.43 来初步诊断。通过对患者进行家系调查，若患者和父母一方或其他家系成员具有相同的凝血功能检查结果和临床表现时即可确诊 CD。CD 基因检测更有利于预测患者出血与血栓风险和制订治疗方案。

对于 CD 的急性出血处置策略，当急性大出血或临床相关的非大出血时，通常以将纤维蛋白原活性峰值提升至 >1.5 g/L 作为目标。首选使用纤维蛋白原制剂 20~50 mg/kg；次选使用冷沉淀 15~20 mL/kg 或者新鲜冰冻血浆 15~30 mL/kg。后续治疗剂量基于临床进展和患者谷值纤维蛋白原水平，以纤维蛋白原活性 >0.5 g/L 为目标，直至伤口愈合。对于急性黏膜出血，可使用局部或全身抗纤溶药物。

对于 CD 的血栓处置策略，当排除了其他易栓因素后，可考虑对血栓患者进行异常纤维蛋白原的筛查。CD 是由于纤维蛋白原的结构异常，导致纤维蛋白多聚体化缺陷或纤溶受损，通常又可以分为两个亚型：3A 型有出血或血栓表型但不符合 3B 型，或无症状；3B 型血栓相关的异常纤维蛋白原，已确认的血栓性纤维蛋白原突变携带者或经历血栓事件且有血栓家族史（一级亲属、相同的基因型），没有任何其他易栓症。对于静脉血栓（VTE）的治疗策略：3A 型异常纤维蛋白原患者发生 VTE 的抗凝周期为 3~6 个月，与一般 VTE 患者相同；3B 型异常纤维蛋白原患者发生 VTE 时建议长期抗凝，推荐 DOAC 抗凝，次选 LMWH，对于 PT 不延长患者可考虑使用华法林。而血栓的预防与一般人群类似，3A 型异常纤维蛋白原患者偏向机械血栓预防，3B 型异常纤维蛋白原患者偏向药物血栓预防。

在国外，已有使用凝块 - 纤溶波形分析（CFWA）来评估出血性疾病中的纤维蛋白形成和凝块溶解纤溶的研究。此外，CFWA 可用于评估 DOAC 效应，并从纤溶的角度为抗凝与治疗疗效和出血风险的相关性提供参考。研究表明，通过同时使用优化浓度的组织型纤溶酶原激活剂（0.63 μg/mL）和活化部分凝血活酶时间的激活剂的检测试验，在 <500 秒的检测时间内的血栓波形分析用于同时评估血栓形成和纤溶。通过分析阿加曲班、氨甲环酸、血栓调节蛋白作用，证实了血栓形成与纤溶之间的相互作用。纤维蛋白原水平与凝血和纤溶强度呈正相关，CFWA 需要纤维蛋白原浓度超过 0.6 g/L，而初始纤维蛋白凝块的形成与纤溶酶原浓度无关。凝块 - 纤溶波形分析技术可以敏感地监测纤维蛋白凝块形成和纤溶，并可以提供一种易于使用的分析方法，帮助阐明常规临床实践中出血疾病的潜在发病机制。

案例总结

大多数 CD 患者在一生中都有出血或血栓并发症的风险，出血类型患者的治疗方法主要是补充纤维蛋白原和使用抗纤溶药物，大多数血栓类型患者的抗凝治疗常与普通人群相同。CD 患者的手术需要慎重，其手术方案应该由多学科团体和血栓与止血实验室共同参与制订。目前，CD 患者的治疗指南尚需要更多、更充分的临床研究以进行优化。

本案例通过血栓与止血实验室和临床医生的及时讨论沟通，最终患者得以顺利手术，是一个"医检沟通"的成功案例。实验室通过血栓弹力图来评估患者出血风险，通过自建阿替普酶 -APTT 凝固曲线波形分析来评估患者是否存在纤溶抵抗的血栓风险，为手术风险的评估提供了一定的数据支撑。虽然阿替普酶 -APTT 凝固曲线波形分析的研究仍然需要继续优化和循证支持，但检验人的探索仍值得推广。

专家点评

异常纤维蛋白原血症患者可能同时存在出血和血栓风险，评估其围手术期风险是个难点。本案例中检验医生分别借助血栓弹力图和凝块 - 纤溶波形分析（CFWA），从实验室角度判断患者出血和血栓风险较小，为临床处置提供了有益参考。此外，患者病史、家族史也是风险评估的重要依据，异常纤维蛋白原血症的合理处置有赖于临床与实验室的充分沟通。

参考文献

［1］周伟杰，闫婕，邓东红，等 . 遗传性异常纤维蛋白原血症的诊断［J］. 中华检验医学杂志，2020，43（4）：406-410.

［2］CASINI A，de MOERLOOSE P. How I treat dysfibrinogenemia［J］. Blood，2021，138（21）：2021-2030.

［3］NOGAMI K，MATSUMOTO T，SASAI K，et al. A novel simultaneous clot-fibrinolysis waveform analysis for assessing fibrin formation and clot lysis in haemorrhagic disorders［J］. Br J Haematol，2019，187（4）：518-529.

［4］OKA S，WAKUI M，FUJIMORI Y，et al. Application of clot-fibrinolysis waveform analysis to assessment of in vitro effects of direct oral anticoagulants on fibrinolysis［J］. Int J Lab Hematol，2020，42（3）：292-298.

［5］中华医学会血液学分会血栓与止血学组，中国血友病协作组 . 罕见遗传性出血性疾病诊断与治疗中国专家共识（2021 年版）［J］. 中华血液学杂志，2021，42（2）：89-96.

23

难治性血栓性血小板减少性紫癜

作者： 李娜[1]，黄建国[2]（西安大兴医院，1 检验科；2 肿瘤科）
点评专家： 黄建国（西安大兴医院）

前　言

血栓性血小板减少性紫癜（thrombotic thrombocytopenic purpura，TTP）是一种严重的血栓性微血管病（TMA），具有发病率低、临床表现复杂、血小板快速且明显减少等特征，早期不易确诊，严重时威胁患者生命。根据 2022 版《血栓性血小板减少性紫癜诊断与治疗中国指南》，其临床症状，即"三联征"或"五联征"、典型血细胞变化和血生化改变、血浆 ADAMTS13 活性显著降低在 TTP 的诊断中极为重要。难治性 TTP 是指经 5 次血浆置换及糖皮质激素治疗后血小板计数持续未升，或血小板计数小于 $50 \times 10^9/L$ 及 LDH 持续升高。本病例患者从发病到诊断再到治疗，检验科及时将实验室指标及建议反馈至临床，极大改善了患者的病情，充分说明检验及临床之间密切合作的重要性。

案例经过

患者为 32 岁中年男性，4 天前因"感冒"就诊于外院，检查血小板为 $2 \times 10^9/L$，给予输血抗感染等对症治疗，3 天前复查，血小板 $3 \times 10^9/L$。我院门诊以"发现血小板减低 4 天"于 2022 年 3 月 27 日收入院，患者伴间断血尿、鼻腔渗血，查体发现皮肤黏膜可见散在出血点，并有意识障碍。

入院后血常规示：Hb 62 g/L，PLT $7 \times 10^9/L$，IBIL 24.4 μmol/L，ALT 53 U/L，AST 54 U/L，LDH 1157 U/L。血常规推片复检后提示：计数 1000 个成熟红细胞，可见裂红细胞 38 个，

建议行 ADAMTS13 活性检测。临床高度怀疑该患者为 TTP，给予糖皮质激素、输注血浆等对症治疗。后血浆 ADAMTS13 活性检测结果回报为 12.5%，ADAMTS13 抑制物滴度 1.25 BU。明确诊断为 TTP，并行"右侧股静脉临时血滤置管术"，于 3 月 30 日开始床旁血浆置换 8 天，并给予抗感染、抑酸、营养支持、保肝等对症支持治疗，复查血小板波动在（5~25）×10⁹/L。患者意识内容逐渐增加，但问答及查体仍不配合。

2022 年 4 月 8 日复查血常规示血小板呈下降趋势，原发病相关其他指标呈上升趋势，原发病治疗效果不佳，与院外专家远程会诊后考虑患者为难治性 TTP，建议在目前血浆置换及激素治疗基础上，联合利妥昔单抗 600 mg 续滴，后又行血浆置换 5 次，过程顺利。复查血常规示血小板计数明显升高，患者精神状态逐渐恢复正常，回答切题。4 月 19 日复查血常规示 PLT 179×10⁹/L，4 月 23 日复查 ADAMTS13 活性检测结果回报为 30.4%，ADAMTS13 抑制物滴度 0。后患者血小板恢复至 213×10⁹/L，遵医嘱出院。患者共计住院 35 天，共行血浆置换 14 次。患者住院期间血小板变化趋势如图 23.1 所示，推片镜检裂红细胞变化趋势如图 23.2 所示。

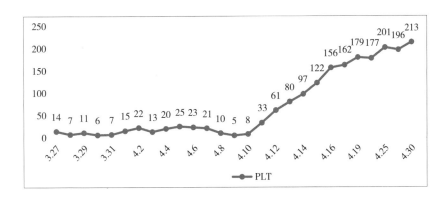

图 23.1 血小板变化趋势图

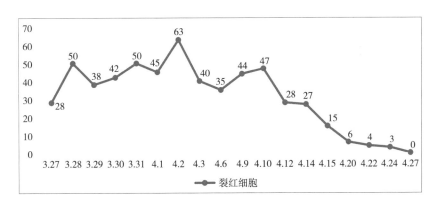

图 23.2 计数 1000 个成熟红细胞中裂红细胞个数变化趋势图

案例分析

1. 检验案例分析

患者为中年男性，既往体健，因"感冒"发现血小板降低。实验室在发现其血常规触发复检规则后，立即给予手工推片镜检，发现 1000 个细胞可见裂红细胞占 38 个（图 23.3）。根据 2012 年 ICSH 建议，裂红细胞比例大于 1% 是诊断成人血栓性微血管病变（TMA）的充分形态学依据，而 TTP 是 TMA 类型之一。此患者的裂红细胞如此之高，检验人员在查看患者其他检验指标及临床病例后立即联系临床医生建议考虑 TTP，并建议行 ADAMTS13 活性检测。ADAMTS13 即血管性血友病因子（VWF）裂解酶，血浆中 ADAMTS13 活性缺乏导致内皮细胞异常释放的超大分子 VWF（UL-VWF）不能及时降解，UL-VWF 可自发结合血小板，导致微血管内血栓形成、微血管病性溶血，进而引起相应器官缺血、缺氧及功能障碍，引起临床综合征。其活性减低在 TTP 的诊断中意义重大（图 28.4），持续观察患者 ADAMTS13 活性也能判断疗效和监测复发。

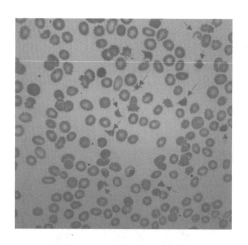

图 23.3 裂红细胞（×100）

ADAMTS13：血管性血友病因子裂解酶；iTTP：免疫性 TTP；cTTP：遗传性 TTP。

最终通过裂红细胞百分比、ADAMTS13 活性检测结果及患者病情变化，临床确诊该患者为难治性 TTP，及时调整治疗方案，为患者争取到了宝贵治疗时间。

2. 临床案例分析

TTP 是一种罕见的血栓性微血管病，发病率随人们对疾病的认识和诊断水平的提高而有逐年增高趋势。本病发病急骤，病情凶险，如不及时治疗，病死率达 90%。

TTP 诊断包括 2 个方面内容，一是 TTP 急性发作的诊断，另一个是预测 TTP 的演变过程。TTP 急性发作的诊断包括出现发热、头痛、意识障碍、皮肤黏膜出血、腹痛、腹泻、血尿、少尿等临床症状。常规实验室检查异常包括血小板 <20×10⁹/L，Hb<80 g/L，

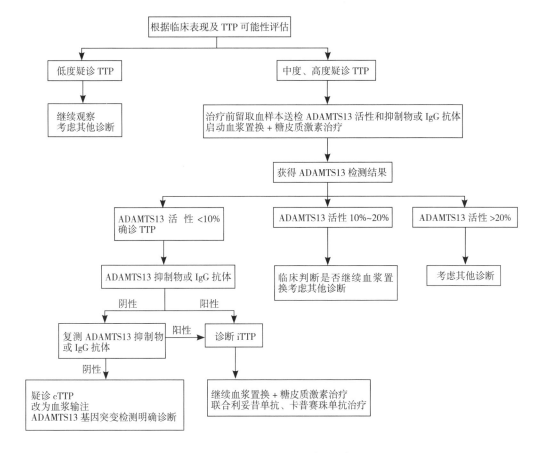

图 23.4 血栓性血小板减少性紫癜（TTP）诊断流程图

网织红细胞计数增高，裂红细胞大于 1%，血浆结合珠蛋白降低或消失，血清乳酸脱氢酶升高。除了继发于自身免疫性疾病的 TTP，一般 Coombs 试验阴性。肾功能检查血尿、蛋白尿、管型、血浆尿素氮和肌酐升高。ADAMTS13 活性和 ADAMTS13 抑制性抗体检测，超过 90% 的 TTP 患者 ADAMTS13 活性下降，ADAMTS13 抑制性抗体阳性。但在实际过程中，由于 ADAMTS13 活性和 ADAMTS13 抑制性抗体检测较费时，如果临床上同时出现微血管病性溶血性贫血和难以解释的血小板减少应高度怀疑 TTP。此时常规检查及肾功能检查出现异常，并且排除其他疾病后应立即进行血浆置换治疗，同时留血样进行 ADAMTS13 活性和 ADAMTS13 抑制性抗体检测。对于难治性或反复发作性 TTP 治疗，增加血浆置换的频率。可以在使用血浆置换治疗和糖皮质激素基础上增加抗 CD20 单抗治疗，剂量参照非霍奇金淋巴瘤。

　　本病例虽然预后较好，但也有值得反思的地方。在患者进行了 5 次血浆置换后，血小板变化仍不大，此时就应该考虑难治性 TTP，及时调整治疗方案。

知识扩展

TTP 为一种少见、严重的血栓性微血管病，其主要临床特征包括微血管病性溶血性贫血、血小板减少、神经精神症状、发热和肾脏受累等"五联征"，但临床上完全符合 TTP 典型"五联征"的患者相对少见，绝大部分患者表现为"三联征"，即微血管病性溶血性贫血、血小板减少、神经精神症状。由于部分 TTP 患者精神症状不显著，建议如发现微血管病性溶血性贫血、血小板减少时，就要高度警惕 TTP 可能，及时进行相关实验室检查和全面临床评估。

血浆置换是目前治疗 TTP 的主要措施，其可快速提高 TTP 患者体内 ADAMTS13 水平，同时清除 ADAMTS13 抗体、抑制物以及大分子量 vWF 多聚体，从而改善患者总体生存率，因此临床一旦怀疑或确诊 TTP 应尽早给予血浆置换治疗。值得注意的是，对高度疑似或确诊病例，输注血小板应十分谨慎，仅在出现危及生命的严重出血时才考虑使用。糖皮质激素可抑制自身抗体的产生，减轻炎症反应，保护器官功能，常作为与血浆置换联合应用治疗 TTP 的辅助手段，但仍有部分患者对血浆置换联合糖皮质激素无效或治疗后复发。

难治性 TTP 是指经 5 次血浆置换及糖皮质激素治疗后血小板计数持续未升，或血小板计数小于 50×10^9/L 及 LDH 持续升高。此时，就需要强化血浆置换治疗，也可联合应用利妥昔单抗，其通过与成熟 B 淋巴细胞表面 CD20 分子结合，经由补体依赖细胞毒作用和抗体依赖细胞毒作用靶向清除外周血 B 淋巴细胞，减少 ADAMTS13 抗体的产生，从而达到治疗 TTP 的目的。

案例总结

本案例患者以"血小板减少"入院，幸在第一次血常规检测时，检验人员就发现了患者外周血中极高的红细胞碎片，并以此提示临床注意患者为 TTP 可能。由此可以看出，裂红细胞对临床诊断具有重要意义。最新的《血细胞分析报告规范化指南》指出，裂红细胞计数对 TMA 诊断具有重要价值，可作为危急值发出报告。临床最终也通过 ADAMTS13 活性检测确诊了患者为 TTP；并在连续血浆置换后患者血小板变化不大的情况下，确定患者为难治性 TTP，及时改变治疗方案，最终使患者预后较好。

回顾整个案例，实验室及时准确地报告给临床的诊断为治疗提供了依据，也为后续病情的变化提供参考。作为检验人员，应充分重视患者各个检验指标的变化，无论是从理论基础、专业技能，还是实验室质量上均应不断提高，更好地服务于临床、服务于患者。

专家点评

难治性 TTP 的发病率低，且起病症状如发热、血小板减少等不具特异性，仍需与可产生裂红细胞的其他类型的血管内溶血、Evans 综合征、PNH、巨幼细胞性贫血和 MDS 等相鉴别。本例患者的诊断离不开红细胞形态学检查，也正是由于临床与检验的积极沟通，才能使患者得到及时、准确的治疗。检验与临床的强强联合，才能为患者提供更好的救助。

参考文献

［1］李慧平，介情情，郭锋，等 . 6 例血栓性血小板减少性紫癜的诊疗分析［J］. 中国卫生检验杂志，2023，33（1）：104-106.

［2］殷杰，余自强 .《血栓性血小板减少性紫癜诊断与治疗中国指南（2022 年版）》解读［J］. 中华血液学杂志，2022，43（1）：16-18.

［3］赵思叶，刘颖，王雄，等 . 72 例获得性血栓性血小板减少性紫癜患者的心血管事件单中心临床观察［J］. 血栓与止血学，2022，28（6）：1203-1208.

［4］王文，何杨 . 血栓性血小板减少性紫癜治疗的研究进展［J］. 中国实验血液学杂志，2022，30（1）：314-318.

［5］张洋，华天凤，郑瑶，等 . 难治性血栓性血小板减少性紫癜 1 例［J］. 医学新知，2023，33（3）：237-242.

［6］中华医学会检验医学分会血液学与体液学学组 . 血细胞分析报告规范化指南［J］. 中华检验医学杂志，2020，43（6）：619-627.

24

血栓性血小板减少性紫癜

作者：甘芳宴¹，谢艳梅²（广西壮族自治区人民医院，1 检验科；2 血液内科）
点评专家：袁育林（广西壮族自治区人民医院）

前　言

　　血栓性血小板减少性紫癜（TTP）是一种少见、严重的血栓性微血管病，其临床表现多样，诊断及鉴别困难，若不及时治疗，死亡率高，预后极差。医务人员及时识别TTP，做到早期诊断和早期治疗，可为患者治疗赢得宝贵时间，降低死亡率。

案例经过

　　患者，女，59 岁，1 个月余前开始无明显诱因出现皮肤瘀点、瘀斑，伴双膝关节疼痛，无发热、咳嗽、腹痛等不适，未予重视，后病情加重，就诊于外院，行相关检查后考虑血细胞异常待查、慢性丙型病毒性肝炎、肝功能不全。予患者输血小板、护肝、抗丙肝（可洛派韦 60 mg 联合索磷布韦 400 mg qd）及升血小板（阿伐曲泊帕）治疗，病情未见好转，血红蛋白进行性下降，血小板未见升高，为进一步明确诊断于 2023 年 6 月 1 日到广西壮族自治区人民医院血液内科就诊。既往体健，末次月经 48 岁，已婚，孕 1 产 1，配偶及子女体健。

　　入院查体：体温 36.1 ℃，心率 102 次 / 分，呼吸 20 次 / 分，血压 50/90 mmHg，谵妄，失语，精神较差，查体不合作，贫血貌，浅表淋巴结未扪及肿大，皮肤及巩膜苍白，全身散在瘀点、瘀斑，双侧瞳孔等大等圆，直径约 4 mm，对光反射稍迟钝，口腔可见血迹，无活动性出血，双肺呼吸音清，未闻及明显干、湿性啰音，心律齐，各瓣膜听诊区未闻及杂音，腹平软，无压痛、反跳痛，肝脾肋下未触及，双下肢无水肿。神经系统查体：右下肢巴氏征（＋），余未见明显异常。

入院后复查血常规：白细胞计数 $6.05 \times 10^9/L$，血红蛋白 74 g/L ↓，血小板计数 $3 \times 10^9/L$ ↓，网织红细胞绝对值 $277.90 \times 10^9/L$ ↑。

尿常规：隐血 2+，尿蛋白 2+，尿胆原 1+。

生化：丙氨酸氨基转移酶 37.90 U/L，天门冬氨酸氨基转移酶 74.30 U/L ↑，总胆红素 62.58 μmol/L ↑，直接胆红素 24.35 μmol/L ↑，间接胆红素 38.23 μmol/L ↑，γ-谷氨酰基转移酶 63.00 U/L ↑，肌酐 74.50 μmol/L，尿酸 355.50 μmol/L，乳酸脱氢酶 1284.60 U/L ↑，α 羟基丁酸脱氢酶 898.30 U/L ↑。

凝血四项：PT 15.20 秒 ↑，余未见明显异常。

抗血小板抗体检测：抗血小板 α 颗粒膜蛋白（GMP140）特异性抗体 CD62P+/- 阳性 ↑，余为阴性。

自身抗体谱检查阴性；抗双链 DNA 阴性。磷脂六项：抗 β2 糖蛋白 I 型 IgM 抗体 43.69 RU/mL ↑。

铁蛋白 >1500.00 ng/mL ↑；叶酸、维生素 B_{12} 检查未见明显异常。

铁代谢三项：铁 48.3 μmol/L ↑，血清不饱和铁 4.88 μmol/L ↓，总铁结合力 53.2 μmol/L ↓，转铁蛋白饱和度 90.8% ↑。

入院当天患者突发呕吐、谵妄，失语四肢躁动，予急查头颅 CT 后未见明显出血病灶，后予镇静处理后，患者意识恢复正常，可正常对答，未再有意识障碍，后患者解酱油样尿，考虑急性溶血，病情危重，告知患者家属病情并取得同意后，开始予甲泼尼龙 80 mg qd 冲击治疗阻断溶血，辅以水化、碱化、护胃、补钾、输血、抗丙肝病毒等处理。并进一步完善触珠蛋白、外周血细胞学检查、溶血性贫血相关检查（免疫溶血检测、G6PD 活性测定、高敏 PNH）筛查溶血原因，同时患者存在血细胞异常，完善骨髓相关检查，除外血液系统疾病。

检查结果回报：触珠蛋白 <0.06 g/L ↓；G6PD 活性测定 4083 U/L ↑；免疫溶血检测示同种抗体检测阴性；直接抗人球蛋白试验（IgG）阴性；直接抗人球蛋白试验（C3）阴性；间接抗人球蛋白试验（自身）阴性。高敏 PNH 示未检测到 PNH 克隆。骨髓细胞学检查提示增生性贫血，余未见明显异常。骨髓白血病免疫分型提示未见异常细胞；（髂后上棘）骨髓活检示增生活跃，切片内未见明确肿瘤依据。骨髓染色体核型 46,XX。MDS 相关基因突变检测到 STAG2 突变，突变频率 2.3%，临床意义尚未明确。外周血细胞形态提示成熟红细胞大小不一，可见裂红细胞等异形红细胞，约占 4%（图 24.1）。

在等待检验结果回报期间，患者再次出现谵妄、幻视、自知力缺乏等表现，并伴有低热，完善头颅 MRA 提示：双侧基底节区对侧性病变，缺血缺氧性脑病？代谢性脑病？中毒？检验科发现外周血有裂红细胞立即电话通知临床，并建议临床完善 ADAMTS13

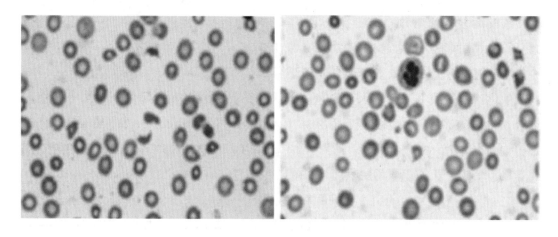

图 24.1　外周血红细胞检查

活性检测等相关检查除外 TTP。临床采纳检验科意见，完善 ADAMTS13 活性检测检查，结果回报 ADAMTS13 活性 2.36%，ADAMTS13 活性抑制性抗体阳性。最终考虑诊断为血栓性血小板减少性紫癜。

遂于 2023 年 6 月 14 日开始予患者行淋巴血浆置换治疗，经过 4 次血浆置换治疗后患者精神症状较前明显好转，血小板较前明显上升，继续予血浆置换、甲泼尼龙加量至 80 mg 抑制免疫、抗感染、护胃等处理，患者精神症状好转，LDH 有所下降，血小板有所升高，但未能恢复正常，考虑难治性 TTP，予加用利妥昔单抗清除抑制物治疗。6 月 26 日复查外周血细胞形态正常，复查 ADAMTS13 活性 58.2%，ADAMTS13 活性抑制性抗体阴性。

案例分析

1. 临床案例分析

鉴别溶血性贫血伴有血小板减少的病因是本病诊断的要点和难点。患者疾病早期主要表现为溶血性贫血伴血小板减少，入院时首要分析引起溶血性贫血伴有血小板减少的病因，例如，①阵发性睡眠性血红蛋白尿（PNH）：以溶血性贫血表现为主，主要为血管内溶血，发病时可出现血红蛋白尿、LDH 和胆红素升高、触珠蛋白减低；当合并全血细胞减少时，可出现乏力、反复感染和出血倾向等表现。虽然该患者临床表现相符，但高敏 PNH 未检测到 PNH 克隆，不支持该诊断。② Evans 综合征：自身免疫性溶血性贫血伴免疫性血小板减少性紫癜，可有肾功能损害表现，Coombs 试验阳性。该患者 Coombs 试验阴性，不支持该诊断。③溶血性尿毒综合征（HUS）：以肾脏损害为主，大多数为 4 岁以下幼儿，成人偶见，发病时常有上呼吸道感染症状和消化道症状，普遍无精神系统改变。该患者为中年女性，发病前无感染迹象，且患者肾功能未见明显异常，暂排除该诊断。④再生障碍性贫血（AA）：患者可以出现贫血和血小板减少，但再生障碍性贫血应该骨髓增生减低，且一般无溶血表现，该患者骨髓细胞学检查及骨髓活检均提示骨髓增生活跃，所以不支持该诊断。⑤系统性红斑狼疮（SLE）：有关节症状、肾损害、神经症状，并有溶血性贫血，LE细胞阳性，但该患者自身抗体普及抗双链DNA阴性，不支持该诊断。

随着疾病的进展，患者出现低热及神经精神症状，加上检验科发现外周血裂红细胞并及时提示临床给予合理建议，最终结合患者低热、"三联征"（①微血管病性溶血：黄疸，尿色深，LDH显著升高，外周血可见裂红细胞；②血小板减少：皮肤黏膜为主的出血表现；③神经系统症状：意识紊乱、失语、谵妄，头颅CT未见异常，头颅MRI不除外血管病变），及血浆ADAMTS13活性<5%，ADAMTS13抗体阳性，考虑TTP诊断明确。遂予血浆置换、甲泼尼龙、利妥昔单抗治疗后，病情好转。

2. 检验案例分析

血栓性血小板减少性紫癜（TTP）为一种少见、严重的血栓性微血管病，若不及时治疗，死亡率高，预后极差。因外周血涂片中见到裂红细胞，提示极大可能存在微血管病性溶血，而微血管溶血性贫血和血小板减少是血栓性微血管病（TMA）实验室检查的标志性特点，此外，在患者未出现明显症状之前，裂红细胞计数往往可以给临床重要提示。因此作为实验室人员寻找裂红细胞，准确计数并及时与临床沟通十分重要。

影响裂红细胞计数的因素较多，如制片过程中人为因素可造成红细胞机械性破坏，引起裂红细胞假性增高；其他病理情况，如氧化导致红细胞破坏、遗传性热性红细胞增多症，此时裂红细胞计数也会升高，但裂红细胞计数失去了相应意义。因此，如何报告裂红细胞计数对检验科来说是一项挑战。根据ICSH专家组的建议结合临床和血小板计数，外周血出现裂红细胞要高度怀疑微血管溶血，尤其在无其他红细胞形态异常的情况时，应立刻检查患者是否存在血栓性微血管病性贫血。

知识拓展

血栓性血小板减少性紫癜发病年龄多为10~40岁，女性多见，男女比例约1：2。TTP分为遗传性和获得性，后者在临床上最常见，其主要临床特征包括微血管病性溶血性贫血（MAHA）、血小板减少、神经精神症状、发热和肾脏受累等。

TTP的发病机制主要涉及血管性血友病因子（VWF）裂解酶（ADAMTS13）活性缺乏，也与血管内皮细胞VWF异常释放、补体异常活化、血小板异常活化等相关。血浆中ADAMTS13活性缺乏导致内皮细胞异常释放的超大分子VWF（UL-VWF）不能及时降解，UL-VWF可自发结合血小板，导致微血管内血栓形成、微血管病性溶血，进而引起相应器官缺血、缺氧及功能障碍，引起临床综合征。

根据 ADAMTS13 缺乏机制不同，TTP 分为遗传性 TTP（cTTP，又称为 Upshaw-Schulman 综合征）和免疫性 TTP（iTTP）。cTTP 系 ADAMTS13 基因突变导致血浆 ADAMTS13 活性缺乏，常在感染、炎症或妊娠等促发因素下发病。cTTP 为常染色体隐性遗传，基因突变表现为纯合子型或双重杂合子型。iTTP 系因患者体内产生抗 ADAMTS13 自身抗体，抑制 ADAMTS13 活性（中和抗体）或与 ADAMTS13 结合形成抗原抗体复合物而加速 ADAMTS13 在体内清除。iTTP 多无明确原因（即原发性），也可能继发于感染、药物、肿瘤、自身免疫性疾病、造血干细胞移植等。

TTP 的临床诊断：

①具备 TTP 临床表现：常有 MAHA（微血管溶血性贫血）和血小板减少，并非所有患者均具备所谓的"三联征"或"五联征"，此外，神经精神症状包括意识紊乱、头痛、失语、惊厥、视力障碍、谵妄、偏瘫以及局灶性感觉或运动障碍等，但缺乏典型表现，以发作性、多变性为特点。临床上需仔细分析病情、寻找病因。

②典型的血细胞变化和血生化改变。

③血浆 ADAMTS13 活性显著降低（<10%）：免疫性 TTP 者常检出 ADAMTS13 抑制物或 IgG 抗体。

④排除：溶血性尿毒综合征（HUS）、弥散性血管内凝血（DIC）、HELLP 综合征、Evans 综合征、子痫、灾难性抗磷脂抗体综合征等疾病。

临床表现典型的患者诊断不难，但多数患者临床表现存在明显个体差异，部分患者临床表现不具特征性，需结合多方面资料综合判断。对初发患者应全面收集临床资料，对疑似患者需进行 TTP 发病危险度评估，推荐使用 PLASMIC 评分系统（表 24.1）：积分 0~4 分为低危，TTP 预测效率 <5%；积分 5 分为中危，预测效率 5%~25%；积分 6~7 分为高危，预测效率 60%~80%。临床验证发现评分为高危者诊断 TTP 的敏感性为 81.7%、特异性为 71.4%。对临床评估中度或高度疑似 TTP 的患者应及时留取血样本送检 ADAMTS13 活性及抑制物或 IgG 抗体测定，不必等待检测结果回报即开始血浆置换和糖皮质激素治疗。

表 24.1　用于评估血栓性血小板减少性紫癜（TTP）发病危险度的 PLASMIC 评分表

项目	分值
外周血血小板计数 <30×10^9/L	1
溶血证据（网织红细胞 >2.5%、间接胆红素 >34.2 μmol/L、结合珠蛋白消失）	1
无进展期癌症	1
无实体器官移植或干细胞移植史	1

项目	分值
平均红细胞体积（MCV）<90 fL	1
凝血酶原时间国际标准化比值（PT-INR）<1.5	1
肌酐 <20 mg/L（176.8 μmol/L）	1

因本病多急性发病，如不能及时治疗死亡率高。临床上在中度或高度怀疑本病时即应尽快开始相关治疗。iTTP首选血浆置换治疗，并酌情联合使用糖皮质激素等。cTTP以替代治疗为主，分为按需治疗和预防治疗。对高度疑似和确诊病例输注血小板应十分谨慎，血浆置换后出现危及生命的严重出血时才考虑使用。

案例总结

TTP临床表现多样，临床上完全符合TTP典型"五联征"的患者相对少见，导致其诊断及鉴别困难。虽然临床以MAHA、血小板减少和神经精神症状为主的"三联征"为多见，但是由于部分TTP患者神经精神症状不显著，进一步增加了其诊断的难度。以本案例为例，患者以MAHA、血小板减少起病，一开始患者精神症状不显著使得整个诊疗过程相当曲折，所以建议临床一旦发现MAHA和血小板减少，就要高度警惕TTP可能，及时进行相关实验室检查和全面临床评估。

其次，TTP是血栓性微血管病性贫血（TMA）的一种，裂红细胞检查可为血栓性微血管病性贫血（TMA）的诊断提供重要的形态学线索。作为实验室人员，寻找裂红细胞并准确计数并及时与临床沟通十分重要。

然而，红细胞碎片性质和形态变化异质性及对其形态判定的主观性和多样性，各实验室的报告标准尚未统一。常因缺乏统一标准导致结果不一致或错误，从而影响治疗和临床结果。针对这一问题，ICSH专家组建议结合临床和血小板计数，外周血出现裂红细胞要高度怀疑微血管溶血，尤其是无其他红细胞形态异常的情况时，应立刻检查患者是否存在血栓性微血管病性贫血。2020年《血细胞分析报告规范化指南》指出裂红细胞为"1+（少量/稀有）"时就应报告临床。需要特别注意的是，偶尔裂红细胞会延迟数日出现于外周血中，在高度怀疑TMA而血片未见裂红细胞时，应每日复查周围血片查找裂红细胞，以避免漏诊。

专家点评

血栓性血小板减少性紫癜为一种少见、严重的血栓性微血管病，其临床表现多样，诊断及鉴别困难。本病例患者起病时的症状不够典型，但是随着疾病的进展，症状越来越典型，加上检验科发现裂红细胞后及时与临床沟通，协助临床诊断，使患者得到及时有效的治疗。作者结合实验室检查、临床表现对患者的诊疗经过展开了详细叙述。此外也对患者的治疗方案、治疗效果及预后情况做了介绍。通过本病例的分享，TTP 这样一种罕见且典型疾病的诊疗全过程得以全面呈现出来。在整个诊治过程中，检验科始终与临床医生进行了深入沟通，充分说明检验与临床经常、及时、有效沟通的必要性。

参考文献

［1］ MATSUMOTO M，FUJIMURA Y，WADA H，et al. Diagnostic and treatment guidelines for thrombotic thrombocytopenic purpura（TTP）2017 in Japan［J］. Int J Hematol, 2017, 106（1）: 3-15.

［2］ 殷杰，余自强.《血栓性血小板减少性紫癜诊断与治疗中国指南（2022 年版）》解读［J］. 中华血液学杂志，2022，43（1）：16-18.

［3］ THOMAS W，CUTLER J A，MOORE G W，et al. The utility of a fast turnaround ADAMTS13 activity in the diagnosis and exclusion of thrombotic thrombocytopenic purpura［J］. Br J Haematol, 2019, 184（6）: 1026-1032.

［4］ ZINI G，D'ONOFRIO G，ERBER W N，et al. 2021 update of the 2012 ICSH Recommendations for identification，diagnostic value，and quantitation of schistocytes: Impact and revisions［J］. Int J Lab Hematol, 2021, 43（6）: 1264-1271.

［5］ 中华医学会检验医学分会血液学与体液学学组. 血细胞分析报告规范化指南［J］. 中华检验医学杂志，2020，6（43）：619-627.

［6］ 叶向军，卢兴国. 2015 年 ICSH 外周血细胞形态特征的命名和分级标准化建议的介绍［J］. 临床检验杂志，2016，34（4）：296-299.

25

活化部分凝血活酶时间单独延长

作者: 何昕[1]，吴迪[2]（哈尔滨医科大学附属第六医院，1 检验科；2 儿内科）

点评专家: 付璐（哈尔滨医科大学附属第一医院）

前　言

　　凝血检验在诊断凝血功能障碍疾病和术前评估患者凝血功能方面占据十分重要的地位，作为检验科日常开展的最常规、最普遍的检验项目之一，凝血常规检查对临床疾病诊断和治疗不可或缺。凝血常规检查一般包含五项检测内容，分别为凝血酶原时间（PT）、活化部分凝血活酶时间（APTT）、凝血酶时间（TT）、纤维蛋白原（FIB）和 D- 二聚体（D-D）。在日常工作中，常遇到 APTT 单独延长的患者，那么造成患者 APTT 延长的原因有哪些？是否凝血指标延长就有出血倾向？这类患者如需手术该如何处理？检验科又该为临床提供哪些有益建议和指导呢？且通过下面的案例逐一解答。

案例经过

　　患儿，男，12 岁 6 个月，主因"发现左侧阴囊空虚 3 个月"，于 2023 年 6 月 12 日入院。患儿家属诉患儿 3 个月前无明显诱因突然发现左侧阴囊空虚，不可触及睾丸，同侧阴囊根部可触及类似睾丸样物，运动后可降至阴囊内，对侧睾丸阴囊内在位可触及。患儿无疼痛，无发热，未予治疗，未见好转。患儿家属为求明确诊断，来我院就诊，门诊以"隐睾"收入儿外科。病程中，患儿饮食良好，睡眠正常，二便正常，体重呈生理性增长。B 超回报示：左侧睾丸位于左侧阴囊根部，左侧睾丸鞘膜积液。

　　入院术前常规筛查血常规、凝血五项、炎性指标、血型、乙丙梅艾等。其中血清淀粉样蛋白 A（SAA）<2.00 mg/L，C 反应蛋白 0.66 mg/L，降钙素原 0.06 ng/mL，血常规结果如表 25.1 所示，凝血五项如表 25.2 所示。

表 25.1　血常规检验结果

项目	结果	参考范围	单位
白细胞	3.93 ↓	4.30~11.30	×10^9/L
中性粒细胞百分比	36.50	31.00~70.00	%
淋巴细胞百分比	54.60	23.00~59.00	%
单核细胞百分比	6.00	2.00~11.00	%
嗜酸性粒细胞百分比	2.30	0.00~9.00	%
嗜碱性粒细胞百分比	0.60	0.00~1.00	%
红细胞	4.14 ↓	4.20~5.70	×10^{12}/L
血红蛋白	118	118~156	g/L
红细胞压积	35.30	36.00~46.00	%
红细胞平均体积	85.40	77.00~92.00	fL
红细胞平均血红蛋白量	28.60	25.00~34.00	pg
红细胞平均血红蛋白浓度	335	310~355	g/L
血小板	199	150~407	×10^9/L

表 25.2　凝血五项检验结果

项目	结果	参考范围	单位
PT	12.30	9.80~12.10	s
PTA	68.80	70~130	%
INR	1.07	0.80~1.20	%
APTT	87.40 ↑	25.00~31.30	s
FIB	1.91	1.80~3.50	g/L
TT	18.00	14.00~21.00	s
D－二聚体	0.19	0.00~0.55	mg/L FEU

案例分析

1. 检验案例分析

患者首次凝血五项检查 APTT 明显延长为 87.40 秒，查看标本，采血量及外观无异常，检查试剂为当日新配，仪器状态良好，当日质控在控，当日复查结果仍延长。第二日复查 APTT，结果显示 96.20 秒，APTT 显著延长。作为术前筛查项目，查看病例并没有发现出血症状，故与临床医生沟通，询问患者有无出血等凝血功能障碍表现及家族史，临床回复无。为获得 APTT 延长原因，实验室与临床沟通，启动了 APTT 纠正试验，结果如表 25.3 所示。

表 25.3　APTT 纠正试验结果

检验项目	检测结果	参考范围
APTT1（患者血浆）	96.2 s	25.00~31.30 s
APTT2（正常混合血浆）	27.5 s	25.00~31.30 s
APTT3（1∶1 混合血浆即刻检测）	30 s	
APTT4（患者血浆孵育 2 小时）	98.8 s	
APTT5（正常混合血浆孵育 2 小时）	29.5 s	
APTT6（1∶1 混合孵育 2 小时）	32.6 s	
APTT7(分别孵育 2 小时后 1∶1 混合血浆）Rosner Index（RI）	33.1 s	<10%：凝血因子缺乏（纠正）； >15%：抑制物（不纠正）； 10%~15%：灰区
孵育后延长时间（APTT6—APTT7）		≤ 3 s，非时间和温度依赖性抑制物； >3 s，时间和温度依赖性抑制物

APTT 纠正试验结果显示 APTT3 和 APTT6 纠正，提示内源性凝血因子缺乏。告知临床并建议检测内源性凝血因子活性。检测结果提示因子XI结果低于检测下限，遂浓缩 5 倍复查，仍然低于检测下线，结果回报小于定标曲线检测下限。所有因子活性检测结果如表 25.4 所示。

表 25.4　凝血因子检测结果

检测项目	结果	单位	参考区间
F Ⅷ：C	118.1	%	70~150
F Ⅸ：C	60.5	%	70~120
F Ⅺ：C	<0.5	%	70~120
F Ⅻ：C	39.1	%	70~150

根据凝血因子检测结果，明确该患者为凝血因子XI缺乏，下一步应完善基因检测以进一步分析突变类型，同时可明确是否为遗传性。患儿家属拒绝基因检测并终止治疗出院，最终未能获得该患者的进一步检查结果。

在凝血检测中，APTT 单独延长的原因通常有以下三种。①内源性凝血因子活性减低：常见的是 F Ⅷ、F Ⅸ、F Ⅺ和 F Ⅻ等内源性凝血因子缺失，PK、HMWK 缺乏也会使 APTT 延长且纠正试验正常，但较为罕见，并且与 F Ⅻ一样不引发出血症状，临床诊断一般不特殊处理。②存在抑制物：如凝血因子抗体（如 F Ⅷ抗体）、狼疮抗凝物（LA）、磷脂抗体等。③标本污染：采血人员错误操作使不同类型采血管中的添加剂相互污染，如果实验室使用以硅土作为激活剂的 APTT 试剂，凝血检查所用的抗凝采血管又被其他采血管中的促凝剂（也是硅土粉）污染，便可导致 APTT 单独延长。其中，①和③两种情况纠正试验可以纠正，而存在抑制物时则不能被纠正。

2. 临床案例分析

本例患儿以阴囊空虚入院，术前常规筛查凝血五项，显示 APTT 显著延长，而该患者凝血检查其余四项结果均在正常范围内。询问患者是否有出血、关节肿胀、外伤后流血不止等症状，以及家族史，回答均无。患儿此次入院是为手术治疗阴囊空虚，而术前 APTT 结果显然无法为患儿行手术治疗，故需要明确 APTT 延长的原因，从而进一步治疗凝血功能障碍，以及制订合理的手术方案。

患儿肝功能、血常规等检查无明显异常，并无出血与血栓表现，无手术及外伤史。APTT 纠正试验显示纠正，提示存在内源性凝血因子缺失，或 PK、HMWK 缺乏。故进一步检测患儿内源性凝血因子活性，结果显示 F Ⅺ显著降低。大多数 F Ⅺ缺乏为遗传性，获得性 F Ⅺ缺乏罕见，多为个案报道，与免疫系统功能障碍、肿瘤及输血等因素相关，APTT 纠正试验不能纠正可将其与遗传性鉴别。根据本案例患儿病史及相关实验室检查结果可初步诊断为遗传性 F Ⅺ缺乏症。

F Ⅺ缺乏症患者合并外科疾病需手术治疗时：① FFP 联合辅助药物，一般认为，围手术期 APTT 应控制在 <50 秒，F Ⅺ：C ≥ 50%；② FFP 于术前大剂量（30 mL/kg）输注，术中和术后依据 APTT 监测结果，逐渐减量直至停止输注；③视患者病情和手术部位联合应用抗纤溶药物和 / 或明胶海绵、纤维蛋白凝胶。

知识拓展

F Ⅺ是由肝细胞和巨核细胞合成的丝氨酸蛋白酶原，以同源二聚体的形式存在于外周血循环，每个单体包含 4 个 Apple 结构域（Apple domain，AP）和 1 个丝氨酸蛋白酶催化结构域（serine protease domain，SP）。每个 AP 由 7 个反向平行 β 折叠和其包绕的 1 个 α 螺旋组成，其内部的二硫键起稳定结构域的作用。AP1—AP3 分别与凝血酶、高分子激肽酶原、血小板、肝素及 F Ⅺ相互作用，AP4 上的 321Cys 形成二硫键参与二聚体形成。在体内，F Ⅺ的主要激活物为凝血酶，活化的 F Ⅺ通过激活 F Ⅸ参与凝血级联反应。此外，F Ⅺ有助于凝血酶激活的纤溶抑制物活化，因此 F Ⅺ缺乏症患者在局部纤溶活跃的部位更易发生出血，如口腔黏膜、尿道等。

F XI缺乏常因出血表现或术前常规检查发现APTT延长而诊断，遗传性因子XI缺乏症为常染色体隐性遗传，在人群发病率极低，在纯合子和复合杂合子患者中可有出血表现，但因子XI缺乏导致的出血严重程度和APTT延长及血浆因子XI含量之间的相关性不明显。故以出血症状无法区别纯合子和杂合子。一般患者出血较轻，多在外科手术或外伤之后，明显的出血倾向通常与高纤溶活性的组织如口腔或尿道手术有关。F XI缺乏症的治疗主要包括抗纤溶药物、新鲜冰冻血浆（FFP）和F XI浓缩物输注。抗纤溶药物可用于月经过多、鼻出血、齿龈出血和手术前，而FFP输注是目前常用的治疗方法。

案例总结

在临床中遇到APTT单独延长，PT、TT均正常情况时，首先需要复查排除检测误差，然后做APTT延长纠正试验，不能纠正者，检测狼疮抗凝物，若阴性，检测F VIII、F IX抑制物；可以纠正的，可让患者重采血送检，排除标本污染，重采血仍延长者，检测内源性凝血因子活性。

同样是APTT延长的患者，根据病因不同，有的要警惕出血风险，如因子缺乏；而有的则要防范血栓风险，如存在狼疮抗凝物等。临床遇到此类情况，检验与临床应充分沟通，合理制订检验和治疗方案，使患者获得良好转归。在因子缺乏导致的凝血功能障碍性疾病中，F XI缺乏症发病率很低，患者通常无自发性出血，但外伤或手术可导致严重出血，常规凝血功能检查仅APTT延长，极易漏诊、误诊或延误诊断。此类患者需要手术时，要严格评估出血风险，围手术期监控APTT、采用FFP联合氨甲环酸等，可有效预防和治疗手术出血等并发症。

专家点评

临床遇到APTT延长的患者，常常想到的是出血风险，但实际上还有很多因素可以导致APTT延长，如存在狼疮抗凝物等，此类患者没有出血风险反而容易发生血栓事件。APTT纠正试验作为判断APTT延长原因的筛查试验，检测方便，不需要额外试剂和设备，易于临床开展，也非常有必要广泛开展。该试验能够将因子缺乏与抑制物区分开来，指导进一步试验检查，提高诊疗效率，保证患者尤其是合并手术患者的医疗安全。

本案例患者通过一步步检测，最终发现导致APTT延长的原因为F XI缺乏，患者日常虽然没有出血倾向，但该类患者如做手术，尤其是高纤溶活性的组织如口腔或尿道的手术，出血风险将显著增加。因此，这类患者应严格评估出血风险，根据手术部位的不同，采取不同的治疗原则。尤其对于合并其他凝血功能障碍的复杂情况，需要检验与临床密切沟通，术前明确病因，有的放矢，为患者制订合理安全的治疗方案。

参考文献

［1］ VAZZANA N，SCARTI L，BELTRAME C，et al. Acquired factor Ⅺ inhibitor presenting as spontaneous bilateral subdural hematoma in an elderly patient［J］. Case Rep Hematol，2014，2014：626831.

［2］ 陆遥，李奇，林荔军. 凝血因子Ⅺ缺乏症合并外科疾病的治疗［J］. 中国输血杂志，2015，28（4）：402-404.

［3］ COLAKOGLU S，BAYHAN T，TAVIL B，et al. Molecular genetic analysis of the F11 gene in 14 Turkish patients with factor Ⅺ deficiency：identification of novel and recurrent mutations and their inheritance within families［J］. Blood Transfus，2018，16（1）：105-113.

［4］ PAPAGRIGORIOU E，MCEWAN P A，WALSH P N，et al. Crystal structure of the factor Ⅺ zymogen reveals a pathway for transactivation［J］. Nature Struct Mol Biol，2006，13（6）：557-558.

［5］ MOHAMMED B M，MATAFONOV A，IVANOV I，et al. An update on factor Ⅺ structure and function［J］. Thromb Res，2018，16（1）：94-105.

［6］ WHEELER A P，GAILANI D. Why factor Ⅺ deficiency is a clinical concern［J］. Exp Rev Hematol，2016，9（7）：629-637.

26

狼疮抗凝物–低凝血酶原综合征

作者：张书娟[1]，张艳华[2]（郑州市中心医院，1检验科；2儿科）

点评专家：肖华（郑州市中心医院）

前　言

接收标本—标本处理—标本上机—结果审核，这是检验人的日常工作。此时，临床医生来电询问"一例高热伴抽搐的患儿入院常规检查凝血功能发现 PT、APTT 均升高"这一结果的真实性，具体情况如下。

案例经过

患儿基本情况：3 岁男性患儿，急性起病，主要临床表现为发热，体温 39 ℃，余无不适，入院半小时前突发抽搐，抽搐时神志不清，双目凝视，口唇发绀，四肢抖动，持续约 5 分钟缓解。我院急诊予"苯巴比妥，赖氨匹林"对症治疗，抽搐缓解，收住儿科病房。入院后行体格检查发现双下肢有轻微瘀斑，咽部充血明显，双扁桃体 I° 肿大。相关检验结果如下。

血常规：中性粒细胞计数 7.30×10^9/L ↑，淋巴细胞计数 1.05×10^9/L ↓，中性粒细胞百分比 82.4% ↑，淋巴细胞百分比 11.8% ↓，血红蛋白 100 g/L ↓，红细胞压积 32.0% ↓，余无特殊。

生化检查：钠 133.5 mmol/L ↓，钙 2.21 mmol/L ↓，镁 0.93 mmol/L ↑，无机磷 1.38 mmol/L ↓，CO_2 20.2 mmol/L ↓，肌酐 27.5 μmmol/L ↓，总蛋白 62.5 g/L，乳酸脱氢酶 282 U/L ↑，α - 羟丁酸脱氢酶 193 U/L ↑，补体 C3 0.75 g/L ↓，补体 C4 0.138 g/L ↓，余无特殊。

凝血检查：凝血酶原时间 15.9 秒↑，凝血酶原时间比值 1.39 ↑，国际标准化比值

1.43 ↑，凝血酶原活动度 53.6% ↓，活化部分凝血活酶时间 75.2 秒 ↑。

尿液无特殊。

其他相关检查：IL-6 20.7 pg/mL ↑，PCT 0.11 mg/L ↑。

患儿 PT、APTT 同时延长，随即对检验中质量以及标本进行复核检查，当日质控、试剂正常，标本无凝块，复测结果无变化。为排除标本问题，联系临床重新采血后复测，结果与前次基本一致。对于儿童出现不明原因 PT、APTT 延长，结合患儿肝功能、传染病、彩超等结果分析，提示无肝病、无抗凝药物治疗史、无鼠药中毒等情况。临床医生高度怀疑患儿存在血友病，待查凝血因子。但因血友病 A、B、C 都表现为内源性凝血因子缺乏，一般不会引起 PT 延长，则考虑患儿有抗凝物存在。那么患儿到底是凝血因子缺乏还是有抗凝物存在？随后与临床沟通先做 PT、APTT 纠正试验，结果显示：PT1（患者）15.0 秒 ↑，APTT1（患者）74.0 秒 ↑，余无特殊。

关注到 PT 纠正试验中患者与正常混合血浆 1：1 混合后即刻试验及孵育 2 小时后实验结果均被纠正，提示有凝血因子缺乏；而 APTT 纠正试验中，患者与正常混合血浆 1：1 混合后即刻试验及孵育 2 小时后实验结果均未被纠正，提示内源性凝血因子存在显著抑制效应。

此时建议临床除了完善凝血因子检查外，加做狼疮抗凝物检测，结果显示：狼疮抗凝物 dRVVT 筛选比率 3.06 ↑，归一化狼疮抗凝物 dRVVT 比率 2.37 ↑。狼疮抗凝物归一化比值升高，结果提示 Ⅱ、Ⅷ、Ⅸ、Ⅺ、Ⅻ 因子缺乏。对内源性凝血因子活性降低且狼疮抗凝物比值升高的患者，在综合分析实验室检测结果基础上，为排除凝血因子被抑制效应，并进一步采用稀释法对凝血因子活性进行检测。

对 Ⅱ、Ⅷ、Ⅸ、Ⅺ、Ⅻ 因子进行多点稀释，除 Ⅱ 因子外其他因子都大幅增高至正常水平，说明患者确实存在 Ⅱ 因子缺乏。这时再回顾分析患儿的情况，瘀斑（下肢），PT 和 APTT 同时延长，纠正试验 PT 被纠正，而 APTT 不被纠正，凝血因子 Ⅱ 活性减低，LA 归一化比值阳性，种种迹象指向狼疮抗凝物 - 低凝血酶原综合征（HLAS）。即刻联系临床进一步完善抗磷脂酰丝氨酸 / 凝血酶原复合物抗体（aPS/PT）IgG 和 IgM 检查，结果强阳性，验证了患者体内存在大量 aPS/PT 抗体，本病例表现出的 PT、APTT 显著延长或归因于 aPS/PT 和 LA 的干扰。

案例分析

1. 检验案例分析

在日常检验工作中遇到 PT、APTT 同时延长的情况，应从以下方向进行考虑：①共同途径凝血因子 Ⅱ、Ⅴ、Ⅹ 缺乏或因子抑制物存在。②内、外源途径凝血因子同时缺乏，如 DIC（消耗过多）、肝病（合成不足）、F Ⅴ和 F Ⅷ联合缺乏、鼠药中毒等复合因素。③抗凝药物治疗。④高滴度狼疮抗凝物。

本案例通过层层剖析，步步筛查，先是通过纠正试验验证了外源性或共同途径凝血因子缺乏及非时间和温度依赖性抗凝物的存在，并为进一步检查狼疮抗凝（LA）提供了思路，在 LA 阳性且出现内源性凝血因子活性降低的情况下及时通过多点稀释法纠正内源性凝血因子活性的真实性，为临床提供可靠的结果数据，避免了误诊的可能性。检验人员也通过查阅文献大胆验证了抗磷脂酰丝氨酸/凝血酶原复合物抗体的存在，帮助临床找到了 PT、APTT 延长的真正原因。

2. 临床案例分析

该患者为儿童，既往有手术史，且查凝血功能未诉异常，无明显出血倾向。此次查凝血常规提示 PT、APTT 均延长，狼疮抗凝物（LA）阳性，凝血因子 Ⅱ 活性降低，且出现抗凝血酶原抗体 aPS/PT IgG 和 IgM 强阳性，并伴有下肢轻微瘀斑，咽部充血明显，双扁桃体 Ⅰ° 肿大，中性粒细胞比值 82.4%，IL-6 20.7 pg/mL，PCT 0.11 mg/L，根据患儿临床表现和相关检查最终诊断：①狼疮抗凝物 - 低凝血酶原综合征（HLAS）；②急性上呼吸道感染；③发热性惊厥。在确认诊断的基础上，对患儿进行中药贴敷退热，清热解毒，辛宣肺，哌拉西林钠他唑巴坦钠抗感染，雾化止咳化痰，预防抽搐等对症治疗。由于患儿尿常规显示无尿血，且只有轻微下肢瘀斑，所以密切观察无需处理。

知识拓展

对于凝血检查，纠正试验的重要性体现在：①可帮助判断凝血因子由抗凝物引起的假性低值，进而进行多点稀释，还临床以真实值。②可初步判断抗凝物的存在，为进一步检查 LA 项目提供思路，提升临床诊断疾病的效率。

高滴度的狼疮抗凝物会使内源性凝血因子活性检测出现假性降低的结果，稀释法可以通过降低干扰物质的滴度，使检测结果能更准确地反映体内凝血因子的真实水平。国内及国际相关文件推荐凝血因子活性检测至少应涵盖三个稀释度以排除干扰物影响，通过多点稀释，随着稀释倍数的增加，内源性凝血因子活性随之升高，能恢复到大致正常水平，且升高到一定水平时不再随着稀释倍数的增加而继续升高，此时已经接近真值。

案例总结

狼疮抗凝物 - 低凝血酶原综合征（HLAS）是一种罕见病，主要表现为狼疮抗凝物阳性和凝血 Ⅱ 因子即凝血酶原活性降低，多见于儿童和成年女性，常继发于自身免疫性疾病或暂时性病毒感染。

HLAS 的发病机制主要是产生了抗凝血酶原抗体。这种抗体与抗其他凝血因子的抗体不同，并不直接灭活凝血酶原，而是与其结合后，加速其在体内的代谢，进而使其减低。但该抗体在体外并无灭活凝血酶原的作用，所以患者 PT 的延长可以被正常血浆纠正，LA 阳性患者出现这种抗体的概率并不低。

HLAS 临床表现差异很大，典型症状为不同程度出血，有基础疾病，患者年龄 <16 岁的病因以结缔组织病（如 SLE）和病毒感染为主，儿童多为病毒感染致病，其特点为突发出血，通常 3 个月内自发缓解，LA 阳性的儿童无症状者可占 85%，出血占 10%，5% 表现为血栓。本例患儿中性粒细胞比值、IL-6、PCT 均增高，LA 归一化比值升高，凝血因子 Ⅱ 活性降低，aPS/PT IgG 和 IgM 均 >150 IU/mL，腿部有瘀斑，符合感染所致 HLAS 特点。感染引起的 HLAS 多为一过性，常见于儿童患者，出血较少，如果只是轻微出血，无需特殊治疗，在 12 周后复查，大多数患者症状可自行缓解。

专家点评

HLAS 发病率较低，容易误诊。对于 PT 和 APTT 均延长，LA 阳性，伴有出血的患者，要考虑狼疮抗凝物 - 低凝血酶原综合征。一旦确诊，有严重出血的患者需要及时治疗，但对于出血较少，无需特殊治疗的患者，也不要过度治疗，12 周后复查即可，大部分患者出血症状可自行缓解。

作为检验工作者，在确保检验结果可靠性的基础上，与临床保持密切的沟通，为临床提供有价值的检查思路，能有效缩短临床确诊疾病的时间，为患者的及时诊治保驾护航。

参考文献

［1］颜楠，韩峰，刁艳君，等．采用稀释法评价狼疮抗凝物对凝血因子活性检测的干扰［J］．检验医学与临床，2021，18（24）：3588-3590，3594.

［2］MEIRELES E, MACHADO F, TELES L, et al. A case of report of severe bleeding due tolupus anticoagulant hypoprothrombinemia syndrome［J］. J Thromb Thrombolysis, 2020, 49（2）: 334-336.

［3］PILANIA R K, SURI D, JINDAL A K, et al. Lupus anticoagulant hypoprothro- mbinemia syndrome associated with systemic lupus erythematosus in children: report of two cases and systematic review of the literature［J］. Rheumatol Int, 2018, 38（10）: 1933-1940.

［4］华宝来，范连凯，李梦涛，等．低凝血酶原血症 - 狼疮抗凝物综合征：1 例报道并文献复习［J］．血栓与止血学，2010，16（2）：82-85.

27

抗磷脂抗体综合征

作者：任真[1]，王宏[1]，秦姝超[2]（江苏省人民医院，1检验学部；2血液科）

点评专家：卢瑞南（江苏省人民医院）

前　言

抗磷脂抗体综合征是以栓塞或病理妊娠为主要表现的一类疾病。若同时出现血小板减少（特别是降至一定程度后），则会有出血与栓塞并存的"矛盾"表现。APTT纠正试验是探寻APTT延长原因的常用项目，当出现狼疮辅因子现象时，常提示抗磷脂酰丝氨酸-凝血酶原抗体（aPS/PT）阳性。检验人员对APTT纠正试验的正确解读、与临床积极有效的沟通，可为抗磷脂抗体综合征患者的诊断提供有价值的线索。

案例经过

患者，女，58岁，因"血小板减少6年余，全身瘀点瘀斑、活动气喘10天"于2022年3月25日入院。胸部平扫CT检查提示肺栓塞。下肢静脉超声检查提示右侧小腿比目鱼肌静脉血栓。凝血检查示PLT 4×10^9/L，APTT 58.80秒；行APTT纠正试验发现血浆APTT 55.0秒，混合血浆APTT 58.3秒，出现狼疮辅因子现象。进一步检查狼疮抗凝物和抗磷脂酰丝氨酸-凝血酶原抗体阳性，从而确诊抗磷脂抗体综合征。

案例分析

1. 检验案例分析

患者为中老年女性，患有干燥综合征22年、免疫性血小板减少6年。本次入院时，患者具有看似矛盾的临床表现：既有全身瘀斑瘀点、牙龈出血，又有肺栓塞和下肢静脉栓塞。入院后主要检查结果如下。

血常规：WBC 4.55×10⁹/L，Hb 104.0 g/L↓，PLT 4×10⁹/L↓。

骨髓涂片检查：巨核系增生活跃伴成熟障碍，血小板散在可见。

风湿免疫指标：IgG 24.4 g/L↑，IgA 5.81 g/L↑，IgM 2.50 g/L，补体 C3 0.551 g/L↓，补体 C4 0.0448 g/L↓。ANA-T 1：1000，A-SSA/Ro52 阳性，A-SSA/Ro60 阳性。

生化指标：总蛋白 74.1 g/L，白蛋白 28.7 g/L↓，球蛋白 45.4 g/L↑，其余正常。

凝血功能：PT 12.80 秒，PT-INR 1.12，APTT 58.80 秒↑，FIB 2.30 g/L，TT 18.10 秒，D-二聚体 7.10 mg/L↑。即刻 APTT 纠正试验：正常对照血浆 APTT 27.8 秒，患者血浆 APTT 55.0 秒，混合血浆 APTT 58.3 秒，Rosner 指数 55.45，即刻纠正试验提示未纠正。孵育 APTT 纠正试验：根据最新专家共识推荐的时间依赖差判断方法，Δ=1.9 秒，提示存在时间温度依赖性抑制物（即特异性因子抑制物）可能性小。

根据 APTT 纠正试验结果，检验人员及时与临床医生联系，告知出现狼疮辅因子现象，建议行包括抗磷脂酰丝氨酸-凝血酶原抗体在内的抗磷脂抗体检查，结果示：①抗心磷脂抗体（aCL）：IgG 5.89 GPLU/mL，aCL IgM<2.00 MPLU/mL。②抗 β2-糖蛋白 1 抗体（aβ2 GP1）：15.6 RU/mL。③狼疮初筛/确认比值（LAR）：3.10↑。④抗磷脂酰丝氨酸-凝血酶原抗体（aPS/PT）：IgM>150 U/mL↑。

最终诊断：抗磷脂抗体综合征；免疫性血小板减少（继发性）；结缔组织病（干燥综合征）。

患者"矛盾"的临床表现得以解释。

2. 临床案例分析

患者既往有多年的干燥综合征和免疫性血小板减少病史，本次入院时主要症状和体征包括全身瘀斑淤点、口鼻出血以及不明原因的活动后气喘。面对这样一名患者，接诊时考虑需要完善多系统检查，从而全面诊断。

首先，患者存在出血表现，出血性疾病的鉴别诊断主要包括三大类疾病：①血小板因素，如血小板数目减少和血小板功能异常；②凝血功能异常，如凝血因子缺乏和抗凝物质存在；③血管因素，如过敏性紫癜。其次，患者出现活动后气喘，最常见的原因为肺源性或心源性。完善实验室检查后，发现 PLT 4×10⁹/L，APTT 58.80 秒，考虑患者出血表现由血小板数目减少和凝血功能异常共同引发。完善肺部 CTA 检查可见肺动脉多发充盈缺损，考虑肺栓塞。此时患者既有出血症状又有血栓形成，出现了看似矛盾的症状。进一步溯源明确病因：①患者的骨髓提示巨核系增生活跃伴成熟障碍，符合典型的免疫性血小板减少表现，考虑血小板减少并非出血及血栓形成消耗所致。②针对患者 APTT 明显延长，与检验科沟通后立即加做 APTT 纠正试验，结果提示可能存在非特异性抑制物。结合患者病史，进一步完善风湿免疫相关指标检查，发现 ANA 和 A-SSA 阳性，最终检出狼疮因子（LA）和抗磷脂酰丝氨酸 - 凝血酶原抗体（aPS/PT）阳性，解释了患者看似矛盾的临床症状，也为后续治疗提供了指导。针对病因，立即对患者启动抗凝、糖皮质激素、利妥昔单抗及升血小板治疗，患者病情得到有效改善。

知识拓展

（1）APTT 纠正试验及狼疮辅因子现象。凝血功能检测结果显示患者 APTT 异常增高，检验人员在排除了标本中存在凝块、气泡以及抗凝药物服用史等可能造成 APTT 异常的因素后，选择纠正试验来探寻 APTT 延长原因。与其他高端复杂检验项目相比，APTT 纠正试验可谓是一类"小"试验，无需特殊仪器和试剂，操作简单，在基层医院也可开展。试验包括即刻纠正和孵育纠正两部分，患者在即刻纠正试验中未被正常血浆纠正，证明 APTT 延长原因是存在抑制物。在孵育纠正试验中，孵育被纠正时间不延长，提示时间温度依赖性抑制物（如Ⅷ因子抑制物）存在可能性小，可能存在非特异性抑制物。此结果为针对性选择下一步实验室检查项目（抗磷脂抗体）提供了指导。

本案例 APTT 即刻纠正试验出现混合血浆 APTT（58.3 秒）长于患者血浆 APTT（55.0 秒）的狼疮辅因子现象。经验不足的检验人员可能会考虑操作失误，如制备混合血浆时，混匀操作时导致气泡产生，从而造成 APTT 结果增高。因此，在排除检验前相关因素后，即刻纠正试验出现的混合血浆 APTT 长于患者血浆 APTT 的现象，恰恰具有重要意义！它不仅仅只是笼统地提示抗磷脂抗体的存在，更能具体到是 aPS/PT 抗体。由于正常血浆提供的凝血酶原（Ⅱ因子）作为辅因子，增强了 aPS/PT 与磷脂的结合，因而进一步延长了依赖磷脂的体外凝血时间（如 APTT），造成纠正试验中的狼疮辅因子现象。在本案例中，检验人员敏锐地识别出狼疮辅因子现象，并与临床沟通，建议行包含 aPS/PT 在内的抗磷脂抗体检查。与临床及时有效的沟通使得诊断效率最大化，凸显了检验医学在疾病诊断治疗中的关键性作用。

（2）APTT 纠正试验的解读。APTT 纠正试验有多种不同的结果判断方法，如循环抗凝物指数法、百分比纠正法、正常参考区间法、MAPTT 与 NAPTT 差值法等。由于各实验室使用 APTT 试剂不同，其成分中的激活剂不同，磷脂的来源、性质和浓度不同，APTT 试剂对肝素、LA 和凝血因子缺乏的敏感性和特异性也大不相同，所以暂没有被统一接受的结果判断方法。实验室可以根据临床特定需求和自身情况选择合适的判定方法和临界值。在解释试验结果时应加强与临床的沟通，使得检验结果更加准确客观，体现其辅助临床诊疗的真正价值。

（3）抗磷脂抗体对凝血因子检测的干扰。抗磷脂抗体可干扰凝血因子的检测。若出现内源性凝血因子Ⅷ、Ⅸ、Ⅺ、Ⅻ同时减低的情况，应引起检验人员警觉，可对标本进行稀释后复测，往往能排除抗磷脂抗体的干扰，得到正确的因子活性结果。当然，对于尚未诊断出抗磷脂抗体综合征的患者，如果出现凝血因子检测的干扰现象，高度怀疑抗磷脂抗体阳性，同样需要检验人员及时与临床沟通，为临床诊疗指出明确方向，减少漏诊。

案例总结

本案例患者临床表现特殊，既有出血症状又有血栓形成。凝血功能检测 APTT 延长，APTT 纠正试验结果提示非特异性抑制物抗磷脂抗体存在且存在狼疮辅因子现象。经过后续有针对性的一系列抗磷脂抗体检查，最终诊断为 LA、aPS/PT 阳性的抗磷脂抗体综合征。结合患者血小板较低，很好地解释了患者矛盾的临床表现。"小小"的 APTT 纠正试验有助于医生结合患者临床表现初步判断患者 APTT 异常延长的原因，以及有针对性地选择下一步实验室检查项目，是一项有"大大"作用和筛查价值的凝血项目。但当多种抑制物或抑制物与凝血因子缺乏同时存在时，试验结果的解释将变得复杂，需结合患者病史、临床表现和其他凝血检查进行综合分析。此时检验与临床之间的沟通与配合尤为重要。

专家点评

本例患者血小板减少、凝血功能异常，尤其是 APTT 明显延长，这样的检验结果常让临床医生非常担心患者的出血风险。除了治疗血小板减少，可能还会想方设法补充凝血因子以纠正 APTT。然而，对于 APTT 的延长，并非都是由患者凝血因子缺乏所导致，需要进一步分析。APTT 纠正试验的重要性在此凸显。本例患者表现出更为突出的情况，在即刻纠正试验中 APTT 较正常对照还要延长，提示了有狼疮抗凝物的同时，还存在狼疮辅因子现象。检验科得出这样结果后，立即与临床医生沟通，并提供进一步检查建议——抗心磷脂抗体三项（抗心磷脂抗体、抗 β2- 糖蛋白 1 抗体、狼疮抗凝物）。针对本案例患者的情况，补充凝血因子是徒劳无益的，甚至可能因患者易栓倾向，有进一步加重血栓的风险。在得到明确诊断后的综合治疗下，患者血小板恢复正常，治疗期间的合并深静脉血栓及肺栓塞，在给予抗凝治疗后得以改善，APTT 也呈现缩短趋势，这样的诊治经验，值得借鉴。

参考文献

［1］中国研究型医院学会血栓与止血专委会.活化部分凝血活酶时间延长混合血浆纠正试验操作流程及结果解读中国专家共识［J］.中华检验医学杂志，2021，44（8）：690-697.

［2］侯丹凤，张家红，宋鉴清.APTT 纠正试验结果常用判定方法临界值建立及诊断效能评价［J］.中国医科大学学报，2022，51（6）：497-501.

28

合并肺栓塞的纤维蛋白原基因突变低纤维蛋白原血症

作者： 迟晶[1]，赖晓霏[2]（重庆医科大学附属第一医院，1 呼吸与危重症医学科；2 检验科）
点评专家： 曹炬（重庆医科大学附属第一医院）

前　言

纤维蛋白原是由肝脏产生的一种凝血因子，在外源性凝血途径和内源性凝血途径中发挥重要作用。纤维蛋白原低，提示凝血功能障碍，有出血的风险。纤维蛋白原降低可分为原发性和继发性，原发性降低常见于遗传性，继发性降低常见于纤溶亢进、重症肝炎，肝硬化，DIC 晚期和溶栓治疗等。

案例经过

患者，女，52 岁，因"右上肢肿胀伴胸闷 7 天"于 2020 年 11 月 21 日于我院就诊。血管彩超提示锁骨下静脉导管壁上血栓、右侧贵要静脉血栓、左侧小腿肌间静脉血栓。肺动脉 CTA 提示左肺动脉干、左上肺动脉及下肺动脉及其分支内肺栓塞。近期无皮肤瘀斑淤点、呕血、咯血、便血、尿血等出血倾向。

既往史：1 个月余前因卵巢黏液腺癌于重庆市某三甲医院全麻下行"腹腔镜筋膜外全子宫 + 双附件切除 + 大网膜切除 + 盆腔淋巴结清扫 + 腹主动脉旁淋巴结切除 + 阑尾切除术"，术中出血量正常，安置 PICC 导管，并以"紫杉醇 + 卡铂方案"全身静脉化疗 1 次。30 年前患者自然分娩过程中曾发生大出血致失血性休克；绝经前月经时间较长，约 7 日，经血量较多（描述不清）；数年前曾间歇性出现双下肢青紫、瘀斑，无鼻出血、牙龈出血、血尿、黑便等症状。否认家族成员中类似出血性疾病或血栓性疾病发作。

体格检查：体温 36.3 ℃，心率 80 次 / 分，呼吸 20 次 / 分，血压 126/73 mmHg，体重 55 kg，身高 163 cm，呼吸尚平稳，无皮肤瘀斑瘀点，心脏查体未及异常，左上肢肿胀，双下肢无水肿。

辅助检查：血常规示白细胞 3.74×10^9/L，血红蛋白 107.0 g/L，血小板 87×10^9/L ↓。凝血象（DIC 全套）示：凝血酶原时间 12.7 秒，凝血酶原时间比值 1.10，国际标准化比值 1.11，凝血酶原活动度 77.5%，活化部分凝血活酶时间 26.2 秒，凝血酶时间 37.8 秒 ↑，纤维蛋白原 0.80 g/L ↓，纤维蛋白（原）降解产物 5.0 μg/mL，D- 二聚体 1.81 mg/L FEU ↑。凝血酶Ⅲ、蛋白 S 活性、蛋白 C 活性均正常。心肌酶谱、肝功、肾功、电解质、血气分析未见明显异常。易栓症及结缔组织病筛查示仅狼疮抗凝物轻度增高，余未见明显异常。

入院诊断：①肺栓塞，低危组；②右卵巢黏液性腺癌 IC 3 期，第一周期化疗后；③右上肢血栓形成；④纤维蛋白原降低待查，继发性？原发性？

诊疗经过：患者本次住院基础疾病考虑肺栓塞合并深静脉血栓，有抗凝治疗适应证，但患者抗凝治疗前筛查凝血象提示纤维蛋白原明显降低（0.80 g/L），住院期间多次复查纤维蛋白原降低（多次检测纤维蛋白原均 <1.0 g/L），补充冷沉淀无法纠正至正常水平（同步输注冷沉淀 8 U/d）。结合既往出血史，抗凝风险高，多次复查凝血指标排除检测误差，经临床与检验的沟通讨论，首先排除了标本和仪器因素、药物性、肝脏疾病等诸多继发性病因，在此基础上，逐一分析和排除了肿瘤相关 DIC、血栓疾病消耗，将病因锁定为遗传性低纤维蛋白原血症可能，最终通过外送人类全外显子组基因突变筛查验证了临床推断。治疗上先后给予低分子肝素（那曲肝素）1 支 qd、磺达肝癸钠 2.5 mg qd 抗凝，同步输注冷沉淀 8 U/d，住院期间未发生出血事件，复查血栓负荷亦无增加。尽管纤维蛋白原无法纠正至正常水平，却针对病因通过降低抗凝剂量和补充纤维蛋白原确保了患者安全。

患者出院后基因检测结果回示：FGB 基因外显子 8c.1474T>C（p.Ter492GlnnextTer12）杂合变异，结合病史、诊治过程及随访情况，凝血异常原因最终诊断为遗传性低纤维蛋白原血症。

随访转归：出院后继续低分子肝素 1 支 q12h 抗凝治疗肺栓塞及深静脉血栓，纤维蛋白原波动于 0.52~0.69 g/L 之间，间断输冷沉淀，抗凝期间未发生出血事件。暂停化疗期间血小板恢复正常，考虑血小板降低由化疗后骨髓抑制所致，于 2020 年 12 月重启卵巢癌化疗。2020 年 12 月底复查 CTPA 示：肺动脉主干及主要分支未见栓塞。2021 年 1 月复查血管超声未见血栓。后续复查纤维蛋白原仍低，未发生出血事件。

案例分析

1.临床案例分析

该患者有肿瘤基础，本次因血栓栓塞性疾病入院，住院期间反复出现纤维蛋白原降低，输注冷沉淀后纤维蛋白原无法纠正至 1.0 g/L，结合患者既往产后大出血及皮肤瘀青等出血倾向病史，评估患者低纤维蛋白原血症极有可能会导致血栓性疾病抗凝治疗的出血风险增加，迫使临床不得不采用半剂量抗凝方案，无法充分抗凝，患者血栓负荷随时可能增加，严重时有发生致死性肺栓塞的风险，因此查出纤维蛋白原降低的"幕后真凶"尤为重要且迫在眉睫。

该患者自诉既往没有留意有无纤维蛋白原降低的情况，检验结合肝肾功、易栓症、凝血象、凝血因子等报告，排除肝脏疾病、出血性疾病和用药引起的纤维蛋白原降低，判断该患者纤维蛋白原降低主要考虑以下几个方面。

（1）肿瘤相关 DIC 所致低纤维蛋白原血症。肿瘤为获得性低纤维蛋白原血症常见病因，而患者有活动性肿瘤基础，入院血常规提示血小板降低，临床上需要高度怀疑肿瘤相关 DIC 所致的低纤维蛋白原血症。然而，该患者住院期间没有出现皮肤黏膜及其他部位出血倾向，随访血常规过程中发现血小板自行恢复正常，考虑为化疗后骨髓抑制而非 DIC 所致的血小板下降。肿瘤相关 DIC 证据不足。

（2）血栓消耗纤维蛋白原。患者近期出现的肺栓塞、四肢血栓，负荷重，在血栓形成与继发纤溶过程中可能大量消耗纤维蛋白原导致纤维蛋白原水平降低。然而通过后续随访发现，尽管经抗凝治疗后患者血栓负荷完全消失，复查纤维蛋白原仍徘徊于非常低的水平，故考虑血栓性疾病消耗所致低纤维蛋白原血症证据亦不充分。

（3）原发性（遗传性）低纤维蛋白原血症。患者青年时期有自然分娩后大出血以及无诱因的双下肢皮肤瘀斑病史，抗凝治疗前即出现纤维蛋白原反复降低的情况，且难以纠正，故需高度怀疑遗传性低纤维蛋白原血症的可能，需要与检验科沟通确定下一步完善检查以求寻根溯源。

2.检验案例分析

2020 年 11 月 27 日，患者外送人类全外显子组基因突变筛查，基因检测结果示：纤维蛋白原基因外显子 8c.1474T>C（p.Ter492GlnextTer12）杂合变异（图 28.1）。该变异使终止密码子丧失，导致蛋白长度变化，未收录于 HGMD 数据库，正常人群中无突变频率数据。但有文献报道在低异常纤维蛋白原血症患者中检出 FGB 基因 p.Ter492Gln（同 p.Ter492GlnextTer12）突变。

虽然基因筛查报告为临床意义未明的突变，但回顾本病例，患者自然分娩后曾发生

☆检测项目：人类全外显子组基因突变筛查　　　　　　　检测方法：NGS+Sanger 测序验证

☆检测结果：

送检样本检测到 1 个临床意义未明变异位点。

基因 / 参考序列	位置	核苷酸变化 / 氨基酸变化	合子性	相关疾病或临床表型	遗传方式	来源	ACMG 变异分级
FGB NM_005141.5	外显子 8	c.1474T>C p.Ter492GlnextTer12	杂合 50/72	1. 遗传性异常纤维蛋白原血症 / 遗传性低异常纤维蛋白原血症； 2. 遗传性无纤维蛋白原血症 / 遗传性低纤维蛋白原血症	1.NA； 2.AR	未知	PM2+PM4+PP5 临床意义未明

注：NA 为遗传方式尚未明确；AR 为常染色体隐性遗传；50/72 为变异序列的覆盖层数与参考序列的覆盖层数的比例

图 28.1　人类全外显子组基因突变筛查报告

失血性休克，平时月经时间较长、经血量较多，曾间歇性出现双下肢青紫、瘀斑，术前及术后多次检测纤维蛋白原降低，结合文献对纤维蛋白原基因 p.Ter492Gln 致低异常纤维蛋白原血症的报告，综合考虑该患者纤维蛋白原降低的原因为原发性纤维蛋白原降低血症可能。

这一考虑得到了后期随访的验证。2021 年 1 月 20 日，患者为行化疗至妇科住院，复查肺动脉 CT 及静脉超声提示肺栓塞及四肢血栓消失，检查凝血象仍然发现纤维蛋白原降低（<0.3 g/L），补充冷沉淀后纤维蛋白原可轻度上升（0.62 g/L）。进一步验证了基因检测结果，该患者为原发性纤维蛋白原血症，纤维蛋白原的降低与血栓消耗无关。

知识拓展

纤维蛋白原（fibrinogen）是由肝细胞合成和分泌的一种糖蛋白，是纤维蛋白的可溶性前体，是人血液中含量最丰富的凝血因子，是血栓形成的重要反应底物，是参与血栓形成的关键步骤。正常血浆中纤维蛋白原水平为 2.0~4.5 g/L，其完全缺乏称为无纤维蛋白原血症，低于 1.5 g/L 称为低纤维蛋白原血症。

原发性低纤维蛋白原血症多为常染色体显性遗传，少数为常染色体隐性遗传，患者以杂合子多见。据统计，引起原发性低纤维蛋白原血症的基因突变有 50 多种，主要包括错义、无义、剪切位点、启动子、小的插入和缺失等 6 种突变，其中错义突变占大多数。构成人纤维蛋白原的 3 种多肽链 Aα、Bβ、γ 分别由 3 个独立的基因 *FGA*、*FGB*、*FGG* 编码，其中发生在 FGA 基因的突变类型最丰富，占 40% 以上，其次为 *FGB* 和 *FGG*。

案例总结

低纤维蛋白原血症常见于重症及疑难杂症中，经常会导致临床医生面临抗凝和止血的两个难题的选择，通常需检查凝血象才能发现问题。临床上出现纤维蛋白原减低要从原发性和继发性两个方面去探索病因。本案例患者平时没有关注纤维蛋白原这一指标，但在发现肿瘤拟行手术时，检查发现纤维蛋白原降低，因低纤维蛋白原血症的症状并不明显，在没有引起出血时，未引起足够重视。而此次在我院住院治疗时，检验科工作人员从发现危急值开始，积极与临床沟通，协助临床建议寻找疾病的病因，检验科的主动交流得到临床的高度重视，同时临床也对病例中出现的治疗矛盾点提出疑问，检验科给予很好的进一步检查建议。

另一方面，虽然仪器自动化程度越来越高，但是检验人员对极端值和危急值的解读和逻辑性分析能力是仪器不可替代的。在本案例中，检验科报告审核人员发现危急值后，严格按照处理危急值的流程进行反复核对，发现检测无误后，主动联系临床探讨该报告的矛盾之处和临床的实际情况，为临床提出进一步查证病因的确诊试验。尤其是面对纤维蛋白原降低，D-二聚体升高，但FDP正常的情况，很容易被检验发布的报告忽略，但是此病例中，由于检验人员的主动观察和分析，让临床对反复输血制品仍不能纠正的纤维蛋白原降低现象引起了高度重视，并展开了进一步探索病因的检验检查。未来的检验医学发展需要自动化和智慧化的结合，离不开检验医生的专业投入及其与临床的高度融合。用心对待每一份数据，让检验人员的专业知识得到临床的认可，从而让医学检验技术回归临床检验诊断。通过对检验人员临床知识和临床思维能力的培养，结合检验新技术和新项目，促使检验与临床双方的认可和提高。

专家点评

原发性纤维蛋白原降低在临床上较为少见，而同时合并肿瘤血栓的复杂疾病更是增加了临床治疗的难度。本案例从临床、检验出发，最终完成了临床—检验—临床的闭合全程，成功明确了诊断。检验人员在第一次发现该患者凝血中的危急值和报告的矛盾点时，并没有放弃和忽视，而是积极地进行病因探究和追踪，表明了检验人员的责任心和临床思维能力培养的必要性，也突显了与临床沟通的重要性。当检验结果与临床情况不相符时，检医双方均应及时向对方反馈并协同查找原因，保证检验数据的充分应用。虽然引起检验结果误差的各种因素中，分析前的占比超过60%，分析前干扰因素的排查更加需要及时有效的沟通。检验人员在工作中应全方位考虑检验项目的干扰因素，从分析前、中、后各个环节分析，积极与临床医生和患者沟通，协助医生做出正确诊断，为患者提供准确高效的检验服务。

参考文献

［1］ CHANGJUN C，XIN Z，YUE L，et al. Tranexamic acid attenuates early post-operative systemic inflammatory response and nutritional loss and avoids reduction of fibrinogen in total hip arthroplasty within an enhanced recovery after surgery pathway［J］. Int Orthop，2021，45（11）：2811-2818.

［2］ 顾兵，郑明华，陈兴国. 检验与临床的沟通——案例分析200例［M］. 北京：人民卫生出版社，2011.

［3］ CASTAMAN G，GIACOMELLI S H，BIASOLI C，et al. Risk of bleeding and thrombosis in inherited qualitative fibrinogen disorders［J］. Eur J Haematol，2019，103（4）：379-384.

第三篇

体液篇

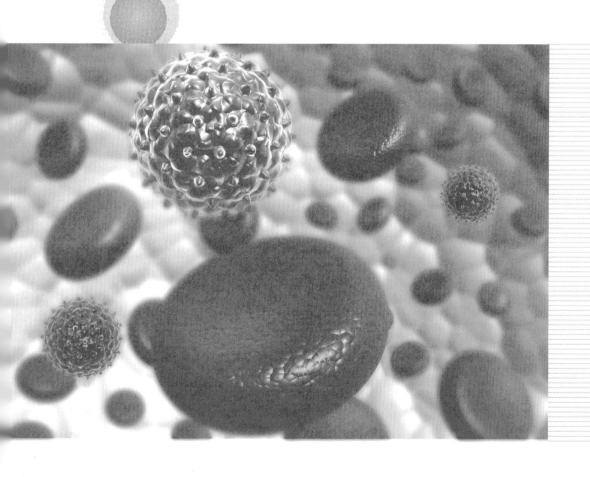

29

B 淋巴母细胞淋巴瘤患儿中枢神经系统侵犯

作者：马鸣[1]，焦文静[1]，颜晰[1]，邵俊国[1]，朱秀丽[2]（河北医科大学第四医院，1 检验科；2 儿科）

点评专家：张金艳（河北医科大学第四医院）

前 言

B 淋巴母细胞淋巴瘤是一类在儿童中发病率较高且易发生骨髓和中枢神经系统（central nervous system，CNS）等部位侵犯的原始细胞淋巴瘤。由于 CNS 侵犯是影响患者预后的独立危险因素之一，因此及早发现并采取治疗措施尤为重要。2019 年 8 月，我院儿科收治一例经病理检测证实为 B 淋巴母细胞淋巴瘤患儿，首先发生 CNS 侵犯，经化疗缓解后短期内再发骨髓侵犯，现将诊治过程报告如下。

案例经过

患儿，女，12 岁。因"左侧胸壁间断疼痛 4 个月，1 月前发现胸壁、额部肿物"于 2019 年 8 月 19 日来我院儿科就诊。患儿精神可，睡眠饮食均正常，二便正常；耳鼻外观正常、无鼻扇，口周及唇无发绀、咽无充血、扁桃体无肿大、未见疱疹及渗出；呼吸频率 20 次 / 分，三凹征阴性，听诊两肺呼吸音清，未闻及干、湿啰音，心音有力、律齐。查体：体温 36.7 ℃，心率 96 次 / 分，呼吸 20 次 / 分，血压 102/65 mmHg，周身浅表淋巴结未触及肿大，肝脾肋下未触及；左侧胸壁疼痛部位可触及约 8 cm×9 cm×1 cm 大小肿物，质硬、无触痛，活动度差。患儿自述头痛，神经系统检查示双侧膝腱反射正常，巴氏征、布氏征、克氏征均阴性。CT 示左胸壁肿物，左侧少量胸腔积液；患儿双侧颈血管旁及颌下可见多发小淋巴结影；肝、胰腺、脾脏、肾盂、膀胱、子宫等均未见明显异常，盆腔可见液体密度影。MRI 检查结果显示，鼻咽顶后壁可见肿块影，右前额部皮下组织可见局灶等 T1 等 T2 信号影，于 DWI 序列上呈高信号，其内可见流空血管影，颅内未见占位征象。经淋巴结病理结合免疫组化诊断为非霍奇金淋巴瘤（B淋巴母细胞型）。

给予VDLP（长春新碱+柔红霉素+门冬酰胺酶+泼尼松）方案诱导治疗，同时鞘内注射甲氨蝶呤+阿糖胞苷+地塞米松后，每周一次脑脊液微小残留灶（MRD）检测，经5次检测，异常B细胞数量逐步减少，其免疫表型无明显变化，9月27日第7次脑脊液MRD检测结果显示未见异常B细胞。至2020年2月，患儿共经过6个疗程规范化疗，其间5次脑脊液常规及4次脑脊液MRD检查均显示未见明显异常，期间共进行3次骨髓涂片细胞学检测，亦未见明显异常。2020年2月3日，为患儿定期化疗再次就诊。查体：无发热、咳嗽及咳痰，无鼻塞及流涕，精神、饮食、睡眠均可，无呕吐、神经系统症状。骨髓象分析及骨髓流式细胞学检查示骨髓复发，给予HR-3方案（地塞米松+阿糖胞苷+依托泊苷+门冬酰胺酶）化疗同时口服甲磺酸伊马替尼治疗，至2020年3月31日，共进行4次骨髓涂片细胞形态学检查，原始+幼稚淋巴细胞比例逐步减少，3月31日骨髓细胞形态学检查结果显示未见幼稚淋巴细胞。经过1个月巩固治疗后，患儿于2020年5月1日出院。但患儿家属依从性差，出院后未按时返院，2020年6月22日，患儿再次来我院儿科门诊就诊，血常规检测示白细胞明显增高，形态学分类原、幼淋巴细胞多见，提示可能骨髓复发，患儿家长拒绝住院及骨髓等其他相关检查，放弃治疗并离院。

案例分析

1.检验案例分析

胸部肿物活检可见异常淋巴细胞增生，免疫组化结果示：CD20(+)、CD3(-)、CD34(+)、CD99(+)、CgA(-)、CKpan(-)、Desmin(-)、LCA(弱+)、Vimentin(+)、Bcl-2(弱+)、Bcl-6(散+)、CD10(+)、CD117(-)、CD21(-)、CD79a(散+)、Pax-5(+)、TdT(+)、Ki-67(+90%)。原位杂交结果示：EBER(-)。诊断为非霍奇金淋巴瘤（B淋巴母细胞型）。血常规示：WBC 8.74×10^9/L，中性粒细胞百分比84.4%，单核细胞百分比39.0%，淋巴细胞百分比11.3%，Hb 118.2 g/L，PLT 394×10^9/L，形态学分类未见异常细胞。生化检测示：谷丙转氨酶（ALT）63.0 U/L、谷草转氨酶（AST）59.4 U/L、乳酸脱氢酶（LDH）563.1 U/L、α-羟丁酸（HBDH）422.1 U/L、腺苷脱氨酶（ADA）58.1 mmol/L。骨髓象分析示：增生明显活跃，粒系以中、晚期细胞为主，红系以中、晚期细胞居多，巨核细胞630个，血小板成堆可见，成熟红细胞大小不等。诊断意见：目前骨髓象尚无明显异常发现。脑脊液常规检测，颜色：无色，透明度：微混，蛋白：阴性，红细胞计数：未见，白细胞计数：3490×10^6/L。脑脊液甩片后瑞氏-吉姆萨染色，可见大量原始、幼稚淋巴细胞，该细胞胞体较大、核型不规则，可见花瓣状、扭曲折叠等细胞形态，核染色质细致，核仁清晰可见，胞浆量较丰富，染蓝色，部分细胞可见空泡及少量紫红色颗粒（图 29.1）。脑脊液流式细胞术检测结果：可见一类异常细胞约占 98.5%，该细胞强表达 CD19、CD10；表达 CD34、CD22；弱表达 CD38、HLA-DR、CD200、CD20、sIgM 及 CD123；不表达 CD2、CD13、CD23、CD56、CD33、CD117、CD3、CD4、CD5、CD7 及 CD8，符合异常 B 淋巴细胞免疫表型（图 29.2）。

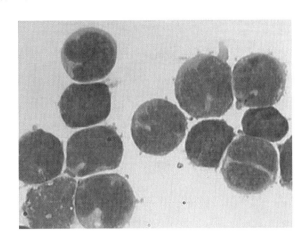

图 29.1 脑脊液中 B 淋巴母细胞淋巴瘤细胞形态（瑞氏 - 吉姆萨染色，×1000）

2020 年 2 月 3 日，为患儿定期化疗再次就诊。实验室检查血常规：WBC 3.73×10^9/L，中性粒细胞百分比 27.3%，单核细胞百分比 13.6%，淋巴细胞百分比 57.7%，Hb 84 g/L，PLT 230×10^9/L，外周血形态学分类示幼稚淋巴细胞偶见，约占 1%。骨髓象：有核细胞增生明显活跃，原始、幼稚淋巴细胞占 24.0%，该类细胞大小不一，核型较规则，染色质稍粗，核仁隐显不一，胞质量较丰富，染蓝色、部分可见紫红色颗粒（图 29.3）；粒系减少，以中晚期细胞常见；红系增生，以中晚期细胞居多，成熟红细胞大小不一；巨核细胞 531 个，血小板成堆可见。骨髓流式 MRD 检测结果：分析有核细胞 500000 个，异常 B 细胞约占 48.24%（图 29.4）。白血病融合基因检测结果显示：BCR-ABL（190）阳性，IKZF3-8（IK6）阳性，其他相关融合基因呈阴性表达。此次，脑脊液常规，颜色：无色，透明度：清晰透明，蛋白：阴性，红细胞计数：未见，白细胞计数：未见。脑脊液 MRD 检测结果显示：未见异常 B 细胞。经规范化疗后，骨髓达完全缓解。

2020 年 6 月 22 日，患儿再次来我院儿科门诊就诊，血常规检测：WBC 113.0×10^9/L，中性粒细胞百分比 8.0%，单核细胞百分比 1.4%，淋巴细胞百分比 90.0%，Hb 92.0 g/L，PLT 38.0×10^9/L，形态学分类原、幼淋巴细胞多见，患儿家长拒绝住院及骨髓等其他相关检查，放弃治疗并离院。

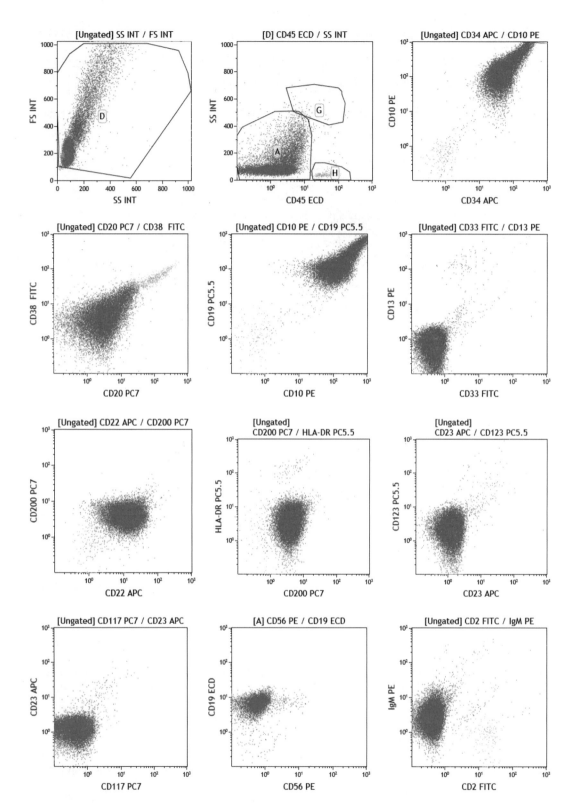

图 29.2　脑脊液中肿瘤细胞免疫表型特点

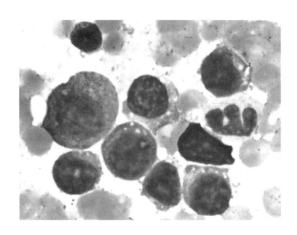

图 29.3 骨髓中 B 淋巴母细胞淋巴瘤细胞形态（瑞氏 - 吉姆萨染色，×1000）

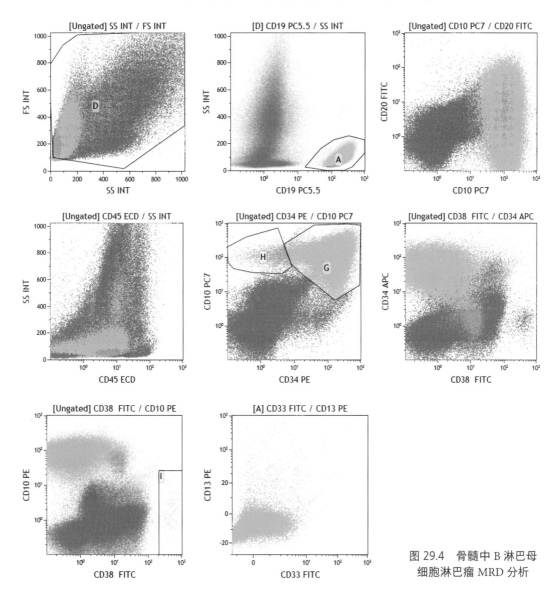

图 29.4 骨髓中 B 淋巴母
细胞淋巴瘤 MRD 分析

患儿初次就诊血常规未见明显异常，骨髓象亦无明显变化；但脑脊液常规示白细胞计数明显增高。脑脊液甩片后细胞形态分析示细胞形态符合原始、幼稚淋巴细胞特点。WHO 相关指南指出，流式细胞学诊断 B-ALL 的标准为 CD19 阳性同时，伴 CD10、CD22 及 cCD79a 中的一个或两个（CD19 为弱阳性时）阳性即可诊断，本例患儿 CD10、CD19 等 B 细胞标记均为阳性，因此符合异常 B 淋巴细胞免疫表型。据儿童淋巴母细胞瘤诊疗规范（2019 版），该患儿存在 CNS-3，同时合并 BCR-ABL、IKZF3-8(IK6) 融合基因阳性，进入高危组。患儿再次入院后，瘤细胞骨髓侵犯，免疫表型亦符合典型 B 淋巴母细胞表型，但脑脊液未复发。

2. 临床案例分析

本例患儿经病理证实为非霍奇金淋巴瘤（B 淋巴母细胞型）。初诊骨髓象分析未见明显异常。同时，脑脊液甩片形态学分析及流式细胞学检查等明确瘤细胞侵犯 CNS。有文献报道，绝大多数淋巴瘤发生 CNS 侵犯同时发生骨髓侵犯或已有骨髓侵犯病史，首先发生 CNS 侵犯，经规范化疗缓解后短期内再发骨髓侵犯者则相对少见。鞘内注射甲氨蝶呤等化疗药物是治疗淋巴瘤细胞 CNS 侵犯的有效方案，本例患者给予 VDLP（长春新碱＋柔红霉素＋门冬酰胺酶＋泼尼松）方案诱导治疗，同时鞘内注射甲氨蝶呤＋阿糖胞苷＋地塞米松后，CNS 及临床症状均明显改善，多次 CNS 常规及 FCM 检查均为阴性。据儿童淋巴母细胞瘤诊疗规范（2019 版），该患儿存在 CNS-3，同时合并 BCR-ABL、IKZF3-8(IK6) 融合基因阳性，进入高危组，诱导缓解期治疗顺利，但在巩固治疗期间出现骨髓浸润，虽经再次诱导达缓解状态，但因家属依从性差，对治疗配合不足，导致再次入院后骨髓复发，最后放弃治疗。

知识拓展

原始细胞淋巴瘤是儿童淋巴瘤中最为常见的病理类型，其中 B 淋巴母细胞淋巴瘤发病率较高且易发生骨髓和中枢神经系统侵犯。瘤细胞 CNS 侵犯是造成治疗失败和患者死亡的重要原因，目前其临床诊断主要依赖于影像学检查、脑脊液检查并结合临床症状进行确诊。

本例患儿经病理检测证实为 B 淋巴母细胞淋巴瘤，头痛、头晕、恶心等中枢神经系统临床症状明显。CT 及 MRI 检测结果提示患儿病灶主要位于胸壁、额部；且患儿血清 LDH 含量明显增高，其与相关报道"淋巴瘤患者头面部侵犯和血清 LDH 水平 ≥ 500 IU/L 是瘤细胞 CNS 侵犯的危险因素"的结论相一致。

脑脊液常规及细胞形态学检查是发现淋巴瘤细胞 CNS 侵犯的重要技术之一，但部分患者脑脊液白细胞计数并不增高，或部分低度侵犯的患者可能由于脑脊液中瘤细胞甚少而易出现漏诊。脑脊液 FCM 检查是确诊瘤细胞 CNS 侵犯的金标准之一。有研究显示，脑脊液 MRD 检测提示淋巴瘤 / 白血病细胞中枢神经系统侵犯患者中，仅部分患者会出现明显神经系统症状；FCM 应用于脑脊液检测，不仅可准确判断瘤细胞免疫表型，而且能够发现少量细胞侵犯，并避免单纯影像学或脑脊液甩片细胞形态学检查导致的漏诊。因此脑脊液 MRD 检测能帮助早期发现淋巴瘤患者 CNS 侵犯并及时进行干预，这对于改善患者鞘内注射的疗效具有重要意义。

案例总结

一般而言，中枢神经系统是淋巴瘤 / 白血病细胞最易发生侵犯的部位之一，尤其儿童患者。有研究显示，绝大多数淋巴瘤发生 CNS 侵犯同时会有骨髓侵犯或已有骨髓侵犯病史。首先发生 CNS 侵犯，经规范化疗缓解后短期内再发骨髓侵犯者则相对少见。本例患儿初次就诊即发现脑脊液中白细胞数量明显增多，瘤细胞形态表现为原始、幼稚淋巴细胞，但核型更为不规则。免疫表型符合异常原始 B 细胞特点，因此可明确发生淋巴瘤细胞 CNS 侵犯。鞘内注射甲氨蝶呤等化疗药物是治疗淋巴瘤细胞 CNS 侵犯的有效方案，本例患者经过规范治疗后 CNS 及临床症状均明显改善，多次 CNS 常规及 FCM 检查均为阴性。据儿童淋巴母细胞瘤诊疗规范（2019 版），该患儿存在 CNS-3，同时合并 BCR-ABL、IKZF3-8(IK6) 融合基因阳性，进入高危组，诱导缓解期治疗顺利，但在巩固治疗期间出现骨髓浸润，虽经再次诱导达缓解状态，但因家属依从性差，对治疗配合不足，导致再次入院后骨髓复发，最后放弃治疗。在淋巴母细胞淋巴瘤中 BCR-ABL、IKZF3-8(IK6) 融合基因阳性作为不良遗传学特征，影响患儿预后。特别是有文献指出，在儿童白血病中融合基因 IKZF3-8(IK6) 可能通过调控 FUT4 表达进而促进白血病细胞增殖并抑制白血病细胞的化疗敏感性，但该融合基因与淋巴瘤 / 白血病细胞中枢神经系统侵犯之间的关系尚未见报道。

总之，本例患儿病程呈一定独特性，提示多项目联合检测尤其是脑脊液 MRD 检测对于 B 淋巴母细胞淋巴瘤侵犯中枢神经系统的诊断具有重要意义，在该类患者的临床治疗中也具有一定参考价值。

专家点评

中枢神经系统是淋巴瘤细胞最易发生侵犯的部位之一，尤其儿童患者。大多数淋巴瘤发生 CNS 侵犯患者同时发生骨髓侵犯或已有骨髓侵犯病史。首先发生 CNS 侵犯，经规范化疗缓解后短期内再发骨髓侵犯者则相对少见。该例患儿初次就诊即发现脑脊液中白细胞数量明显增多，瘤细胞形态表现为原始、幼稚淋巴细胞，免疫表型则表现为 B-ALL，分子生物学检查则发现该患儿同时合并 BCR-ABL、IKZF3-8(IK6) 融合基因阳性。案例较为详细地描述了患儿的诊疗过程，充分体现了 MICM 技术联合检测在临床血液肿瘤诊断中的重要性，为提高血液肿瘤临床诊断准确性和效率提供了新的思路。

参考文献

［1］金玲，张蕊，黄爽，等. 儿童淋巴母细胞淋巴瘤合并中枢神经系统侵犯的危险因素及预后研究［J］. 中国小儿血液与肿瘤杂志，2013，13（4）：169-172.

［2］LIANG Y, CA Q, ZHAI Z M, et al. A practical strategy of monitoring minimal residue disease and intervention for central nervous system relapse of childhood acute lymphoblastic leukemia：a single Chinese center's experience［J］. J Pediatr Hematol Oncol，2013，35（5）：388-393.

［3］杨文钰，郭晔，陈晓娟，等. 儿童急性淋巴细胞白血病患儿脑脊液状态与预后的关系［J］. 中国当代儿科杂志，2020，22（4）：350-354.

［4］刘占云，张赟翔，郝杰，等. 流式细胞学在成人急性髓系白血病缓解后中枢神经系统白血病检测的临床应用及价值［J］. 临床血液学杂志，2020，33（3）：182-186.

［5］中国中西医结合学会检验医学专业委员会. 流式细胞术检测脑脊液肿瘤细胞的专家共识［J］. 中华检验医学杂志，2021，44（8）：679-689.

［6］BIOJONE E, QUEIRÓZ RDE P, VALERA E T, et al. Minimal residual disease in cerebrospinal fluid at diagnosis：a more intensive treatment protocol was able to eliminate the adverse prognosis in children with acute lymphoblastic leukemia［J］. Leuk Lymphoma，2012，53（1）：89-95.

［7］GAO L, ZHANG Y, WANG S, et al. Effect of rhG-CSF combined with decitabine prophylaxis on relapse of patients with high-risk MRD-Negative AML after HSCT：an open-label，multicenter，randomized controlled trial［J］. J Clin Oncol，2020，38（36）：4249-4259.

［8］TING S, MIXUE X, LIXIA Z, et al. T315I mutation exerts a dismal prognosis on adult BCR-ABL1-positive acute lymphoblastic leukemia，and salvage therapy with ponatinib or CAR-T cell and bridging to allogeneic hematopoietic stem cell transplantation can improve clinical outcomes［J］. Ann Hematol，2020，99（4）：829-834.

［9］易丽君，李红，郭智彬，等. Ikaros 和 FUT4 在儿童急性淋巴细胞白血病中的表达及其相关性研究［J］. 中国实验血液学杂志，2019，27（1）：1-6.

［10］YI L, HU Q, ZHOU J, et al. Alternative splicing of Ikaros regulates the FUT4/Le（X）-alpha5beta1 integrin-FAK axis in acute lymphoblastic leukemia［J］. Biochem Biophys Res Commun，2019，510（1）：128-134.

30

阵发性睡眠性血红蛋白尿

作者： 陈波[1]，任鹏丽[1]，田晓燕[2]，陈靖楠[1]（广州医科大学附属第二医院，1 检验科；2 血液科）
点评专家： 黄海樱（广州医科大学附属第二医院）

前　言

　　尿液以身体内环境的平衡为前提，保持血液的性状处于正常平衡的状态，由肾脏制造，在膀胱中储存至一定量时，才经由尿道排出。尿液的正常颜色为淡黄色或无色，当人体由于疾病、药物等因素打破内环境平衡时，尿液就可能会发生颜色和性状的改变。

　　浓茶色样尿常见于血型不合所致的溶血、急慢性肝胆疾病、横纹肌溶解症、恶性疟疾和阵发性睡眠性血红蛋白尿症等。本文介绍一例反复排浓茶色样尿患者在我院进行相关检测，最终诊断为阵发性睡眠性血红蛋白尿症的案例，为检验及临床诊断提供参考。

案例经过

　　患者，女，50 岁，2022 年 10 月 11 日因"反复排浓茶色样尿 4 个月余，腹痛 2 天"，收治于肾内科，在检验科进行相关项目检测，结合患者外院检测结果显示如下。

　　2022 年 5 月 25 日（外院就诊）血常规检查结果示：患者红细胞计数（1.29×10^{12}/L）、血红蛋白（48 g/L）、红细胞压积（15.8%）均降低，提示为重度贫血，网织红细胞百分比（10.93%）增多，提示为增生性贫血。直接 Coombs 试验阴性。葡萄糖 -6- 磷酸脱氢酶 1927 U/L。余无特殊。

　　2022 年 5 月 30 日（外院就诊）骨髓组织病理示：造血组织增生活跃，幼红细胞比例增高，少数细胞可见巨幼变，粒、巨两系未见明显异常，考虑增生性贫血可能。

　　2022 年 10 月 11 日血常规检查结果如表 30.1 所示，提示中度贫血，大细胞性贫血。生化检验异常结果如表 30.2 所示，提示患者的肝功能异常，胆红素代谢异常、乳酸脱氢酶、α-羟丁酸脱氢酶活性升高提示溶血，促红细胞生成素升高与贫血有关，铁蛋白升高、总铁结合力的下降可能与溶血性贫血有关。

表 30.1　2022 年 10 月 11 日血常规检查结果

项目名称	结果	提示	单位
白细胞计数（WBC）	10.43	↑	10^9/L
红细胞计数（RBC）	2.15	↓	10^{12}/L
血红蛋白（Hb）	80	↓	g/L
红细胞压积（HCT）	25.5	↓	%
平均红细胞体积（MCV）	119	↑	fL
平均血红蛋白量（MCH）	37	↑	pg
平均血红蛋白浓度（MCHC）	314	↓	g/L
血小板（PLT）	136		10^9/L

表 30.2　2022 年 10 月 11 日生化检验异常结果

项目名称	结果	提示	单位
超敏 C 反应蛋白	74.9	↑	mg/L
血沉	58	↑	mm/h
天门冬氨酸氨基转移酶	89	↑	U/L
AST/ALT	3.07	↑	
总胆红素	36.8	↑	μmol/L
直接胆红素	12.0	↑	μmol/L
间接胆红素	24.8	↑	μmol/L
乳酸脱氢酶	2309	↑	U/L
α-羟丁酸脱氢酶	2141	↑	U/L
促红细胞生成素	538	↑	U/L
铁蛋白	354.00	↑	ng/L
总铁结合力	41.3	↓	μmol/L

　　2022 年 10 月 15 日尿液外观（浓茶色样），尿含铁血黄素试验（Rous）阳性，尿液隐血试验阴性（图 30.1）。尿沉渣肾小管上皮细胞内外可见蓝色沉淀颗粒，提示患者有慢性血管内溶血，尿中有铁排出。患者入院后经过治疗，浓茶色样尿较前减轻，但由于

尿中铁的排泄在溶血过程结束后仍会延续一段时间，所以才会出现患者尿液隐血试验阴性而尿含铁血黄素试验阳性。

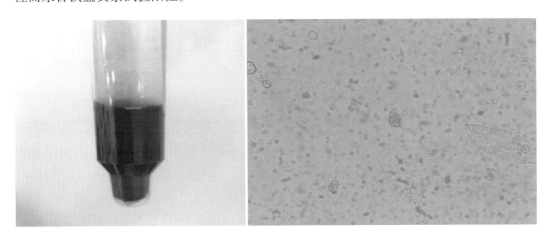

图 30.1　尿液外观及 Rous 试验阳性

同时，检验患者的凝血及纤溶功能，实验室检验结果如表 30.3 所示，提示患者血液处于高凝状态，需防范阵发性睡眠性血红蛋白尿多见并发症静脉血栓的形成。

表 30.3　2022 年 10 月 15 日凝血及纤溶功能检验结果

项目名称	结果	提示	单位
D– 二聚体（D–D）	0.93	↑	μg/mL
活化部分凝血活酶时间（APTT）	31.2	↓	秒
纤维蛋白原	5.19	↑	g/L
铁蛋白	307.53	↑	ng/ml
维生素 B_{12}	243.00		pmol/L
叶酸	23.10		nmol/L
G6PD	3.12		KU/L
直接抗人球蛋白	弱阳性		

2022 年 10 月 16 日高敏阵发性睡眠性血红蛋白尿报告：检测到阵发性睡眠性血红蛋白尿克隆（63.71% 红细胞，92.98% 粒细胞，91.86% 单核细胞）。

2022 年 10 月 17 日外周血涂片检查示：白细胞增多，粒细胞比例增高，胞浆颗粒增粗，红细胞大小不等，可见泪滴形红细胞、嗜多色性红细胞、嗜碱性点彩红细胞及 1.4% 红细胞碎片。

2022 年 10 月 17 日流式阵发性睡眠性血红蛋白尿检测评估示：CD55 阴性红细胞

65.83%，CD59 阴性红细胞 65.02%。红细胞表面全表达 CD55 和 CD59，通过流式细胞术检测发现 GPI 锚连蛋白（CD55 和 CD59）低表达的异常细胞群，CD55、CD59 表达下降可见于 MDS、AA 患者，国内关于阵发性睡眠性血红蛋白尿的诊断认为：阵发性睡眠性血红蛋白尿患者中 CD55 或 CD59 阴性中性粒细胞或红细胞需大于 10%，5%~10% 为可疑，患者流式检测评估支持阵发性睡眠性血红蛋白尿诊断，本试验是目前诊断阵发性睡眠性血红蛋白尿特异性和敏感性最高且可定量的检测方法。

2022 年 10 月 17 日 Flear 检测示：Flear 阴性细胞 >1%。正常人造血细胞为系列抗原和 Flear 双阳性表达，阵发性睡眠性血红蛋白尿患者由于细胞表面锚连蛋白部分或完全缺失，而呈现 Flear 阴性或部分阴性表达，该检测是诊断阵发性睡眠性血红蛋白尿最特异、敏感和准确的方法。

此外，患者自身抗体组、风湿免疫性疾病相关抗体检测、血红蛋白电泳等均未见异常。

案例分析

1. 检验案例分析

尿液不仅是身体排出废物的途径，还是人体健康状况的晴雨表。本案例患者以反复排浓茶色样尿 4 个月余就诊，尿液颜色的变化成为疾病的"信号弹"。正常尿液颜色因饮水、出汗、活动量的不同呈淡黄色到深琥珀色。鲜红色血尿常见于泌尿系统感染、结石；褐色尿常见于肝炎、黄疸等肝脏疾病，或是溶血性疾病等；另外乳糜尿、泡沫尿在临床工作中也比较常见。

综合本案例患者各项检测结果：①血常规结果、促红细胞生成素升高提示患者为中重度贫血，为增生性贫血；②骨髓组织病理检查结果提示患者为增生性贫血；③胆红素代谢异常、乳酸脱氢酶、α- 羟丁酸脱氢酶活性升高提示溶血；④铁蛋白升高，总铁结合力的下降可能与溶血性贫血有关；⑤ Rous 试验阳性；⑥ D- 二聚体、纤维蛋白原含量升高，提示机体处于高凝状态；⑦流式阵发性睡眠性血红蛋白尿检测、Flear 检测、高敏阵发性睡眠性血红蛋白尿报告结果均提示患者为阵发性睡眠性血红蛋白尿；此外，患者肝酶升高、胆红素代谢异常、溶血相关检查阳性，结合流式细胞等特异性检查，最终诊断阵发性睡眠性血红蛋白尿明确。

2. 临床案例分析

根据患者的实验室检验相关结果，结合临床表现，最终明确诊断本例患者为阵发性睡眠性血红蛋白血症。

根据《阵发性睡眠性血红蛋白尿症诊断与治疗中国专家共识》：①临床表现为反复排浓茶色样尿，以晨起为甚，临床表现分级为中度至重度贫血，血红蛋白尿频发。②实验室检查结果：Rous 试验阳性，能除外其他溶血性贫血，流式细胞术检测发现外周血中 CD55 和 CD59 阴性红细胞 >10%，Flear 检测阴性细胞 >1%。由于本例患者有典型的溶血以及凝血、纤溶功能检查提示患者处于高凝状态，判定患者为经典型阵发性睡眠性血红蛋白尿症。

阵发性睡眠性血红蛋白尿症的鉴别诊断：①慢性病贫血：有乏力、贫血表现，血红蛋白下降（支持点）；无肾功能不全、肿瘤等慢性病史（不支持点）。②自身免疫性溶血性贫血：有贫血表现，血红蛋白明显下降、胆红素升高（支持点）；直接 Coombs 试验阴性（不支持点）。③葡萄糖 -6- 磷酸脱氢酶缺乏症：有贫血表现，血红蛋白明显下降、胆红素升高（支持点）；葡萄糖 -6- 磷酸脱氢酶 1927 U/L（不支持点）。

阵发性睡眠性血红蛋白尿的治疗：①对症支持治疗；②糖皮质激素治疗；③免疫抑制剂治疗；④血管栓塞的治疗；⑤骨髓移植；⑥使用依库珠单抗（Eculizumab）治疗。

此外，贫血是临床上常见的疾病，但导致贫血的病因却多种多样，临床上常根据 MCV、MCH、MCHC 对贫血类型进行分类，阵发性睡眠性血红蛋白尿症患者常呈正细胞或小细胞低色素性贫血，但本例患者血常规提示为大细胞性贫血，通过查阅资料并及时与检验科医生沟通，结合后续患者进行的外周血涂片检查结果，患者血象提示红细胞大小不等，可见泪滴形红细胞、嗜多色性红细胞、嗜碱性点彩红细胞，可能由于持续性慢性血管外溶血，贫血较严重，减少了红细胞表面电荷之间的排斥力，使红细胞易于聚集，导致 MCV、MCH 升高。提示工作中应结合临床表现综合诊断。

知识拓展

阵发性睡眠性血红蛋白尿症（paroxysmal nocturnal hemoglobinuria，PNH）是一种由于一个或几个造血干细胞经获得性体细胞 PIG-A 基因（phosphotidyl inositol glycan complementation group A）突变造成的非恶性的克隆性疾病，PIG-A 突变造成糖基磷脂酰肌醇（glycosyl phosphatidyl inositol，GPI）合成异常，导致由 GPI 锚接在细胞膜上的一组膜蛋白丢失，包括 CD16、CD55、CD59 等，临床上主要表现为慢性血管内溶血，造血功能衰竭和反复血栓形成。2018 年 5 月 11 日，国家卫生健康委员会等 5 部门联合制定了《第一批罕见病目录》，阵发性睡眠性血红蛋白尿症被收录其中。

关于 PNH 的发病机制，Dacie 提出的所谓 PNH 发病的双重发病学说（dual pathogenesis theory，DPT）是被普遍认可和接受的假说。首先，造血干细胞在一定条件下发生突变，产生 GPI 缺陷的 PNH 克隆；其次，由于某种因素（现多认为是免疫因素），发生造血功能损伤或造血功能衰竭，PNH 克隆获得增殖优势，超过正常克隆。

GPI 接连的抗原多种，也造成对 PNH 细胞生物学行为解释的复杂性，但两个 GPI

锚蛋白（CD55、CD59），由于其在补体调节中的重要作用，始终在 PNH 发病机制、临床表现、诊断和治疗被密切关注。CD55 是细胞膜上的 C3 转化酶衰变加速因子（DAF），通过调节 C3 和 C5 补体蛋白转化酶调控早期补体级联反应。起初认为 CD55 在 PNH 的红细胞溶血中有重要作用，并以此来解释 PNH 的红细胞对补体的敏感性。然而，单纯 CD55 缺乏并不能导致溶血，这在先天性 CD55 缺乏症患者中得到了证实。CD59 又被称为膜反应性攻击复合物抑制剂（MIRL），其可以阻止 C9 掺入 C5b-8 复合物中，而阻止膜攻击单位形成，达到抑制补体终末攻击反应的作用。1990 年发现了 1 例先天性 CD59 缺乏症患者，其表现出众多 PNH 的典型表现，如血管内溶血、血红蛋白尿和静脉血栓，因此，目前认为 PNH 的典型表现——血管内溶血和血栓，是 CD59 缺乏所致。

典型的 PNH 以慢性血管内溶血，血红蛋白尿及含铁血黄素尿为主要表现，但大多数患者常不典型，发病隐匿，病程迁延，病情轻重不一。发病高峰年龄在 20~40 岁，个别发生于儿童或老年，男性显著多于女性。国内报道 203 例 PNH 患者，首发症状为贫血的占 56.7%，血红蛋白尿占 12.8%，黄疸兼贫血占 5.9%。

近来阵发性睡眠性血红蛋白尿症诊断与治疗均有一些进展，涉及 PNH 的 FLAER 诊断、肺动脉高压以及 Eulizumab 和化疗治疗 PNH。①流式细胞术诊断：用于检测外周血成熟红细胞和粒细胞 CD55 和 CD59 表达情况，为诊断"阵发性睡眠性血红蛋白尿症"的金标准。②肺动脉高压：肺动脉高压是溶血性贫血的常见并发症，主要机制可能为血管内溶血释放游离血红蛋白入血，游离的血红蛋白与 NO 的结合能力要比氧气高百倍，使得血液中 NO 的含量下降；或者是溶血使得血管内皮功能紊乱，内皮合成的一类重要的舒血管物质就是 NO，内皮功能紊乱使 NO 的化学合成减少。

案例总结

血尿、茶色尿、蛋白尿、泡沫尿是常见的疾病临床表现，尿常规检测作为常规的检测项目之一，经济、无创却能为多种疾病的诊断治疗提供依据，如泌尿系统感染、结石、肿瘤，血液及代谢系统的糖尿病、胰腺炎、肝炎、溶血、黄疸等，急性重度或药物引起的肾损害等，此外，尿液检查还能指导药品不良反应的防范与治疗。

贫血是一种常见疾病。其诊断思路（以本案为例）如下：①临床表现：贫血貌、黄疸、排浓茶色样尿。②贫血：Hb、HCT 降低。③MCV、MCH、MCHC 提示为大细胞性贫血，患者叶酸、维生素 B_{12} 检验结果未见异常，排除巨细胞性贫血的可能，根据患者的临床表现，检验结果中 RET 升高，胆红素代谢异常、乳酸脱氢酶、α-羟丁酸脱氢酶活性升高提示溶血，骨髓形态学提示增生性贫血，考虑溶血性贫血可能性较大。④特异性检测：流式阵发性睡眠性血红蛋白尿检测评估、Flear 检测、Rous 试验、高敏阵发性睡眠性血红蛋白尿结果均提示患者可能为阵发性睡眠性血红蛋白尿症（PNH）。

专家点评

本案例由实验室常见尿常规外观"浓茶色样尿"出现、代谢相关指标贫血（增生性）及特异性检测（流式 PNH 检测、Flear 检测、Rous 试验、高敏 PNH）引发罕见 PNH 的诊断与发现，提示检验人员在工作中要注意全面夯实理论基础，留意各个学科间交叉关联及相互影响，积极与临床、患者沟通交流，化被动为主动，善于对每个标本"察言观色"，做临床的"侦察兵"。

参考文献

［1］叶金慧，王璇，王世充，等.阵发性睡眠性血红蛋白尿症异常克隆特征研究［J］.中国细胞生物学学报，2022，44（7）：1349-1358.

［2］曾顺良，曾涛.阵发性睡眠性血红蛋白尿症的实验室检查［J］.检验医学与临床，2022，19（6）：848-850.

［3］鲁家才，黄莹，莫扬，等.CD55、CD59 联合嗜水气单胞菌毒素变异体检测对 PNH 的诊断价值［J］.检验医学，2020，35（6）：566-569.

［4］HU R，MUKHINA G L，PAIANTADOSI S，et al. PIG-A mutation in normal hematopoiesis ［J］. Blood，2005，105（10）：3848-3854.

［5］LUZZATTO L，GIANFALDONI G. Recent advances in biological and clinical aspects of paroxysmal nocturnal hemoglobinuria［J］. Int J Hematol. 2006，84（2）：104-112.

［6］LUZZATTO L. Paroxysmal nocturnal hemoglobinuria：an acquired X-linked genetic disease with somatic-cell mosaicism［J］. Curr Opin Genet Dev，2006，16（3）：317-322.

31

尿常规检验发现膀胱癌

作者：欧阳琳[1]，唐明君[1]，宋智育[2]（贵阳市第二人民医院，1检验科；2泌尿外科）

点评专家：曾强武（贵阳市第二人民医院）

前　言

尿常规检验是临床最常用的检验方法之一，适用于所有人群，现广泛应用于健康体检、门诊、急诊及住院患者。其对泌尿系统疾病有辅助诊断价值，如泌尿系统结石、感染、肿瘤等。其中，膀胱肿瘤（tumor of bladder）是泌尿系统中最常见的肿瘤。多数为移行上皮细胞癌。在膀胱侧壁及后壁最多，其次为三角区和顶部，其发生可为多中心。膀胱肿瘤可先后或同时伴有肾盂、输尿管、尿道肿瘤。在国外，膀胱肿瘤的发病率在男性泌尿生殖道肿瘤中仅次于前列腺癌，居第2位；在国内则占首位，男性多于女性。膀胱癌发病地理分布特点，高发地区主要集中在环渤海地区、东部沿海地区及西南地区。中国大陆地区不同市县膀胱癌发病率差异较大，高发病率更多见于市级地区，有一定的地域聚集现象。

案例经过

患者，女，77岁，2个月前发现尿频、尿急，白天3~4小时排尿一次，夜尿3次，伴轻微尿痛，腰酸，无肉眼血尿，无尿失禁，无发热，无咳嗽、咳痰等症，现为进一步诊疗收入我院泌尿外科。自诉有"2型糖尿病"病史10余年，目前使用"30R精蛋白生物合成人胰岛素注射液"早晚各18 U皮下注射控制血糖，未规律监测血糖。

体格检查：腹部平坦，未见胃肠形及蠕动波，腹式呼吸存在，脐正常，无凸出及分泌物，未见腹壁静脉曲张，触诊腹部平软，无压痛及反跳痛，无液波感及震水声，未触及腹部肿块；肝脏肋下未触及，无叩压痛；胆囊未触及，Murphy征（-）；脾脏肋下未触及；肾脏未触及，无输尿管压痛点，双肾区无明显叩击痛；膀胱无充盈，未扪及包块。入院后行盆腔＋中腹部 CT 平扫示：膀胱占位性病变，建议增强扫描；左肾囊肿可能，请结合增强扫描。膀胱镜＋病理活检提示：膀胱尿路上皮癌。无手术禁忌证，患者及家属同意手术治疗。

案例分析

1. 检验案例分析

患者因尿频、尿急 2 个月入院，入院后完善各项检查，检查结果如下。

尿常规：干化学显示尿糖 2+ ↑、尿隐血 3+ ↑；尿液有形成分分析示红细胞 380 个 /μL ↑。

尿液离心镜检，镜下可见大量成团聚集、体积增大的异常细胞，制片干燥后行瑞氏 - 吉姆萨染色后的细胞形态如图 31.1 所示。尿沉渣涂片中可以看到细胞呈单个分布或成堆聚集片，细胞体积巨大，胞浆量丰富，呈灰蓝色或深蓝色，无颗粒，部分可见少许细胞小空泡；细胞核呈圆形、椭圆形或不规则形；染色质呈粗颗粒状，部分染色质分布不均，

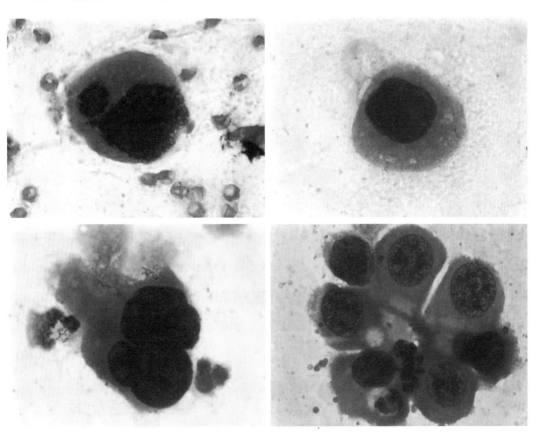

图 31.1 尿沉渣镜检

浓缩聚集、深染；细胞形态学支持恶性肿瘤细胞。

尿液脱落细胞学检查，光镜所见如图 31.2 所示，诊断意见：查见恶性细胞。

膀胱活检病理结果提示：尿路上皮癌（WHO 高级别）；免疫标记：肿瘤细胞 PCK（+），CK5/6（少数 +），CK18（+），CK20（少数 +），PSA（-），SMA（-），Syn（-），CgA（-），Ki-67 阳性率约 20%（图 31.3）。

尿液 DNA 定量细胞学检查报告示：可疑 DNA 倍体异常细胞（图 31.4）。

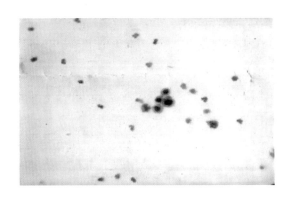

图 31.2　尿液脱落细胞光镜

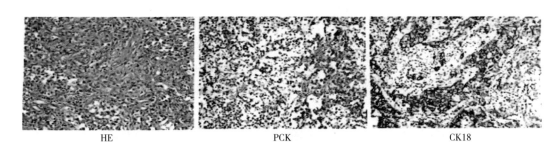

HE　　　　　　　　　　　PCK　　　　　　　　　　　CK18

图 31.3　膀胱活检病理

2. 临床案例分析

本病例为老年患者，就诊症状为尿频、尿急，入院后出现血尿，查体未见明显异常，尿常规提示红细胞明显增多，镜检发现异常细胞，膀胱镜 + 病理检查提示尿路上皮癌，脱落细胞学检查提示查见恶性细胞。结合上述可诊断膀胱肿瘤。对于已确诊的患者，结合病理报告且出现明显膀胱刺激症，应及早行膀胱全切术。

知识拓展

膀胱肿瘤是泌尿系统中最常见的肿瘤，在膀胱侧壁及后壁最多，其次为三角区和顶部，其发生可为多中心。膀胱肿瘤可先后或同时伴有肾盂、输尿管、尿道肿瘤。绝大多数来自上皮组织，其中 90% 以上为移行上皮细胞，多发于中老年人，男性多于女性。其病因主要与长期接触某些致癌物质、吸烟、膀胱慢性感染与异物长期刺激、长期服用镇痛药有关。

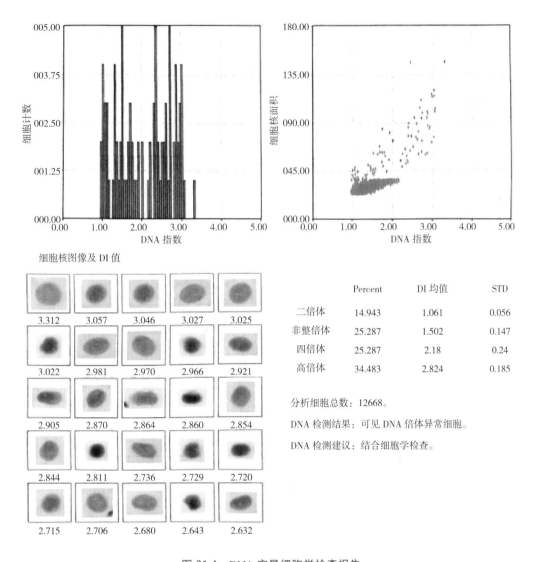

细胞核图像及 DI 值

	Percent	DI 均值	STD
二倍体	14.943	1.061	0.056
非整倍体	25.287	1.502	0.147
四倍体	25.287	2.18	0.24
高倍体	34.483	2.824	0.185

分析细胞总数：12668。

DNA 检测结果：可见 DNA 倍体异常细胞。

DNA 检测建议：结合细胞学检查。

图 31.4　DNA 定量细胞学检查报告

　　组织类型方面，95% 以上为上皮性肿瘤，其中绝大多数为移行细胞乳头状癌，鳞癌和腺癌各占 2%~3%，非上皮肿瘤极少见，多数为肉瘤（如横纹肌肉瘤），好发于婴幼儿。根据癌浸润膀胱壁的深度（乳头状瘤除外），多采用 TNM 分期标准分为：Tis 原位癌；Ta 无浸润的乳头状癌；T1 浸润黏膜固有层；T2 浸润肌层，又分为 T2a 浸润浅肌层（肌层内 1/2），T2b 浸润深肌层（肌层外 1/2）；T3 浸润膀胱周围脂肪组织，又分为 T3a 显微镜下浸润膀胱周围脂肪组织，T3b 肉眼可见浸润膀胱周围脂肪组织；T4 浸润前列腺、子宫、阴道及盆壁等邻近器官。Tis、Ta、T1 为表浅肿瘤，T2、T3、T4 为浸润肿瘤。

临床表现体现在发病年龄多数为50~70岁，男性发病率高于女性。血尿是最常见和最早出现的症状，常表现为间歇性肉眼血尿，可自行减轻或停止。尿频、尿急、尿痛多为晚期表现。浸润癌晚期可在下腹部耻骨上区触及肿块，坚硬，排尿后不消退，广泛性浸润时出现腰骶部疼痛，阻塞输尿管可致肾积水、肾功能不全等症状；鳞癌和腺癌多为浸润性癌，恶性程度高，病程短，多是结石或长期感染刺激所致；小儿横纹肌肉瘤常出现排尿困难和尿潴留，有时尿中可排出肿瘤组织碎屑。该病可根据患者临床表现、尿液检查、影像学检查、膀胱镜检查及膀胱双合诊联合诊断。

本病以手术治疗为主，表浅肿瘤以经尿道膀胱肿瘤切除术（TURBT）为主，术后可采用膀胱内药物灌注治疗预防复发。浸润肿瘤若分化良好，局部肿瘤可选择经尿道切除或膀胱部分切除术，对于浸润性肿瘤的基本治疗方法是根治性膀胱全切术，除切除全膀胱、盆腔淋巴结外，男性还应包括前列腺和精囊（必要时全尿道）；女性应包括尿道、子宫、宫颈、阴道前穹隆及卵巢等。

案例总结

膀胱肿瘤是好发于中老年人的疾病，由于其最早出现的临床症状——血尿呈间歇性、无痛性，且可自行减轻或停止，故常被大众忽视。在临床和检验工作中，遇到中老年无症状血尿的患者检测尿液，应多留心，离心取沉渣镜检，做到早发现、早诊断，积极的治疗对患者的预后非常重要。

专家点评

本例是一位老年女性患者，糖尿病伴泌尿系"感染"症状入院。尿常规检查发现血尿（尿隐血 3+，尿沉渣红细胞 380 个 / μL）。因为按照尿常规复检规则，尿干化学与尿沉渣相应项目吻合时，可以不用人工复检，而此病例检验工作人员不仅镜检了，关键还发现了异常细胞，追加瑞氏 - 吉姆萨染色后确认为泌尿系肿瘤细胞，并在后续的尿液脱落细胞、膀胱活检（免疫组化）及 DNA 定量细胞学检查回报结果中得以验证，为患者争取到了宝贵的治疗时间，值得检验同仁学习并借鉴。

参考文献

［1］李海涛，田军，王东文，等.2014 年中国肿瘤登记点内地地区膀胱癌发病率差异分析［J］.
现代泌尿生殖肿瘤杂志，2023，15（3）：139-143.
［2］陈孝平，汪建平.外科学［M］.8 版.北京：人民卫生出版社，2013.

32

血清腺苷脱氨酶异常增高辅助诊断肺结核病

作者：王春红，张凌云（呼和浩特市蒙医中医医院，检验科）

点评专家：张玉鹍（呼和浩特市蒙医中医医院）

前　言

在日常检验分析过程中经常会出现异常检验结果，此时检验医生与临床沟通尤为重要。通过详细了解患者病程及药物使用情况，并对检验结果进行合理解释，同时提出可行性建议，协助临床医生分析患者结果异常的原因，为后续治疗方案提供帮助，以保证实验室检验结果的准确性、及时性，使医疗过程更加合理有效、安全规范。现分享一例异常血清腺苷脱氨酶（ADA）辅助临床诊断肺结核病的成功案例。

案例经过

2022 年 8 月 26 日，病房送检一例 87 岁女性患者标本，检测血清肝功能项目，其中 ADA 结果异常偏高为 174.9U/L ↑↑↑，患者 ALT、AST、GGT、ALP、TBIL、DBIL、TBA、AFU、5-NT、MAO 结果均在正常参考范围之内。部分异常结果如表 32.1 所示。

表 32.1　患者部分异常结果

项目	结果	生物参考范围
ADA	174.9 U/L ↑↑↑	4~24 U/L
WBC	14.41×10^9/L ↑	（3.5~9.5）$\times 10^9$/L
SAA	424 mg/L ↑↑↑	0~10 mg/L
CRP	90.98 mg/L ↑↑↑	0~5 mg/L
TP	52.1 g/L ↓	65~85 g/L

项目	结果	生物参考范围
ALB	27.6 g/L ↓	40~55 g/L
PA	87 mg/L ↓	180~350 mg/L

分析患者肝功能检测结果，排除肝功能异常导致的 ADA 结果偏高，考虑患者是否有传染性单核细胞增多症、粟粒性结核、风湿热、溶血性贫血、白血病及部分肿瘤疾病？结合患者病例信息诊断"肺炎"，根据异常 ADA 结果与肺炎信息，高度提示患者患有"结核"。

案例分析

1. 临床案例分析

患者半年前因饮水呛咳反复咳嗽、咳痰，为黄色黏痰，痰多不易咳出，自行口服头孢类、左氧沙星等药物，症状有所改善，但反复发作。间断喘息、发热、体温高达 38.7 ℃ 伴寒战，一直未住院系统治疗。

2022 年 8 月 19 日于上海某医院行胸部 CT 提示：①右肺多发粟粒、结节灶和渗出影，考虑炎性病变。②两肺多发陈旧病灶、增殖灶、左肺上叶毁损，左肺下叶气肿。③两侧少量积液（胸腔积液），左侧胸膜增厚，局部钙化。

近日患者咳嗽、咳痰症状加重且下肢浮肿，为进一步治疗 8 月 26 日就诊我院，病史询问其年轻时曾患"肺结核"，规范治疗后好转。

患者的影像资料和主诉提示"肺结核"病史，但临床表现不典型，合并肺气肿、支气管扩张等多种并发症，缺少结核病典型中毒症状和体征，使临床满足于并发症的诊断而忽视肺结核的考虑。检验科医生通过血清 ADA 异常偏高的结果，主动增加检验项目确诊阳性病例，为临床提供合理、有效的诊疗方案，同时也促进了医技与临床的有效沟通。

老年肺结核患者，大多在儿童或青年时期感染肺结核，经过治疗使初期感染菌潜伏在病灶内处于休眠状态。进入老年期后，机体免疫功能下降和呼吸脏器退化，促使隐匿或陈旧的结核菌再度繁殖而发病。本病例提示临床，因呼吸道症状就诊的老年人，应积极行痰液抗酸染色和 X 线检查，以便对肺结核早发现、早治疗，减少社会传染源。

2. 检验案例分析

该患者住院期间，临床医生对其申请 2 次一般细菌涂片，性状黄色脓性痰，镜检革兰染色为散在革兰氏阳性球菌和革兰氏阴性杆菌，2 次痰液细菌培养，结果为培养 48 小时无致病菌生长。申请 1 次血培养，需氧和厌氧，培养 5 天无菌生长，始终未申请痰液抗酸杆菌染色检查。

　　检验医生高度怀疑结核，用保存的患者痰培养标本进行抗酸杆菌染色，油镜观察抗酸杆菌，结果为抗酸杆菌阳性。如图 32.1 所示，患者镜检每个视野找到抗酸杆菌 1~9 条，报告抗酸结果 +++。结合患者的影像结果及既往病史，分析患者为"结核病复发"。主动联系临床医生，告知患者抗酸杆菌染色结果，建议将患者单独隔离并将标本送检传染病医院进行确诊试验，后续临床医生告知已确诊为"复发粟粒结核病"，患者已转入传染病医院进行系统治疗，效果良好。

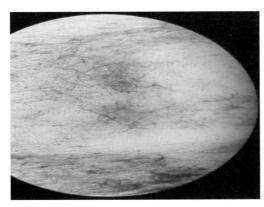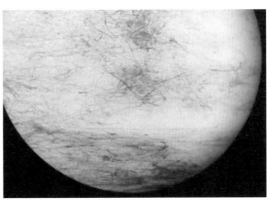

图 32.1　抗酸杆菌阳性

知识拓展

　　结核病是指由结核分枝杆菌感染引起的慢性传染性肺部疾病。结核在肺内通常累及一个或几个部位。患者可出现低热、盗汗、乏力、消瘦、咳嗽、咳痰、咯血、胸痛、胸闷等症状。粟粒性结核是因为在肺部形成的无数微小斑点像小米（即鸟食中的小圆形种子）大小。粟粒性结核可累及一个或多个脏器，也可遍及全身，最常影响肺、肝和骨髓，但可能影响任何器官，包括覆盖大脑和脊髓的组织（脑膜）以及心脏周围的两层膜（心包膜）。粟粒性结核是一种有潜在生命危险的结核病，表现为大量细菌随血流穿行并播散至全身各处。应在进行结核分枝杆菌检测染色后在显微镜下观察，并记录其中抗酸杆菌的数量。若视野中抗酸杆菌的占比 ≥ 3%，则判定检测的结果呈阳性。

　　有研究探讨血清腺苷脱氨酶检测在肺结核辅助诊断中的价值。方法选取 2014 年 2 月—2017 年 2 月收治的 300 例肺结核患者为研究对象，另选取同期体检正常者 100 例为对照组研究对象，对肺结核患者给予 3 个月抗结核治疗后，检测肺结核患者治疗前和治疗后血清 ADA 水平，同期测定对照组血清 ADA 水平。结果显示，肺结核患者治疗前血清 ADA 水平 28.5 ± 13.3 U/L 显著高于对照组 8.2 ± 3.6 U/L，治疗后血清 ADA 水平

17.8±10.5 U/L 显著降低，但仍显著高于对照组，差异具有统计学意义（*P*<0.05）；痰抗酸杆菌涂片阳性患者治疗前血清 ADA 水平 26.3±11.4 U/L，与痰抗酸杆菌涂片阴性患者治疗前血清 ADA 水平 24.5±10.5 U/L 比较，差异无统计学意义（*P*>0.05）。

案例总结

本例血清 ADA 异常增高提示其对辅助诊断结核病有一定的应用价值，同时检验与临床进行积极主动沟通，使医疗过程更加合理有效、安全规范。血清 ADA 检测可以作为临床诊断痰抗酸杆菌涂片阴性或临床表现不明显的肺结核患者的辅助参考指标，并在一定程度上反映肺结核的治疗疗效。

专家点评

检验人员在检测该患者标本过程中，发现患者 ADA 异常偏高，排除设备、试剂以及其他人为原因导致的结果异常，结合患者病例以及其他检查提示可能感染肺结核，经过与临床医生沟通并建议进一步排查，最后确诊为粟粒性肺结核，后续治疗效果良好，为患者解决了久治不愈的病痛。该病例也提醒检验医生在遇到不明原因的异常结果时，要进一步分析研究，为临床医生诊疗提供合理建议，助推医疗水平高质量发展。

参考文献

［1］陆雪冬.检验医师与临床沟通的重要性——附 2 例病例分析［J］.实用检验医师杂志，2022，14（1）：101-105.

［2］刘焕春.血清 ADA 检测在肺结核辅助诊断中的价值［J］.泰山医学院学报，2018，39（5）：552-553.

［3］薛铭.浅谈检验科与临床科的沟通［J］.中国现代药物应用，2013，7（13）：237-238.

［4］李明.外周血和胸水检测在结核性胸腔积液诊断中的临床应用评价［J］.中国处方药，2018，16（4）：114-115.

［5］孔令竹.胸腔积液 ADA 升高 26 例临床分析［J］.基层医学论坛，2015，19（13）：1865-1866.

33

膀胱尿路上皮细胞癌

作者：权蓝[1]，安彩彩[1]，宋智育[2]（贵阳市第二人民医院，1 检验科；2 泌尿外科）

点评专家：曾强武（贵阳市第二人民医院）

前 言

膀胱癌是泌尿系统最常见的恶性肿瘤之一。世界范围内，膀胱癌发病率位居恶性肿瘤的第 9 位，男性恶性肿瘤的第 7 位（9.5/10 万），女性为 10 位以后（2.410/10 万）；死亡率居恶性肿瘤的第 13 位，男性死亡率为 3.2/10 万，女性为 0.9/10 万。其中，膀胱尿路上皮癌最为常见，占膀胱癌的 90% 以上，膀胱鳞状细胞癌约占 3%~7%；膀胱腺癌比例 <2%。膀胱癌存在地域、种族及性别差异。各年龄段均可发病，高发年龄 50~70 岁，男性发病率为女性的 3~4 倍。膀胱癌是严重威胁人类健康的恶性肿瘤之一，规范化诊断及治疗对提高膀胱癌的诊疗水平具有重要意义。

案例经过

患者，男，80 岁，5 个月前因"肉眼血尿伴排尿不畅"就诊于某市人民医院，具体诊断不详，予"头孢类抗生素"静滴抗感染以及"氨甲环酸注射液"止血治疗后症状减轻。而后就诊于我院泌尿外科，排除手术禁忌证后行"膀胱镜取活检术"，经病理活检明确诊断为"膀胱尿路上皮癌"。其间患者肉眼血尿反复，予以"盆腔动脉造影 + 出血血管栓塞术"，治疗后肉眼血尿症状好转出院。出院后患者间断出现肉眼血尿，量多。患者未重视，3 天前患者肉眼血尿加重，伴食欲下降，感头昏，全身酸软乏力，尿道灼热，今为求系统治疗就诊于我院，门诊以"泌尿系肿瘤"收入肿瘤科病房。入院症见：肉眼血尿，尿道灼热感，头昏，肢软乏力，食欲下降，尿频、尿急、尿痛，无心慌胸闷，无咳嗽、咳痰，无高热寒战，大便稍干。

案例分析

1. 检验案例分析

该患者食欲下降3天，肉眼血尿，尿道灼热感，头昏，肢软乏力，尿频、尿急、尿痛。入院后完善各项检查，检查结果如下。

尿常规：尿干化学示尿隐血3+，尿白细胞3+，尿蛋白3+；尿有形成分分析示尿红细胞52523个/μL，尿白细胞132个/μL（图33.1）。

项目名称	结果	单位	参考范围	项目名称	结果	单位	参考范围
【尿理学指标】				【尿有形成分分析】			
颜色	血尿			红细胞	52523	个/μL	0~8
浊度	混浊			白细胞	132	个/μL	0~23
【尿干化学分析】				结晶	0	个/μL	0~12
尿糖	1+	mmol/L	阴性	管型	0	个/μL	0~2
尿隐血	3+	mg/L	阴性	上皮细胞	0	个/μL	0~10
尿白细胞	3+	Leu/μL	阴性	滴虫	0	个/μL	
尿蛋白	3+	g/L	阴性	粘液丝	0	个/μL	
亚硝酸盐	2+		阴性	浓球	0	个/μL	
尿胆原	3+	μmol/L	阴性	【尿红细胞形态指标】			
尿胆红素	3+		阴性	正常红细胞数	52523		
尿酮体	3+	mg/L	阴性	异常红细胞数	0		
尿pH	6.0		5~7.5	【尿沉渣镜检】			
尿比密	1.025		1.01~1.03	红细胞	4+	/HP	0~5
抗坏血酸	—		阴性	白细胞	1+	/HP	0~8

图33.1 尿常规结果

尿沉渣镜检：视野中可见大量红细胞和少量白细胞；镜检发现异常细胞，其体积巨大，且大小不一，细胞核模糊不清，部分细胞可见囊状大空泡，细胞核偏向一侧（图33.2）。此类细胞与平常所见的白细胞团、吞噬细胞、非鳞状上皮细胞均不一样，初步怀疑为肿瘤细胞。

细胞学检查：将尿液样本离心，取沉渣涂片，采用改良瑞氏-吉姆萨染色法染色后进行细胞学检查。镜检可见许多体积较大的细胞，此类细胞大小不一，多数较大，立体感强，细胞核大而突出、居中或偏于一侧；细胞核呈圆形、椭圆形或不规则形，以单个核为主，可见多核（可能是细胞融合所致）；染色质呈粗颗粒网状；核仁若隐若现，一个或多个，呈不规则的淡蓝色或蓝色，核质比大，部分细胞胞质较丰富，呈强嗜碱性，可见空泡，有的聚集成团，具有肿瘤细胞典型形态（图33.3—图33.5）。依据患者病史及临床表现，结合尿检结果，综合分析考虑泌尿系肿瘤可能。

肿瘤标志物检查结果：该患者前列腺特异性抗原（PSA），游离前列腺特异性抗原（FPSA），胃泌素释放肽前体（ProGRP），细胞角蛋白19片段-CYFRA21-1明显增高，提示肿瘤的可能性（图33.6）。

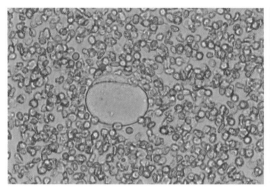

图 33.2　尿沉渣镜检（400×）

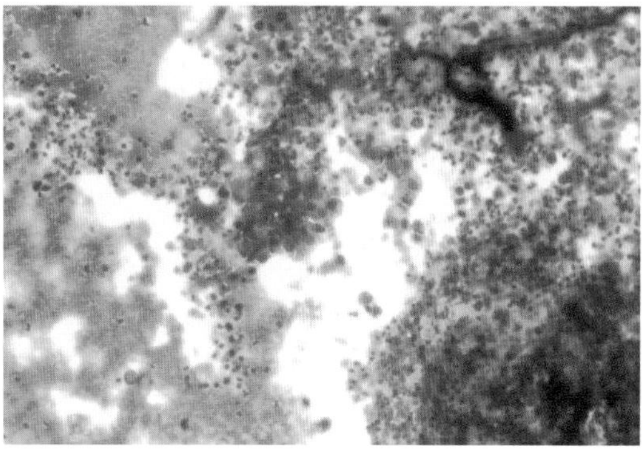

图 33.3　尿脱落细胞瑞氏-吉姆萨染色（100×）

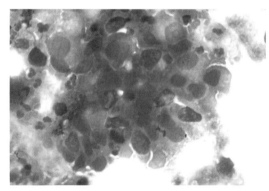
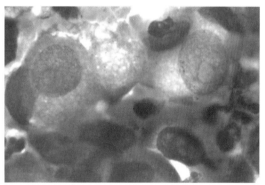

图 33.4　尿脱落细胞瑞氏-吉姆萨染色（400×）

图 33.5　尿脱落细胞瑞氏-吉姆萨染色（油镜，1000×）

申请检验项目：肿瘤标志物男性筛查　　　　　　　　　　　　　　　　　检验仪器：中心实验室发光 E601

No	项目名称	结果		单位	实验方法学	参考值
1	甲胎蛋白（AFP）	3.15		ng/mL	化学发光法	0~7
2	癌胚抗原（CEA）	1.49		ng/mL	化学发光法	0~4.7
3	前列腺特异性抗原测定（PSA）	31.680	↑	ng/mL	电化学发光法	0~4
4	游离前列腺特异原测定（FPSA）	15.75	↑	ng/mL	电化学发光法	0~0.93
5	游离/总前列腺特殊抗原（FPSA/TPSA）	0.50			计算法	≥0.25
6	糖类抗原 CA19-9（CA19-9）	0.75		U/mL	化学发光法	0~27
7	细胞角蛋白 19 片段测定 –CYFRA21-1（CYFRA）	34.04	↑	ng/mL	电化学发光法	0~3.3
8	胃泌素释放肽前体（ProGRP）	74.46	↑	pg/mL	电化学发光法	25.3~69.2

图 33.6　肿瘤标志物检查结果

血常规示：红细胞计数，红蛋白含量，红细胞压积降低，中性粒细胞计数上升，考虑失血性贫血和细菌感染（图 33.7）。

生化全套结果如图 33.8 所示。

凝血功能结果如图 33.9 所示。

CT 检查示：盆腔平扫，中腹部平扫可见膀胱右后壁团片状软组织块影，大小约 45 mm×34 mm，CT 值约 29 Hu，周围见絮片状及片状密度增高影，边缘模糊，CT 值约 55 Hu，右肾窦内见点状致密影，右肾及右输尿管全程见积水、扩张。左肾中极见一类圆形低密度影，直径约 12 mm，CT 值约 3 Hu。盆腔见少量积液，其他所示肠道未见明显异常（图 33.10）。

申请检验项目：血常规   检验仪器：血球仪 XN9000

No	项目名称	结果		单位	实验方法学	参考值
1	白细胞计数	9.35		10^9/L	流式 + 光散射法	3.5~9.5
2	红细胞计数	2.33	↓	10^{12}/L	流式 + 光散射法	4.3~5.8
3	血红蛋白	65.00	↓	g/L	仪器比色法	130~175
4	红细胞压积	18.60	↓	%	仪器计算法	40~50
5	红细胞平均体积	79.80	↓	fL	流式 + 光散射法	82~100
6	平均血红蛋白量	27.90		pg	仪器计算法	27~34
7	平均血红蛋白浓度	349.00		g/L	仪器计算法	316~354
8	血小板计数	216.00		10^9/L	流式 + 光散射法	125~350
9	中性粒细胞百分比	87.80	↑	%	VCS 法	40~75
10	淋巴细胞百分比	4.80	↓	%	VCS 法	20~50
11	单核细胞百分比	7.30		%	VCS 法	3~10
12	嗜酸性细胞百分比	0.00	↓	%		0.4~8
13	嗜碱性细胞百分比	0.10		%	VCS 法	0~2
14	中性粒细胞绝对值	8.21	↑	10^9/L		1.8~6.3
15	淋巴细胞绝对值	0.45	↓	10^9/L		1.1~3.2
16	单核细胞绝对值	0.68	↑	10^9/L		0.1~0.6
17	嗜酸细胞绝对值	0.00	↓	10^9/L		0.02~0.52
18	嗜碱细胞绝对值	0.01		10^9/L		0~0.06
19	红细胞分布宽度	17.30	↑	%	仪器计算法	11~17
20	平均血小板体积	9.80		fL	流式 + 光散射法	7.6~13.2
21	大血小板比率	22.60		%		13~43
22	血小板压积	0.21		%	仪器计算法	
23	血小板平均分布宽度	10.20	↓	%	仪器计算法	15.3~20.4
24	有核红细胞百分比	0.4		%		0~4

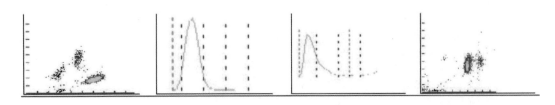

图 33.7 血常规检查结果

申请检验项目：生化全套（不含 AFU 血清 α-1- 岩藻糖苷酶测定）　　检验仪器：生化仪 008AS- 日立

No	项目名称	结果		单位	实验方法学	参考值
1	总蛋白（TP）	52.87	↓	g/L	双缩脲法	65~85
2	白蛋白（Alb）	31.38	↓	g/L	溴甲酚绿法	40~55
3	球蛋白（Glb）	21.49		g/L	计算法	20~40
4	白蛋白 / 球蛋白比值（A/G）	1.46			计算法	1.2~2.4
5	前白蛋白（PA）	128.3	↓	mg/L	免疫比浊法	200~430
6	总胆红素（TB）	3.26		μmol/L	钒酸盐氧化法	≤ 23
7	结合胆红素（CB）	0.92		μmol/L	钒酸盐氧化法	0~8
8	非结合胆红素（UCB）	2.34		μmol/L	计算法	0~15
9	总胆汁酸（TBA）	1.09		μmol/L	循环酶法	0~10
10	丙氨酸氨基转移酶（ALT）	3.28	↓	U/L	速率法	9~50
11	天门冬氨酸氨基转移酶（AST）	7.71	↓	U/L	速率法	15~40
12	天门冬氨酸 / 丙氨酸（AST/ALT）	2.35			计算法	
13	碱性磷酸酶（ALP）	57.73		U/L	NPP 底物 -AMP 缓冲液法	45~125
14	谷氨酰转肽酶（GGT）	9.31	↓	U/L	速率法	10~60
15	乳酸脱氢酶（LDH）	116.99	↓	U/L	速率法	120~250
16	胆碱酯酶（CHE）	2.38	↓	KU/L	丁酰硫代胆碱底物法	5~12
17	肌酸激酶（CK）	92.71		U/L	磷酸肌酸底物法	50~310
18	尿素（UREA）	9.93	↑	mmol/L	尿素酶 - 谷氨酸脱氢酶液	3.6~9.5
19	肌酐（CREA）	106.47		μmol/L	肌氨酸氧化酶法	57~111
20	尿酸（UA）	422.07		μmol/L	尿酸酶法	208~428
21	β2- 微球蛋白（β2-MG）	4.17	↑	mg/L	胶乳免疫比浊法	1.3~3
22	葡萄糖（Glu）	6.90	↑	mmol/L	己糖激酶法	3.9~6.1
23	甘油三酯（TG）	1.75	↑	mmol/L	GPD-PAP 法	<1.7
24	总胆固醇（TC）	2.40		mmol/L	CHOD-PAP 法	<5.18
25	高密度脂蛋白胆固醇（HDL-C）	0.78	↓	mmol/L	直接法	>1.04
26	低密度脂蛋白胆固醇（LDL-C）	1.29		mmol/L	直接法	<3.37
27	载脂蛋白 AI（ApoAI）	0.82	↓	g/L	免疫比浊法	1~1.6
28	载脂蛋白 B（ApoB）	0.55		g/L	免疫比浊法	0.5~1.1
29	脂蛋白（a）[Lp（a）]	14.73		mg/dL	胶乳免疫比浊法	0~30
30	二氧化碳（CO_2）	25.13		mmol/L	PEPC 酶法	21~29
31	钾（K）	3.75		mmol/L	间接电极法	3.5~5.3
32	钠（Na）	132.84	↓	mmol/L	间接电极法	137~147
33	氯（Cl）	96.20	↓	mmol/L	间接电极法	99~110
34	钙（Ca）	2.02	↓	mmol/L	MXB 法 / 偶氮砷Ⅲ法	2.11~2.52
35	镁（Mg）	1.06	↑	mmol/L	二甲苯胺蓝法	0.75~1.02
36	磷（P）	1.14		mmol/L	磷钼酸盐法	0.85~1.51
37	铁（Fe）	0.77	↓	μmol/L	红菲绕啉直接法 / 亚铁	10.6~36.7
38	糖化血清蛋白（果糖胺）（GSP）	1.22		mmol/L	四氮唑蓝法	1.1~2.15

备注：

图 33.8　生化全套检查结果

申请检验项目：凝血四项　　检验仪器：急诊血凝仪 CS2000I

No	项目名称	结果	单位	实验方法学	参考值
1	凝血酶原时间（PT）	11.10	秒	凝固法	9.8~12.1
2	国际标准化比值（INR）	0.95			0.8~1.2
3	活化部分凝血酶原时间（APTT）	32.80	秒	凝固法	18.8~34.5
4	凝血酶时间（TT）	16.80	秒	凝固法	14~21
5	纤维蛋白原（FIB）	2.541	G/L		2~4

图 33.9　凝血四项检查结果

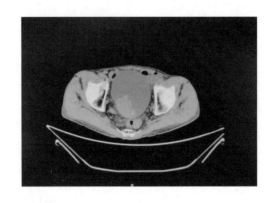

图 33.10　CT 检查

影像诊断：膀胱右后壁占位，考虑膀胱癌并累及右输尿管下段，右肾及右输尿管全程积水。排除手术禁忌证后行"膀胱镜取活检术"，经病理活检明确诊断为"膀胱尿路上皮癌"，其间患者肉眼血尿反复，予以"盆腔动脉造影 + 出血血管栓塞术"，治疗后肉眼血尿症状好转。

2. 临床案例分析

患者为老年男性，既往病史显示 5 个月前"肉眼血尿伴排尿不畅"。因为是男性，所以要考虑肉眼血尿的原因可能是结石、结核、肿瘤等，接下来要逐一排查，寻找病因进行佐证。病历显示患者院外膀胱镜检 + 病理活检明确诊断为"膀胱尿路上皮癌"，这就很好地阐述了患者肉眼血尿伴排尿不畅的原因。由于患者并未进行有效的手术治疗，因此以止血为主保守治疗。本次来我院就诊，了解患者既往病史，即可明确泌尿系统肿瘤的诊断。而肿瘤的具体部位及组织来源，则需结合彩超或者 CT 检查及病理活组织检查（含免疫组化）。

知识拓展

膀胱肿瘤是泌尿系最常见肿瘤，也是全身比较常见的肿瘤之一，大部分发生在三角区、两侧壁及颈部。膀胱肿瘤大多来源于上皮细胞，占 95% 以上，而其中 90% 以上为移行细胞癌，鳞状细胞癌和腺癌较少见，但恶性程度远比移行细胞癌高。膀胱肿瘤的早期和最常见的症状是间歇性、无痛性、全程肉眼血尿。一般为全程血尿，终末加重，也有个别患者为镜下血尿或仅有少量终末血尿。血尿持续的时间，出血量与肿瘤恶性程度、分期、大小、数目、范围、形态有一定关系，但不一定成正比。血尿常间歇出现并可自行停止或减轻，可造成疾病已愈的错觉，以致延误患者就诊。膀胱肿瘤如有坏死、溃疡、合并感染或瘤体较大尤其是位于三角区者，可有膀胱刺激症状，如尿频、尿急、尿疼等。当肿瘤侵及输尿管可致肾积水、肾功能不全。尿血是膀胱肿瘤的典型症状，晚期患者多并发贫血。本例患者红细胞计数、血红蛋白含量降低，并发失血性贫血。

膀胱镜检查对膀胱肿瘤的诊断最为重要，膀胱镜下活检病理学检查是诊断膀胱癌的金标准，可直接看到肿瘤的大小、数目、部位、形态、有无蒂、浸润范围、是否合并出血等，并可在镜下取活检以明确病理诊断。但膀胱镜为有创性检查，应用受到一定的限制。

尿常规和尿脱落细胞检查可作为血尿患者的初步筛选试验。尿脱落细胞检查取材方便，简单易行，是较好的诊断方法。尿常规检查时，反复尿沉渣中红细胞计数 >5 个 / 高倍镜视野应警惕膀胱癌。在新鲜尿液中易发现脱落的肿瘤细胞，故尿细胞学检查是膀胱癌诊断和术后随诊的主要方法之一，对肿瘤恶性程度高，细胞分化差者阳性率高，亦为监测肿瘤复发、高危人群普查的有效方法。但这种检查包括制片、染色、阅片、分析判断等步骤，需要有经验的病理医生或检验医生来完成，且诊断结果与其专业技术水平密切相关。在尿图像学镜检中，发现异常细胞特别是体积较大、易聚集成团的细胞时要引起重视，需进一步确定其是否为膀胱癌细胞。本例患者在尿沉渣镜检中发现了异常细胞，后取沉渣涂片，采用瑞氏 - 吉姆萨染色法鉴定为疑似肿瘤细胞，进而辅助诊断膀胱癌。

案例总结

本例病患肉眼血尿伴排尿不畅入院，完善常规检查发现存在肝肾功能异常，男性肿瘤标志物筛查部分肿瘤标志物明显增高，血常规检查红细胞计数、血红蛋白含量降低，诊断为失血性贫血，尿常规检查镜下血尿，并发现异常细胞，进一步采用瑞氏 - 吉姆萨染色法鉴定为疑似肿瘤细胞，进而辅助临床医生进行 CT 检查，后行 "膀胱镜取活检术"，经病理活检明确诊断为 "膀胱尿路上皮癌"。

尿细胞学检查是膀胱癌诊断和术后随访的重要方法之一，尿液中检测出癌细胞是肾盂癌、输尿管癌和膀胱癌定性诊断之一。但尿细胞学结果评估受脱落细胞少、尿路感染、结石或膀胱灌注治疗等因素影响较大。尿中有可疑癌细胞，需多次检查核实，避免假阳性结果。尿细胞学检查必须与膀胱镜检查及影像学检查同时进行，以降低漏诊率。

专家点评

本病例为老年男性，因"肉眼血尿伴排尿不畅"就诊，最终通过"膀胱镜活检＋免疫组化"确诊膀胱癌。从患者的病程来看，其伴随有间断性血尿史，这传递出泌尿系统癌变的信号，需要加强检查。在尿液细胞学、尿液脱落细胞学、泌尿系统彩超、泌尿系统 CT/MRI、膀胱镜活检＋免疫组化等检查中，尿液细胞学及尿液脱落学取材最方便，可多次重复取材，患者依从性好，检出率也相对高，经济实惠且及时。而膀胱镜活检＋免疫组化的优势是可以明确肿瘤细胞的组织来源及肿瘤类型，不足之处是取材存在一定的损伤，检出率受取材影响较大，出报告的时间也较长，且方法学上需要多学科联合诊断。

参考文献

［1］程帆.膀胱肿瘤的实验研究现状与展望［J］.中华实验外科杂志，2018，35（9）：1591-1594.

［2］OYAERT M，DELANGHE J. Progress in automated urinalysis［J］. Ann Lab Med，2019，39（1）：15-22.

［3］PIECH T L，WYCISLO K L. Importance of urinalysis［J］. Vet Clin North Am Small Anim Pract，2019，49（2）：233-245.

［4］XING J，REYNOLDS J P. Diagnostic advances in urine cytology［J］. Surg Pathol Clin，2018，11（3）：601-610.

［5］胡望平，胡盈莹，王海林，等.显微镜血尿作为泌尿道肿瘤的筛查程序［J］.中国实验诊断学，2006，10（2）：180-181.

［6］叶见波，朱有凯，周祥祯，等.尿液基细胞学与传统细胞学对膀胱癌诊断价值的比较［J］.现代肿瘤医学，2010，18（11）：2209-2211.

34

肾小管上皮细胞管型诊断创伤性肾损伤

作者: 夏凤琼[1]，张宇杰[1]，朱颜鑫[1]，何伟[2]（北京积水潭医院贵州医院/贵州省骨科医院，1 检验科；2 外科）

点评专家: 刘颖（北京积水潭医院贵州医院）

前　言

　　尿液管型增多往往提示肾脏有实质性损害，常见于肾小管病变，如急性肾小管坏死、急性肾小球肾炎、间质性肾炎、肾病综合征等。而严重多发外伤时由于遵循抢救生命第一，保存脏器、肢体第二，维护功能第三的原则，可能会疏忽肾的损伤，轻微的肾损伤常不伴有严重症状而被漏诊，其后果可能导致慢性肾功能不全。常规根据影像学诊断创伤性肾损伤，而通过尿常规检查发现"肾小管上皮细胞管型"诊断创伤性肾损伤的则比较少见。

案例经过

　　患者，女，58岁，因"高坠伤致全身多处疼痛伴活动受限3天"于2023年3月8日入院。入院完善头颅 CT、胸部 CT 及全腹部 CT 检查，结果显示患者多发性胸腰椎椎体骨折、右肩胛骨骨折、创伤性湿肺。血液检查提示：WBC 12.98×10^9/L ↑、Hb 98 g/L ↓、HCT 29.5% ↓、中性粒细胞百分比 85.4% ↑、纤维蛋白原 5.02 g/L ↑、肌酐 40 μmol/L ↓、尿酸 114 μmol/L ↓、CRP 82.35 mg/L ↑。实验室尿液干化学分析示：白细胞酯酶 + ↑、蛋白质 + ↑；尿液有形成分分析（仪器法）示：白细胞 43 个 /μL ↑、白细胞团 2 个 /μL ↑、病理管型 12 个 /μL ↑；人工显微镜复检见：肾小管上皮细胞管型 15 个 /LP，白细胞 15~20 个 /HP。外院影像学检查未提示肾脏损伤，病史采集也未提及肾功能异常。尿沉渣管型的出现及尿酸结果的降低让检验医生提高了警惕，再三和临床医生沟通，建议加做肾功能相关检查。3月10日，再次复查腹部 CT 提示存在肾损伤。

案例分析

1. 临床案例分析

2023 年 3 月 5 日，患者不慎从 1 米高处摔下，胸背部先着地，伤后就诊于外院，具体治疗不详，后为求进一步诊治，遂于 2023 年 3 月 8 日转入我院急诊科。急诊科以"胸腰椎体多处骨折"诊断收入外科。

入院查体：胸腰椎体压痛阳性，右肾区叩击痛可疑阳性，腹部平软，无压痛及反跳痛，无肌紧张，输尿管走行区无压痛，膀胱未触及。当天急查血常规、生化、凝血功能、传染病三项，除各项炎症指标升高及血红蛋白降低，还显示尿酸降低。

3 月 9 日，常规送检尿液标本，检验科电话告知结果异常，人工镜检复查见大量肾小管上皮细胞管型。排除其他影响因素后，考虑有肾损伤可能，建议复查腹部 CT 明确有无肾损伤。

3 月 10 日，腹部 CT 检查显示，右侧肾脏包膜完整，包膜内见稍高密度影，范围约 3 cm×2 cm，肾实质见局灶性低密度影，提示患者确实存在肾脏损伤（图 34.1）。按照肾损伤治疗原则，给予绝对卧床 2 周、止血、密切观察患者生命体征及尿液颜色变化等治疗。

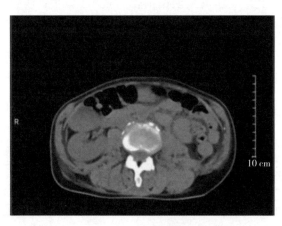

图 34.1　2023 年 3 月 10 日腹部 CT 结果

2 周后，再次复查腹部 CT，右肾局灶性低密度影消失，包膜下血肿较前吸收，肾损伤恢复较好（图 34.2）。

2. 检验案例分析

2023 年 3 月 8 日，患者因高坠伤由外院转入我院。血液生化结果显示：尿素 5 mmol/L，肌酐 40 μmol/L↓，尿酸 114 μmol/L↓，CRP 82.35 mg/L↑；尿液常规干化学结果显示：白细胞 +，蛋白质 1+；尿沉渣镜检结果显示：白细胞 43 个 /μL，白细胞团 2 个 /μL，

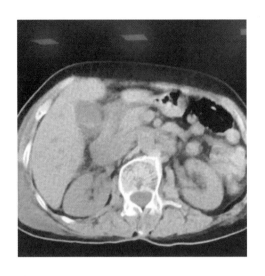

图 34.2 2023 年 3 月 23 日腹部 CT 结果

病理管型 12 个 /μL；人工镜检结果示：白细胞 15~20 个 /HP，肾小管上皮细胞管型 15
个 /LP（图 34.3）。

正常情况下尿沉渣镜下无管型或偶见透明管型，出现肾小管上皮细胞管型属于病理
情况，再加上患者尿酸降低，马上电话告知临床医生，提示患者可能存在肾损伤，建议
请肾内科会诊并做进一步肾功能相关检查。

3 月 10 日，复查腹部 CT 示：右侧肾脏包膜完整，包膜内见稍高密度影，范围约
3 cm×2 cm，肾实质见局灶性低密度影。

3 月 15 日，复查尿常规，尿沉渣镜检结果显示：白细胞 10 个 /μL，白细胞团 0，病
理管型 0，说明肾损伤情况得到了有效控制（图 34.4）。

3 月 23 日，再次复查血生化、尿液常规各项指标均恢复正常，说明肾损伤恢复良好。

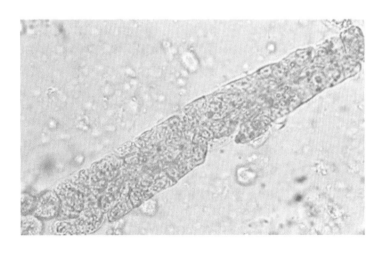

图 34.3 尿沉渣镜检肾小管上皮细胞管型

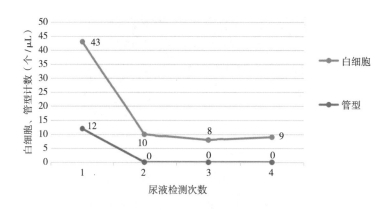

图 34.4　尿液白细胞及管型结果

知识拓展

　　尿液检验是临床上一种常见的检查项目，可通过检测对机体泌尿系统及其他全身性疾病进行有效筛查，尿液出现蛋白、管型等病理成分可表现为肾脏疾病，机体发生炎症反应、血管病变时，其可导致尿液成分的变化，故对尿液进行检验可对机体早期疾病进行诊断及预防。尿常规是临床上的一项基础性检查，主要对尿液颜色、透明度、红细胞、白细胞等细胞变化进行检测，通过分析结果可辅助判断是否患有肾脏疾病等。尿沉渣检验主要对尿液中的有形成分进行检测，可辅助判断机体是否存在泌尿系感染，在临床上具有一定参考价值。管型是尿液中一类有重要价值的有形成分，正常人尿液显微镜检查偶见透明管型，平均每低倍镜视野不超过 1 个。肾小管上皮细胞管型是指管型内含肾小管上皮细胞，其增多常见于肾小管病变，如急性肾小管坏死、急性肾小球肾炎、间质性肾炎、肾病综合征等。本案例提示出现肾小管上皮细胞管型也是创伤性肾损伤的重要指标之一。

　　尿酸是嘌呤代谢的终产物，在机体氧化还原反应中发挥着重要作用。血清尿酸低于 119 μmol/L 被称为低尿酸血症。低尿酸血症常被临床忽视，而对老年患者，低尿酸血症可能成为许多疾病的预示指标。低尿酸血症常常提示机体存在原发性或继发性的肾小管疾病或其他疾病，并可能诱发急性肾衰竭等严重并发症。但长期以来，低尿酸血症一直被认为是一种没有临床意义的生化异常。

案例总结

　　随着尿液分析仪在尿常规检查中的普及，部分检验人员过分依赖仪器而忽视了尿沉渣镜检的重要性，特别对尿液分析仪检测结果均为阴性的尿标本，未做尿沉渣镜检，漏报可能存在的有形成分。试纸条常会受到尿液中一些药物等化学因素的干扰而出现假阴性结果。尿沉渣镜检能及时发现尿液分析仪的部分错误报告并及时纠正。尿沉渣镜检对肾脏疾病，泌尿系统相关疾病的定位诊断、鉴别诊断及预后判断具有重要的临床意义，因此被称为"体外肾活检"。认真做好尿沉渣镜检是检验人员提高自身素质，提高识别能力，提高检验基本技能的重要途径。尿常规检查必须做到规范镜检，养成良好的工作习惯，减少漏检和误诊，提高检验质量，为临床诊断提供科学、准确的依据。

专家点评

本例患者为高坠伤患者，大部分人的注意力都集中于患者各部位骨折。但作为检验人员，真正做到了严把检验质量关，严格执行操作规程和标本复检制度，不放过任何一个异常的结果，及时有效地与临床医生沟通，避免了患者肾脏损伤的进一步加重，降低了医疗风险，为临床明确诊断和对症治疗提供了强有力的保证。

参考文献

［1］王丽君，刘建霞.尿液检验分析前质量控制在临床尿液分析中的重要性［J］.中国保健营养，2019，29（34）：39.

［2］刘爱国.尿常规与尿沉渣在尿液检验中的应用效果分析［J］.中国药物与临床，2021，21（5）：850-851.

［3］王海燕.肾脏病学［M］.2版.北京：人民卫生出版社，2001.

［4］林一民，吴立翔.低尿酸血症临床病因分析［J］.国际检验医学杂志，2006，27（12）：1077-1078.

［5］刘德平.低尿酸血症［J］.中国心血管杂志，2016，21（2）：104-107.

急性早幼粒细胞白血病骨髓分子学复发并中枢神经系统复发

作者： 沈雪[1]，杨小燕[2]（贵州医科大学附属医院，1 临床检验中心；2 儿科血液）

点评专家： 吴青青（贵州医科大学附属医院）

前　言

　　患儿，女，15 岁，1 年前确诊急性早幼粒细胞白血病（acute promyelocytic leukemia，APL），规律化疗至 2023 年 3 月停药。2023 年 4 月 12 日常规监测骨髓 PML-RAR α 融合基因结果复阳。4 天前患儿无明显诱因出现头疼，伴腰背酸痛、眼痛及乏力。

　　入院时，根据颅脑 MR 平扫及颅脑 CT 平扫结果，临床医生怀疑患儿头痛等症状是急性脑出血所致。完善头颈部 CTA 检查，头、颈部血管 CTA 增强扫描诊断意见示未见明显异常。其间予以对症治疗，症状未彻底缓解。脑脊液细胞学病理检查及流式 AML 脑脊液残留细胞检测提示脑脊液中存在肿瘤细胞。视神经 MR 增强遂明确白血病视神经浸润及白血病脑膜浸润。该患儿最终明确诊断为急性早幼粒细胞白血病骨髓分子学复发并中枢神经系统复发，累及视神经。

案例经过

　　患儿，女，15 岁，1 年前确诊 APL，规律化疗至 2023 年 3 月停药，2023 年 4 月 12 日常规监测骨髓 PML-RAR α 融合基因结果复阳（ddPCR 法，0.313%），2023 年 4 月 27 日开始加用"维 A 酸片、复方黄黛片"口服治疗。

　　4 天前患儿无明显诱因"出现头疼，伴腰背酸痛、眼痛及乏力"就诊。颅脑 MR 平扫回示：①右侧顶叶 T2/FLAIR 脑白质深部高信号灶，Fazeke 分类 0 类。②双侧额、顶叶及脑沟信号异常，蛛网膜下腔出血？颅脑 CT 平扫诊断意见：左侧侧脑室后角稍宽同前，双侧额顶叶局部脑沟内密度稍增高，少许蛛血待排，请结合临床并复查。为行进一步诊治收入我院儿科血液。

入院时，根据颅脑 MR 平扫及颅脑 CT 平扫结果，临床医生怀疑患儿头痛等症状是急性脑出血所致。完善头颈部 CTA 检查，头、颈部血管 CTA 增强扫描诊断意见示未见明显异常。神经外科会诊：针对患者目前情况，暂无特殊处理，建议 1~2 周后复查颅脑影像。其间予以酚磺乙胺预防出血加重，布洛芬对症止痛，加用甘露醇降颅压。

5月6日复查颅脑 CT 平扫诊断意见示：左侧侧脑室后角稍宽同前，双侧额顶叶局部脑沟内密度稍增高较前减少，少量蛛网膜下腔出血可能。患儿头疼、腰背酸痛、眼痛及乏力等症状未彻底缓解。

5月9日，排除禁忌证后，行"骨髓穿刺术、腰椎穿刺术"，完善相关检查以了解原发病情况。

5月10日脑脊液细胞学病理检查示：脑脊液查见细胞形态较一致的异常细胞，疑肿瘤细胞。骨髓常规结果示：急性早幼粒细胞白血病复查，此次骨髓巨核细胞有成熟障碍表现。

5月11日骨髓急性白血病微小残留检测结果示：本次检测范围内，未见明显异常髓系幼稚细胞。

5月12日流式 AML 脑脊液残留细胞检测示：本次检测范围内，有98.6%（占获取细胞）的细胞为髓系幼稚细胞。

5月16日视神经平扫诊断意见示：①双侧视神经改变，白血病浸润？建议进一步行视神经 MR 增强检查；②蝶窦右份、双侧筛窦黏膜稍增厚。

5月18日视神经 MR 增强诊断意见：①双侧视神经改变，考虑白血病浸润；②脑内多发异常强化，考虑白血病脑膜浸润，建议相关实验室检查；③蝶窦右侧、双侧筛窦黏膜稍增厚。至此，该患者诊断明确为急性早幼粒细胞白血病骨髓分子学复发并中枢神经系统复发，累及视神经。

案例分析

1. 检验案例分析

该患者确诊早幼粒细胞白血病并规律化疗1年。2023年4月12日，常规监测骨髓 PML-RARα 融合基因结果复阳（ddPCR 法，0.313%）。4天前因头疼、腰背酸痛、眼痛及乏力就诊，根据颅脑 MR 平扫及颅脑 CT 平扫结果，以"①急性早幼粒细胞白血病（M3型，低危组）复发；②急性脑出血？③化疗后骨髓抑制；④化学治疗"收入院。

入院后完善各项检查，检查结果如下。

头、颈部血管 CTA 增强扫描诊断意见：未见明显异常。

2023 年 5 月 6 日复查颅脑 CT 平扫诊断意见：左侧侧脑室后角稍宽同前；双侧额顶叶局部脑沟内密度稍增高较前减少，少量蛛网膜下腔出血可能，请结合临床并复查。

2023 年 5 月 10 日脑脊液细胞学病理检查：脑脊液查见细胞形态较一致的异常细胞，疑肿瘤细胞。

2023 年 5 月 10 日骨髓常规结果示：急性早幼粒细胞白血病复查，此次骨髓巨核细胞有成熟障碍表现（图 35.1）。

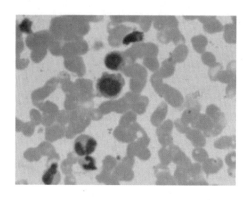

图 35.1　骨髓涂片镜检

2023 年 5 月 11 日骨髓急 / 慢性白血病微小残留检测结果：本次检测范围内，未见明显异常髓系幼稚细胞。

2023 年 5 月 12 日流式 AML 脑脊液残留细胞检测：本次检测范围内，有 98.6%（占获取细胞）的细胞表达 CD45dim、CD15、CD33、CD64、CD13、CD38，部分表达 CD9（22.1%），不表达 CD117、CD34、HLA-DR、CD16、CD11b、CD11c，为髓系幼稚细胞（图 35.2）。通过流式 AML 脑脊液残留细胞检测，分析脑脊液中细胞的免疫表型，明确了脑脊液中存在肿瘤细胞，且为复发的 APL 细胞。

2023 年 5 月 16 日视神经平扫诊断意见：①双侧视神经改变，白血病浸润？建议进一步行视神经 MR 增强检查。②蝶窦右份，双侧筛窦黏膜稍增厚。

2023 年 5 月 18 日视神经 MR 增强诊断意见：①双侧视神经改变，考虑白血病浸润；②脑内多发异常强化，考虑白血病脑膜浸润，建议相关实验室检查；③蝶窦右侧、双侧筛窦黏膜稍增厚。

2. 临床案例分析

患儿在 2021 年 5 月诊断急性早幼粒细胞白血病（PML-RARα 阳性，低危），经 SCCCG-APL-2020 方案化疗后缓解。治疗期间监测过血砷浓度达到目标浓度，但停药后出现骨髓分子学 PML-RARα 融合基因复阳（ddPCR 法，0.313%），并且逐渐出现中枢

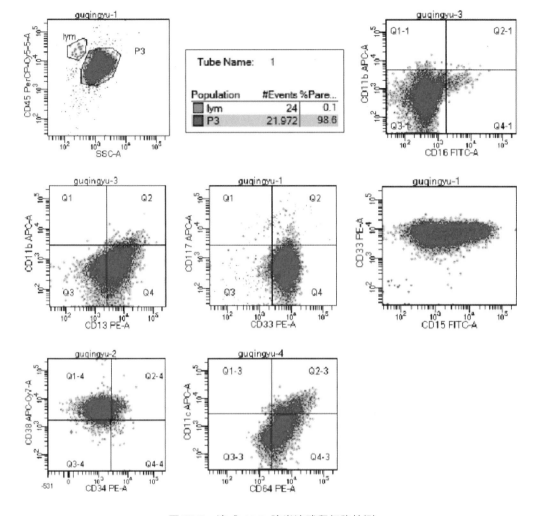

图 35.2　流式 AML 脑脊液残留细胞检测

和视力相关问题。患儿此次就诊时出现头疼，伴腰背酸痛、眼痛及乏力，由于急性早幼粒细胞白血病易伴发出血,故安排进行颅脑 MR 平扫及颅脑 CT 平扫排除急性脑出血可能。颅脑 MR 平扫及颅脑 CT 平扫结果提示蛛网膜下腔出血可能,予以酚磺乙胺预防出血加重,布洛芬对症止痛,酌情加用甘露醇降颅压。其间,患儿中枢和视力相关问题并未完全缓解。由于该患儿骨髓分子学 PML-RARα 复阳,故待患儿度过危险期、排除禁忌证以后,行骨髓穿刺术、腰椎穿刺术、完善骨髓及脑脊液相关检查以了解原发病情况。脑脊液细胞学病理检查及流式 AML 脑脊液残留细胞检测,均提示脑脊液中存在肿瘤细胞。尤其是通过流式 AML 脑脊液残留细胞检测,对肿瘤细胞的免疫表型的分析,明确了肿瘤细胞的性质、比例,为下一步的诊疗提供了重要依据。结合患儿眼痛的症状,完善视神经平扫、视神经 MR 增强检查后,提示白血病脑膜、视神经浸润。最终,该患儿诊断为急性早幼粒细胞白血病骨髓分子学复发并中枢神经系统复发,累及视神经。

尽管初治儿童 APL 治愈率高，但规范治疗后，儿童 APL 的复发率仍有 2%~3%，不能完全避免。复发 APL 经过"化疗＋砷剂＋维甲酸"仍有较高的治愈率（约 80%），只有少数多次复发或早期骨髓复发者可能需要造血干细胞移植。该患儿属于晚期复发，髓外为主，治疗方案采用 SCCCG- 晚期复发 APL-2020 方案，从巩固 1 开始，三联 IT（Ara-C 35 mg+MTX 12.5 mg+DXM 5 mg，NS 一般加到 6 mL）q3d，直到脑脊液转阴（脑脊液未找幼稚细胞和脑脊液流式微小残留检测阴性），然后 IT 每周 2 次（巩固 1 期间总的 IT 次数最少 4 次）。待血象恢复（中性粒细胞绝对值连续两次 $>0.3 \times 10^9/L$）后，复查骨髓涂片及微小残留检测（定量 PCR 检测 PML-RARα），再根据结果决定下一步化疗计划，一般按 SCCCG- 晚期复发 APL-2020 方案，巩固，然后维持治疗即可。

使用本化疗方案有一定程度的骨髓抑制，需要做好粒缺期的管理、感染的防控（按 AML 策略，但尽量不打粒细胞刺激因子，除非合并严重感染），同时也要注意胃肠道、肝肾功能、心脏毒性等常见化疗药物不良反应。

知识拓展

急性早幼粒细胞白血病是一种罕见的髓系白血病，往往起病凶险，易并发弥散性血管内凝血（DIC），早期病死率高，自三氧化二砷（ATO）应用于临床后，APL 已成为可治愈的白血病之一。目前我国相关指南推荐的 APL 治疗方案是全反式维甲酸（ATRA）、ATO 和（或）联合化疗，大部分患者可长期生存，但 10%~25% 的患者存在完全缓解后复发。复发性 APL 可分为血液学复发、分子生物学复发和髓外复发。关于 APL 复发原因尚未明确。

实时定量聚合酶链反应（qRT-PCR）是目前进行 APL 分子检测的标准方法，相较于逆转录 PCR，qRT-PCR 更敏感，能更好识别"假阴性"样本。有研究表明，相较于血液标本，在骨髓中可以更早地监测到分子复发。这表明骨髓定期检测是 APL 检测采样的首选方案。我国最新指南指出，巩固治疗后必须行骨髓 MRD 检测，结果提示阴性后，后续检测可用骨髓或外周血，每 3~6 个月检测一次，至少至维持治疗结束后 24 个月。对于复发 APL，定期行 PML-RARα 基因监测十分必要，一旦早期发现分子生物复发后应尽快选择复发方案治疗，避免血液学复发。在分子生物学复发即开始 ATRA 和（或）ATO 治疗，其预后要明显好于血液学复发后再开始的治疗，血液学复发的患者发生出血性死亡和 APL 分化综合征的风险更高。有研究表明，复发性 APL 患者预后与复发时间有一定关联，与晚期复发和极晚期复发患者相比，早期复发患者无事件生存期（EFS）和总生存期（OS）更高。

髓外复发最多见的部位为中枢神经系统，其次为皮肤、睾丸、纵隔、牙龈和耳部等。

APL 中枢复发可能与以下因素有关：①APL 患者生存时间明显延长，髓外复发率提高。②治疗过程中维甲酸及亚砷酸不能透过血脑屏障，导致中枢神经系统少量白血病细胞残留，最终导致白血病中枢神经系统复发。③诱导化疗时并发的颅内出血导致血脑屏障破坏。④初诊时的高白细胞计数及诱导分化时维甲酸综合征的发生。⑤ATRA 治疗过程中也可能通过上调白血病细胞上黏附分子的表达而导致髓外复发。

案例总结

本例患者 1 年前确诊急性早幼粒细胞白血病，规律治疗结束后，监测骨髓分子学 PML-RARα 复阳。因出现头疼，伴腰背酸痛、眼痛及乏力就诊。入院前期，根据头颈部影像学检查结果，治疗围绕急性脑出血进行。但患儿中枢和视力相关问题一直未得到彻底解决。患儿情况好转后，完善骨髓及脑脊液相关检查，骨髓中未发现复发病灶，而在脑脊液中发现肿瘤细胞。其中流式急性白血病脑脊液残留检测，明确了脑脊液中的肿瘤细胞的细胞性质，为下一步的诊断和治疗提供了重要线索。结合视神经平扫、视神经 MR 增强结果，最终该患儿明确诊断为急性早幼粒细胞白血病骨髓分子学复发并中枢神经系统复发，累及视神经。目前，该患儿在积极治疗中。

APL 作为可治愈的白血病之一，复发率仍有 2%~3%，不能完全避免。而复发后，及时发现与治疗对于复发患者的预后有重要影响。虽然 APL 髓外复发概率很低，但根据日本血液肿瘤联合委员会登记病例，APL 中枢神经系统白血病（central nervous system leukemia，CNSL）发病率不低于其他急性非淋巴细胞白血病，是一个不容忽视的预后因素。通常认为急性非淋巴细胞白血病患者中枢神经系统浸润发病率低，因此，没有像对急性淋巴细胞白血病患者那样严格执行鞘内注射预防。这种情况下，对急性白血病患者在治疗过程中，常规监测脑脊液成为及时发现 CNSL 的重要手段。其中，流式细胞检测技术作为一种高通量、敏感性及准确性较高的细胞检测手段，应该引起检验人员和临床医生足够重视。

专家点评

儿童急性早幼粒细胞白血病是儿童急性髓系白血病中非常特别的一种，占儿童急性髓系白血病的 10% 左右。其确诊依据是骨髓样本的细胞形态学、免疫学、细胞遗传学和分子生物学检测结果。尽管儿童急性早幼粒细胞白血病预后较好，五年总体生存率可达 90% 以上，但复发率仍有 2%~3%。本例急性早幼粒细胞白血病是在我院诊断并进行治疗的一名患者。作者从患者化疗一年多后出现中枢神经系统症状开始，按时间顺序展示了临床医生对疾病的思考过程及实验室检查的相关结果，抽丝剥茧，最终明确了患者中枢神经系统症状出现的原因，明确了诊断。

此外，本病例还展示了脑脊液检测在最终明确诊断中的重要作用，尤其是脑脊液细胞免疫分析，既能表征细胞表型、明确细胞性质，出具报告时间也快，为急性早幼粒细胞中枢神经系统复发的明确诊断和及时治疗争取了宝贵时间。

参考文献

[1] VITALIANO-PRUNIER A，HALFTERMEYER J，ABLAIN J，et al. Clearance of PML/RARA-bound promoters suffice to initiate APL differentiation [J]. Blood，2014，124（25）：3772-3780.

[2] GRIGNANI F，FERRUCCI P F，TESTA U，et al. The acute promyelocytic leukemia-specific PML-RAR alpha fusion protein inhibits differentiation and promotes survival of myeloid precursor cells [J]. Cell，1993，74（3）：423-431.

[3] JIMENEZ J J，CHALE R S，ABAD A C，et al. Acute promyelocytic leukemia（APL）：a review of the literature [J]. Oncotarget，2020，11（11）：992-1003.

[4] GRIMWADE D，JOVANOVIC J V，HILLS R K，et al. Prospective minimal residual disea monitoring to predict relapse of acute promyelocytic leukemia and to direct pre-emptive arsenic trioxide therapy [J]. J Clin Oncol，2009，27（22）：3650- 3658.

[5] 中国抗癌协会小儿肿瘤专业委员会. 中国儿童急性早幼粒细胞白血病诊疗指南 [J]. 中华实用儿科临床杂志，2022，37（2）：81-88.

[6] SANZ M A，FENAUX P，TALLMAN M S，et al. Management of acute promyelocytic leukemia：update recommendations from an expert panel of the European LeukemiaNet [J]. Blood，2019，133（15）：1630-1643.

[7] ABLA O，KUTNY M A，TESTI A M，et al. Management of relapsed and refractory childhood acute promyelocytic leukaemia：recommendations from an international expert panel [J]. Br J Haematol，2016，175（4）：588-601.

[8] TESTI A M，MOHAMED S，DIVERIO D，et al. Outcome of relapsed/refractory acute promyelocytic leukaemia in children，adolescents and young adult patients—a 25-year Italian experience [J]. Br J Haematol，2021，195（2）：278-283.

36

大量无定形磷酸盐类结晶引起血尿

作者： 刘雪凯[1]，柏明见[1]，崔斌[2]，杨松涛[3]（航天中心医院，1 检验科；2 影像科；3 肾内科）
点评专家： 梁国威（航天中心医院）

前　言

　　一名 41 岁男性多年来有夜间锻炼的习惯，但于 2020 年 6 月 13 日、14 日连续两晚跑步后出现腹部不适伴一过性血尿，数小时后症状完全消失，尿常规恢复正常，且泌尿系统 B 超、增强 CT 及尿液细胞学检查均正常。但发作时尿沉渣显微镜检发现除皱缩红细胞外，还伴有大量无定形磷酸盐。后沟通发现，该患者近期超规格服用含磷酸盐类的保健品，怀疑为运动后大量盐类析出损伤尿道导致的血尿，建议停用保健品后症状消失。半年后，患者复用该保健品后再次出现运动后血尿伴大量磷酸盐类结晶，停用后症状再次消失。遂证明该患者血尿确为大量无定形磷酸盐类结晶引起，此为血尿的临床诊断和治疗提供了新的思路。

案例经过

　　男性，41 岁，无吸烟嗜好。因空腹血糖升高（空腹血糖 6.5~7.0 mmol/L），多年来每日晚饭后慢跑或快走 5 千米，有多次 10 千米以上长跑经历。但于 2020 年 6 月 13 日、14 日连续两晚跑步（3 千米）过程中出现小腹不适现象，运动结束后均出现一过性肉眼血尿。

　　尿常规结果示：pH 值 7.0，尿蛋白 ++，尿糖微量，尿隐血 +++，尿白细胞阴性，亚硝酸盐阴性。尿沉渣镜检示：红细胞 2811 个 /HPF，形态为皱缩红细胞，伴大量无定形磷酸盐结晶。尿液外观及显微镜检查图 36.1 所示。

　　2020 年 6 月 16 日，患者查血常规无明显异常；尿常规正常；凝血常规正常；24 小

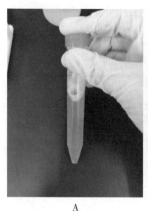
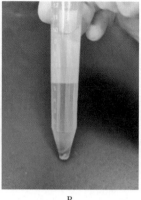
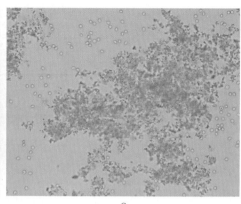

A   B   C

图 36.1　尿液外观及显微镜检查

注：A. 离心前，B. 离心后（400 g×5 min），C 显微镜检外观（400×）

时尿蛋白定量 0.02 g/L，尿量 2040 mL；生化全项检查肾功能正常；泌尿系统超声正常，未见结石；前列腺检查示经直肠超声检查无异常；泌尿系统 CT 示未见明显占位，左肾静脉压迫无明显改变，肠系膜上动脉和腹主动脉之间的夹角为 41°（图 36.2）。

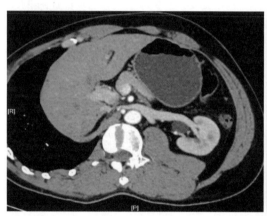
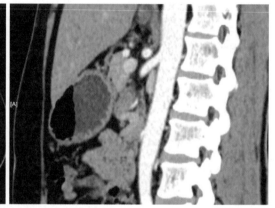

图 36.2　泌尿系统 CT 结果

　　该患者于 2020 年 6 月 18 日开始连续 3 天进行尿细胞学检查，结果阴性，未见肿瘤细胞。

　　临床医生与检验人员联系后得知该患者尿液中含有大量无定形磷酸盐，询问患者饮食情况，发现该患者近期超规格服用成分含磷酸盐类及多种矿物质的保健品（某品牌蛋白粉早晚各 3 勺约 100 g，复合维生素矿物质片早晚各 1 粒，钙镁锌片早晚各 3 粒，鱼油早晚各 3 粒，维生素 D₃ 早晚各 3 粒，维生素 E+ 硒早晚各 1 粒），怀疑为运动后尿液浓缩大量盐类析出损伤尿道导致的血尿，建议停用保健品，后症状消失。半年后，患者复用该保健品后再次出现运动后血尿伴大量磷酸盐类结晶，停用后症状再次消失。

案例分析

1. 临床案例分析

成年人血尿多因泌尿系结石、泌尿系感染、结核、前列腺增生、泌尿系肿瘤或一些肾性疾病和凝血异常疾病等引起，年龄较大的患者血尿很难明确病因时，需要警惕恶性肿瘤的可能。

本例患者 41 岁，未服用抗凝药物，运动后出现血尿。临床上运动后血尿很常见，据报道，运动后血尿的发生率为 95%~100%。血尿的程度与运动强度有关，如接触性运动会增加肉眼血尿的风险。与运动相关的泌尿系统创伤被认为是肉眼血尿的主要原因，其中肾损伤占 80%。但本例患者常年运动均未出现肉眼血尿，此两次运动也非剧烈运动，初步排除运动导致泌尿系统创伤引起，且患者无肾病史，体检肾功能正常，怀疑血尿原因为胡桃夹综合征、结石、炎症、肿瘤等。

患者 CT 及 B 超检查结果均正常，肠系膜上动脉和腹主动脉之间的夹角为 41°，排除胡桃夹综合征及明显占位的肿瘤。尿常规白细胞阴性，且血尿后症状马上消失，尿常规正常，排除炎症。泌尿系统超声虽未见明显结石，但可能为微小结石排出或微小肿瘤。患者尿细胞学检查阴性，且 3 年来未发现肿瘤，排除泌尿系肿瘤可能。症状发作时检验科人员在尿中发现大量无定形磷酸盐类结晶，与患者沟通发现其超规格服用含有磷酸盐类保健品，停药后症状消失。半年后复用，症状再次出现。由此可见，患者超规格服用磷酸盐类制品，运动后尿液浓缩，大量结晶析出，损伤尿道，导致血尿。嘱患者适当饮水，避免劳累，定期复查尿常规、泌尿系超声等。

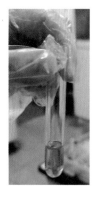

图 36.3 尿沉渣加乙酸后

2. 检验案例分析

患者尿液为红色肉眼血尿，尿红细胞相位差镜检发现红细胞均为形态一致的皱缩红细胞，非病理性的变形红细胞，未见管型。症状消失后尿 24 小时蛋白定量正常，血尿素肌酐正常，排除肾小球源性血尿。同时发现大量无定形盐类，结合盐类形态和尿液 pH 值 7.0，初步判断为磷酸盐类结晶，加乙酸后，结晶消失（图 36.3）。因此，判定患者尿液为均一性红细胞尿伴大量无定形磷酸盐结晶。

知识拓展

血尿是一种常见的临床症状，可分为镜下血尿和肉眼血尿。当每升尿液中含有 1 mL 以上血液时，尿色就会明显变红，称为肉眼血尿，每个高倍镜视野下，红细胞数多为 50

个以上。出现血尿后需要明确病因，本例患者确定为真性血尿后需进一步鉴别是否为污染性、感染性、肾小球源性、结石、肿瘤或结核等疾病。

鉴别诊断如下。

（1）肾小球源性血尿：尿红细胞形态相位差镜检若大于70%红细胞为异常形态，提示血尿为肾小球来源；此外，还需完成血肌酐、尿素氮、24小时尿蛋白定量等检查。本病例患者以上检验结果均正常，且无高血压、水肿等，故排除。

（2）泌尿系感染：泌尿系感染是病原体在尿路中生长、繁殖而引起的感染性疾病。炎症累及泌尿系黏膜，常有血尿并伴有尿路刺激征。本病例患者尿白细胞阴性，亚硝酸盐阴性，一过性血尿后尿常规即恢复正常，无明显尿路刺激症状，故排除。

（3）泌尿系结石：结石本身的直接刺激可导致尿路黏膜充血、水肿，甚至糜烂或脱落，出现血尿，多有明显临床症状。本例患者临床症状轻微，肉眼血尿明显，且为均一性形态红细胞尿，虽超声及CT均未见明显结石，但亦不能排除由于小结石脱落造成的黏膜损伤出血。

（4）泌尿系结核：无痛性尿频是泌尿系结核最突出的症状，早期肾结核时即有镜下血尿，肉眼血尿多为晚期症状，常表现为终末血尿。本例患者临床症状不符，且运动诱因明确，故排除。

（5）泌尿系肿瘤：肾癌为中老年高发，多无症状；肾盂和输尿管肿瘤患者多为间歇性、无痛性肉眼血尿；膀胱肿瘤是泌尿系统最常见的肿瘤，最常见的症状是间段全程无痛性肉眼血尿，常间歇性发作。本例患者超声及CT均未见明显占位，且尿细胞学检查阴性，故先排除。随访至今3年亦未见肿瘤征象。

本例患者尿沉渣中出现的无定形磷酸盐结晶是尿液结晶的一种。尿液中有大量盐类结晶时，肉眼可见尿色混浊或有沉淀。结晶从临床意义可分为生理性结晶和病理性结晶。生理性结晶多来自食物及机体盐类的正常代谢产物与钙、镁、铵等离子结合。在脱水，液体摄入不足，尿液的酸碱度、温度改变，代谢紊乱等时，饱和后在机体内或体外可以形成结晶，如草酸钙、尿酸盐、磷酸盐结晶等。磷酸盐类结晶包括无定形磷酸盐结晶、磷酸铵镁结晶、磷酸钙结晶等，常在碱性或近中性尿中见到。病理性结晶是各种病理因素或某种药物在体内代谢异常而出现的结晶，如胆红素结晶、胆固醇结晶、磺胺类药物结晶等。

当尿晶体长时间存在于尿液中时，可能发展为尿石症或膀胱结石。本例的无定形磷酸盐结晶属于生理性结晶，尿液呈碱性或中性时，可析出外观似乳状的灰白色结晶，加酸后可溶解，属正常代谢产物，一般无意义。但当与红细胞一起大量出现时，须引起重视，排除尿液中盐类物质过多引起的黏膜损伤。

案例总结

引起血尿的原因有很多，检验人员应对尿干化学结果、尿红细胞形态及其他尿液有形成分综合分析，积极寻找对临床有价值的线索。如本案例中的大量无定形磷酸盐，一般情况下为正常生理结晶，部分医院不作为常规报告项目，但它恰恰是引起患者血尿的原因。所以，当检验人员在尿液标本中发现大量结晶，尤其伴有红细胞时，无论是生理性还是病理性结晶，晶型还是非晶型结晶，都需要引起重视，及时报告给临床并充分沟通。

专家点评

此病例从首诊到诊断明确，后随访 3 年时间，证据链完整。

尿液中的结晶，尤其是生理性结晶往往不易得到临床医生和检验工作人员的重视，但该病例检验人员以尿结晶作为切入点，充分鉴别诊断，与临床医生一起找到引起患者血尿的原因，解除了患者痛苦，提示广大检验人员应该重视尿结晶的实验室检查。

参考文献

[1] AKIBOYE R D，SHARMA D M. Haematuria in sport：a review［J］. Eur Urol Focus，2019，5（5）：912-916.

[2] MOUSAVI M，SANAVI S，AFSHAR R. Effects of continuous and intermittent trainings on exercise-induced hematuria and proteinuria in untrained adult females［J］. NDT Plus，2011，4（3）：217-218.

[3] PETERSON L M，REED H S. Hematuria［J］. Prim Care，2019，46（2）：265-273.

[4] 秦红莉,任菁菁. 浅述成人血尿的首诊诊治思路［J］.中国全科医学，2022，25（33）：4207-4210.

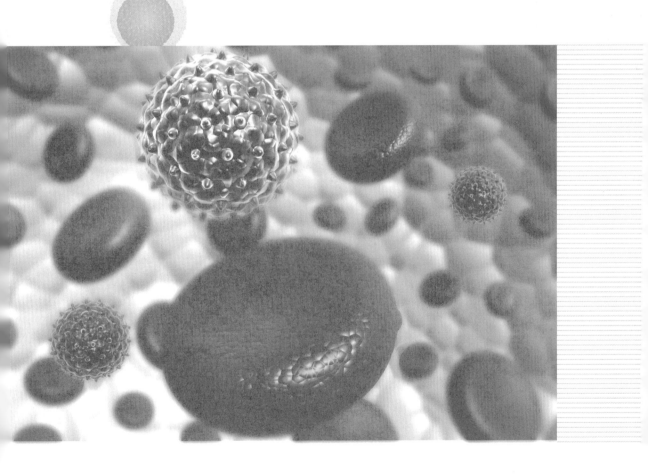

第四篇

骨髓篇

37

惰性T淋巴母细胞增殖性疾病

作者：席倩[1]，郭子华[2]（四川省医学科学院·四川省人民医院，1临床医学检验中心；2血液内科）
点评专家：郭子华（四川省医学科学院·四川省人民医院）

前　言

　　正常情况下，人体T淋巴细胞来源于骨髓，在胸腺中发育成熟，因此在胸腺以外的淋巴结组织或器官中通常无T淋巴母细胞的存在。惰性T淋巴母细胞增殖性疾病（indolent T lymphoblastic proliferations，iT-LBP）是一种罕见的在胸腺外淋巴组织或器官中出现T淋巴母细胞非克隆性增殖的疾病，其临床表现、病理学特点以及流式免疫表型与T淋巴母细胞白血病/淋巴瘤（T-lymphoblastic leukemia/lymphoma，T-ALL/LBL）相似，容易导致误诊，因此MICM多种手段综合分析对iT-LBP与T-ALL/LBL鉴别诊断至关重要。

案例经过

　　患者，女，53岁，2022年6月因"右侧中下腹部胀痛不适1个月"就诊，个人史、家族史无特殊。

　　门诊查体：左侧颈部扪及肿大淋巴结，右腹部扪及一大小约6 cm×5 cm包块，无压痛，活动欠佳，余未见异常。实验室相关检查：血常规（2022年6月23日）示白细胞计数 $8.59×10^9$/L，血红蛋白125 g/L，血小板计数 $118×10^9$/L。肿瘤标志物（2022年6月23日）示CA-125>10000.0 U/mL，CA-153 147.00 U/mL。生化常规、凝血常规、甲状腺功能、免疫球蛋白等未见明显异常。盆腹腔CT（2022年6月23日）示腹主动脉旁见肿大淋巴结，盆腔占位，与子宫、右侧附件及肠管分界欠清。胸部CT（2022年6月23日）未见明显异常。

　　为明确盆腔占位及肿大淋巴结性质，进一步行左颈部淋巴结组织穿刺活检。2022年

6月27日，流式免疫分型（左颈部淋巴结穿刺组织）结果示：见41.61%幼稚T淋巴细胞，表达cCD3、CD4、CD8、CD7dim、CD2、CD5dim、CD38、CD1a，部分表达sCD3、TdT，不表达CD16、CD56、CD117、CD34、CD13、CD33、MPO、CD19、CD10、CD20、CD22、CD79a。考虑T淋巴母细胞淋巴瘤（符合皮质T-ALL免疫表型）。因此临床初步诊断为T淋巴母细胞淋巴瘤。

2022年7月5日病理活检（左颈部淋巴结穿刺组织）示：肿瘤细胞CK7(+)，CK20(-)，NapsinA(-)，TTF1(-)，PAX-8(+)，WT-1(+)，HNF1β(-)，p16(灶+)，P53(约95%+)，CD125(+)，Ki-67(约40%+)，GATA3(-)，ER(+)，PR(-)，符合转移性癌，免疫表型提示附件来源的高级别浆液性癌。2022年7月补充免疫组化结果示：幼稚T淋巴细胞CD3(+)，CD7(+)，CD4(+)，CD8(+)，CD5(+)，TdT(+)，CD99(+)，CD10(+)。外周血TCR重排阴性。修正诊断：附件来源的高级别浆液性癌伴惰性T淋巴母细胞增殖性疾病。

遂转妇科于2022年7月19日行"经腹卵巢癌肿瘤细胞减灭术"。术后病理活检结果如下。右附件病理活检：卵巢恶性肿瘤，高级别浆液性癌。右侧输卵管、左侧卵巢、左右侧宫旁组织、右半结肠、大网膜、多点腹膜结节、结肠周淋巴结：均有癌浸润。骶前淋巴结、左侧髂外淋巴结、左侧髂总淋巴结、腹主动脉表面淋巴结、腹主动脉旁淋巴结：有癌转移。最终诊断：卵巢高级别浆液性癌伴惰性T淋巴母细胞增殖性疾病。

2022年8月17日予紫杉醇、卡铂化疗后好转出院，后续行规律化疗和随访。

案例分析

1.临床案例分析

患者以腹部疼痛起病，查体见左颈部肿大淋巴结和腹部包块，肿瘤标志物CA125显著升高、CD153升高，同时存在盆腔占位和腹主动脉淋巴结肿大，于是高度怀疑卵巢恶性肿瘤，不能除外血液系统肿瘤。为明确肿瘤性质，进一步行左颈部淋巴结组织穿刺活检分别送流式和病理检查。流式免疫分型结果提示考虑T淋巴母细胞淋巴瘤，但病理活检提示附件来源的高级别浆液性癌伴淋巴结转移，与流式免疫表型完全不吻合。综合患者临床表现、外周血实验室检查、影像学和病理活检结果，均支持患者为附件来源的恶性肿瘤。为明确诊断，临床医生立即联系临床医学检验中心血液实验室和病理科医生，进一步补充完善了T淋巴细胞的相关免疫组化和TCR重排检测，结果提示患者左颈部淋巴结中确实存在幼稚T淋巴细胞。外周血TCR重排检测结果为阴性。最终血液科、临床医学检验中心、病理科、肿瘤科、放射科医生进行了淋巴瘤MDT讨论，综合上述所有结果，修正诊断为附件来源的高级别浆液性癌伴惰性T淋巴母细胞增殖性疾病。患者转至妇科行"经腹卵巢癌肿瘤细胞减灭术"。术后病理活检证实肿瘤细胞为卵巢来源，最终诊断为卵巢高级别浆液性癌伴惰性 T 淋巴母细胞增殖性疾病。临床诊断思路与流程如图 37.1 所示。因患者有多发淋巴结转移，故术后 1 个月进行了化疗，后好转出院。

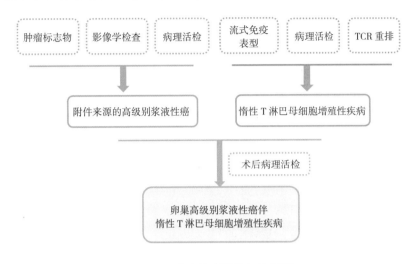

图 37.1　临床诊断思路与流程图

2. 检验案例分析

患者血常规正常，流式免疫分型（颈部淋巴结穿刺组织）如图 37.2 所示。可见 41.61% 幼稚 T 淋巴细胞，表达 T 细胞标志 CD7、CD5、CD2、cCD3，共表达 CD4 和 CD8，同时表达幼稚细胞标志 TdT 和 CD1a。结合其门诊病历示左颈部淋巴结肿大和腹部包块，因此排除胸腺瘤，提示临床考虑 T 淋巴母细胞淋巴瘤（符合皮质 T-ALL 免疫表型），建议结合病理及遗传学检查综合分析。

出乎意料的是患者左颈部淋巴结穿刺组织病理活检提示（图 37.3）：附件来源高级别浆液性癌伴淋巴结转移。于是临床医生与检验医生进行了沟通，综合患者临床表现、实验室检查结果、影像学结果及病理活检均支持附件来源肿瘤的诊断。但却无法解释流式免疫分型中的 CD4+CD8+TdT+ 幼稚 T 淋巴细胞。

首先，检验医生对流式的原始结果进行了复核，确认无误，排除了检测的问题。由于人体 T 淋巴细胞在胸腺中发育成熟，因此在胸腺以外的淋巴结组织或器官中通常无 T 淋巴母细胞的存在。通过查阅大量文献和相关指南，发现外周淋巴结中出现 CD4+CD8+TdT+ 幼稚 T 淋巴细胞的疾病主要有以下几种。

（1）异位胸腺。异位胸腺是在胚胎发育的过程中，胸腺分化和下降过程发生异常而形成的，可见于胸腺原基下降过程中的任何部位，主要包括颈部、心包、纵隔、甲状腺等。异位胸腺在临床上非常少见，一般发生于儿童，成人较为罕见。组织病理活检可见胸腺正常结构，如胸腺小体、胸腺上皮细胞等。免疫组化染色示胸腺上皮细胞角蛋白

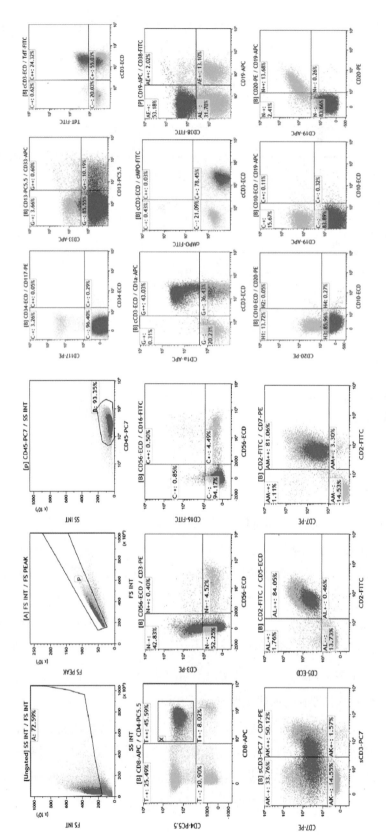

图 37.2 患者左颈部淋巴结穿刺组织流式细胞术细胞免疫分型

注：异常细胞（红色）表达 cCD3、CD7dim、CD2、CD5dim、CD38、CD1a、CD34、CD13、CD33、MPO、部分表达 sCD3、TdT，共表达 CD4 和 CD8，不表达 CD16、CD56、CD117、CD34、CD13、CD33、MPO、CD19、CD10、CD20

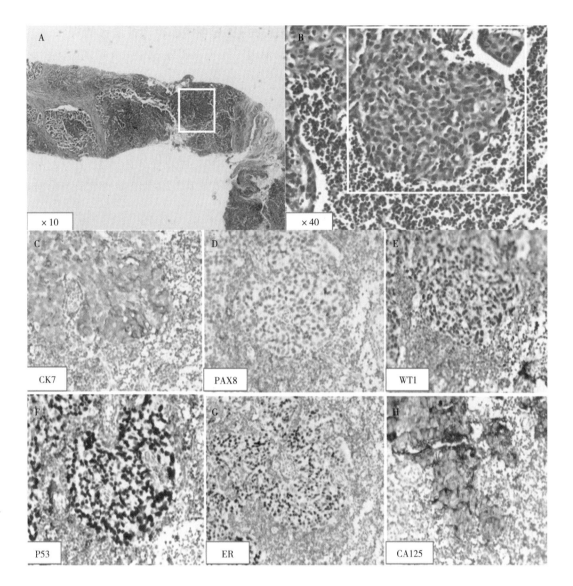

图 37.3　患者左颈部淋巴结穿刺组织病理活检

注：A（100×）和 B（400×）为 HE 染色，肿瘤细胞成团分布，细胞胞体大、胞浆丰富、核染色质较细致、核仁明显。C—H 为免疫组化染色（400×），肿瘤细胞 CK7、PAX8、WT-1、P53、ER、CA125 均为阳性

阳性。本例患者为中年女性且病理活检未见正常胸腺结构，因此排除了此诊断。

（2）胸腺瘤淋巴结转移。胸腺瘤起源于胸腺，是前纵隔最常见的原发肿瘤。根据 Masaoka 分期系统，Ⅳ期胸腺瘤可有淋巴转移。胸腺瘤常伴有前纵隔肿物，病理活检可见胸腺瘤上皮成分。免疫组化染色可见胸腺瘤细胞角蛋白阳性。本例患者无前纵隔肿物，病理活检也未见胸腺瘤上皮细胞，排除此诊断。

（3）惰性 T 淋巴母细胞增殖性疾病。惰性 T 淋巴母细胞增殖性疾病（iT-LBP）是一种罕见、在胸腺以外淋巴组织或器官中出现 T 淋巴母细胞非克隆性增殖的疾病。iT-LBP 于 1999 年首次被发现，至今仅有 40 余例报道。在第五版 WHO 淋巴与造血组织肿瘤淋系肿瘤分类概述中，首次将 iT-LBP 归到了以 T 细胞为主的肿瘤样病变这一新的亚类中。其临床表现常伴有多发淋巴结肿大，可发生于外周淋巴结或结外器官如肝、脾、上呼吸道、上消化道等，细胞免疫表型多为 CD4+CD8+TdT+。iT-LBP 常与 Castleman 病、滤泡树突细胞肿瘤、肝癌、外周 T 细胞淋巴瘤等同时存在，也可以独立发生。目前尚无卵巢高级别浆液性癌伴 iT-LBP 的相关报道。结合本例患者流式免疫表型和病理活检结果，不能排除该诊断。

（4）T 淋巴母细胞白血病 / 淋巴瘤。T 淋巴母细胞白血病 / 淋巴瘤（T-ALL/LBL）是一类较为常见的 T 淋巴母细胞克隆性增殖的恶性血液肿瘤。其临床特征常表现为外周血白细胞常增高，常伴有前纵隔肿物，易发生髓外淋巴结、中枢等浸润。与 B 淋巴母细胞白血病 / 淋巴瘤相比，更易伴有高危遗传学异常，长期生存时间更短，短期复发率更高。根据 WHO 造血与淋巴组织疾病分类标准，按照肿瘤细胞免疫表型的不同，可将其分为早前 T 淋巴细胞白血病、前 T 淋巴细胞白血病、皮质 T 淋巴细胞白血病、髓质 T 淋巴细胞白血病四个亚型。本例患者幼稚 T 淋巴细胞免疫表型与皮质 T 淋巴细胞白血病一致，故不能排除卵巢高级别浆液性癌伴 T-LBL 的诊断。

因此，根据本例患者的临床特点和检查结果，不能排除其合并 iT-LBP 或 T- LBL 的可能。两种疾病的临床表现、病理学特点以及流式免疫表型相似，但前者为一种良性增殖性疾病，无需治疗，而后者是恶性肿瘤，需要进行化疗。故这两种疾病的鉴别诊断对患者的精准治疗和预后评估极为重要。

本例患者血常规正常，流式免疫表型未见明显异常。因此考虑 iT-LBP 的可能。对该患者的淋巴结组织结构和淋巴细胞形态进行了复核，如图 37.4 所示。该患者淋巴细胞胞体小至中等大小，胞浆少，无明显异型性。结合 CD20 和 CD3 免疫组化染色可见淋巴结还残留有生发中心结构，且 CD3+T 淋巴细胞位于滤泡间区。因此，高度怀疑为卵巢高级别浆液性癌伴 iT-LBP。随即联系临床医生，建议补充 TCR 重排进行克隆性验证，同时完善免疫组化中 T 细胞标记（CD7、CD2、CD5、CD4、CD8）和幼稚细胞标记（TdT、CD10、CD99）。

最终免疫组化结果如图 37.5 所示，该群 T 淋巴细胞表达 CD3、CD7、CD5、TdT、CD99、CD10，共表达 CD4 和 CD8，证实为幼稚 T 淋巴细胞，同时外周血 TCR 重排为阴性，因此临床修正诊断为附件来源高级别浆液性癌伴 iT-LBP。术后病理活检也进一步证实了该诊断。

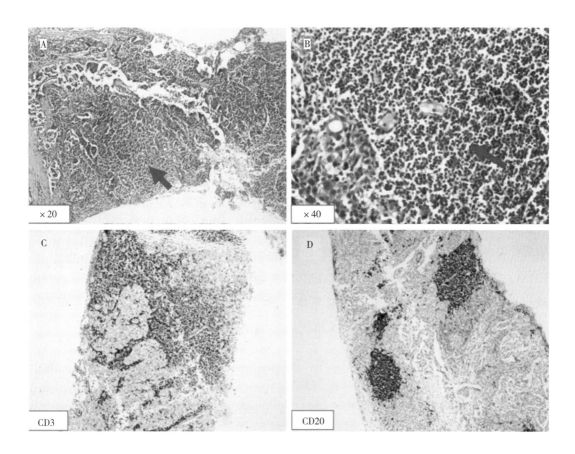

图 37.4　左颈部淋巴结穿刺组织病理活检

注：A（200×）和 B（400×）为 HE 染色，淋巴细胞胞体小至中等大小，胞浆少，形态无明显异型性；C（400×）和 D（400×）分别为 CD3 和 CD20 免疫组化染色

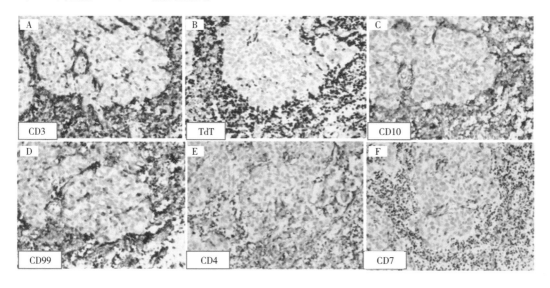

图 37.5　左颈部淋巴结穿刺组织补充免疫组化染色

注：A—F 分别为 CD3、TdT、CD10、CD99、CD4、CD7 免疫组化染色（400×），幼稚 T 淋巴细胞表达 CD3、TdT、CD10、CD99、CD4、CD7

知识拓展

结合相关文献和分类标准，对 iT-LBP 与 T-LBL 鉴别诊断进行梳理和归纳如下：①临床表现存在差异，T-LBL 更易出现纵隔肿物，而 iT-LBP 较少见。②骨髓与外周血有差异。T-LBL 患者外周血 WBC 常升高，可伴骨髓、外周血幼稚细胞浸润；而 iT-LBP 患者外周血情况与合并疾病相关，但骨髓和外周血无幼稚细胞浸润。③病变组织结构和细胞形态有差异。T-LBL 患者淋巴结结构破坏，肿瘤细胞呈弥漫浸润或结节状浸润模式，具有明显的异型性；而 iT-LBP 患者淋巴结结构常不被破坏，幼稚细胞小至中等大小，形态无明显异型性，通常分布于滤泡间区。④细胞免疫表型有差异。T-LBL 患者肿瘤细胞常伴有细胞表面抗原的异常表达，如 CD7 表达增强，CD2 和 CD5 表达减弱，CD13、CD33、CD56 等抗原异常表达；而 iT-LBP 患者幼稚 T 淋巴细胞免疫表型常正常，有文献报道可伴有 CD33 的表达。⑤ TCR 重排有差异。T-LBL 患者肿瘤细胞 TCR 重排为单克隆（阳性），而 iT-LBP 患者幼稚 T 淋巴细胞 TCR 重排为多克隆（阴性）。

案例总结

由于惰性 T 淋巴母细胞增殖性疾病极为罕见，其临床表现、病理学特点以及流式免疫表型与 T-ALL/LBL 相似，如果仅根据临床表现和流式免疫分型，很容易造成误诊。

本案例对外周血相关实验室检测、流式免疫表型、影像学检查、病理活检等检测结果进行了综合分析，结合国内外最新文献、WHO 造血与淋巴组织肿瘤分类标准及相关指南与专家共识，从检验的角度在诊断逻辑和思路方面为临床医生提供了重要的建议，协助临床作出了精准的诊断，并为患者的诊断提供了重要的实验室证据。只有检验与临床积极沟通、紧密合作，通过形态学（morphology）、免疫学（immunology）、细胞遗传学（cytogenetics）和分子生物学（molecular biology）的 MICM 综合诊断才能达到对疾病精准诊断和精准治疗。此外，检验人员在工作中应主动学习临床医学和检验医学相关领域的专业知识，持续跟进国内和国际行业进展，不断提升自己的知识储备和专业能力，才能更好地辅助临床诊疗工作。

专家点评

WHO 造血与淋巴组织肿瘤分类中强调对血液系统疾病要通过 MICM 综合分析才能达到精准诊断、预后评估和疗效监测的目的。该病案结合了临床表现、外周血实验室检测、组织流式免疫分型、病理染色和免疫组化、细胞遗传学 TCR 重排以及影像学检查等多种检测结果进行综合分析，从临床和检验两个角度展示了临床疾病诊断的逻辑思维，通过抽丝剥茧，最终将惰性T淋巴母细胞增殖性疾病这一罕见病例诊断出来。该病案充分体现了实验室检查在临床诊疗中的重要地位，展示了检验与临床沟通的重要性，彰显了多学科协作的强大力量。

参考文献

［1］ALAGGIO R，AMADOR C，ANAGNOSTOPOULOS I，et al. The 5th edition of the World Health Organization classification of haematolymphoid tumours：lymphoid neoplasms［J］. Leukemia，2022，36（7）：1720-1748.

［2］PURCELL P L，MARQUEZ GARCIA J，ZAWAWI F，et al. Ectopic cervical thymus in children：clinical and radiographic features［J］. Laryngoscope，2020，130（6）：1577-1582.

［3］CHANG A，NATARAJA R M，PUDEL E，et al. Diagnosis and management of ectopic cervical thymus in children：systematic review of the literature［J］. J Pediatr Surg，2021，56（11）：2062-2068.

［4］MARX A，CHAN J K，COINDRE J M，et al. The 2015 World Health Organization classification of tumors of the thymus：continuity and changes［J］. J Thorac Oncol，2015，10（10）：1383-1395.

［5］SHINOHARA S，HANAGIRI T，SO T，et al. Results of surgical resection for patients with thymoma according to World Health Organization histology and Masaoka staging［J］. Asian J Surg，2012，35（4）:144-148.

［6］VELANKAR M M，NATHWANI B N，SCHLUTZ M J，et al. Indolent Tlymphoblastic proliferation：report of a case with a 16-year course without cytotoxic therapy［J］. Am J Surg Pathol，1999，23（8）：977-981.

［7］OHGAMI R S，ARBER D A，ZEHNDER J L，et al. Indolent T-lymphoblastic proliferation（iT-LBP）：a review of clinical and pathologic features and distinction from malignant T-lymphoblastic lymphoma［J］. Adv Anat Pathol，2013，20（3）：137-140.

［8］SAGLAM A，SINGH K，GOLLAPUDI S，et al. Indolent T-lymphoblastic proliferation：A systematic review of the literature analyzing the epidemiologic，clinical，and pathologic features of 45 cases［J］. Int J Lab Hematol，2022，44（4）：700-711.

［9］OHGAMI R S，SENDAMARAI A K，ATWATER S K，et al. Indolent T-lymphoblastic proliferation with disseminated multinodal involvement and partial CD33 expression［J］. Am J Surg Pathol，2014，38（9）：1298-1304.

38

细胞毒治疗相关髓系肿瘤

作者：陈楠，王蓓丽，潘柏申，郭玮（复旦大学附属中山医院，检验科）

点评专家：陈朴（复旦大学附属中山医院）

前　言

　　细胞毒治疗后髓系肿瘤（myeloid neoplasms post cytotoxic therapy，MN-pCT）是出现在肿瘤或非肿瘤患者接受细胞毒性药物化疗或者放疗后的罕见晚期并发症。该病起病常较隐匿，且易与化放疗导致的造血异常及血细胞减少混淆。2022 年造血与淋巴组织肿瘤 WHO 分类将治疗相关髓系肿瘤更名为细胞毒治疗后髓系肿瘤，并将 MN-pCT 与胚系易感性髓系肿瘤归为继发性髓系肿瘤。MN-pCT 包括细胞毒治疗后急性髓细胞性白血病（acute myeloid leukaemia post cytotoxic therapy，AML-pCT）、细胞毒治疗后骨髓增生异常综合征（myelodysplastic syndromes post cytotoxic therapy，MDS-p-CT）和细胞毒治疗后骨髓增生异常综合征 / 骨髓增殖性肿瘤（myelodysplastic/myeloproliferative neoplasms-post cytotoxic therapy，MDS/MPN-pCT）。目前，MN-pCT 相关报道较少，尤其是非霍奇金淋巴瘤进展为 MN-pCT 的相关报道更少见，并且 MN-pCT 患者预后差，死亡率高。故提高对该病的认识，做到早发现、早诊断、早治疗尤为重要。

案例经过

　　患者，女，57 岁，2017 年诊断为"滤泡淋巴瘤"于外院行 6 个周期的 R-CHOP（利妥昔单抗＋环磷酰胺＋表柔比星＋长春新碱＋泼尼松）化疗，完全缓解后观察随访。2020 年 10 月 3 日因排尿困难以及发现"腹盆腔淋巴结肿大，压迫输尿管"，考虑淋巴瘤复发首次收入我院。完善骨髓及病理检查后，明确为滤泡淋巴瘤（follicular lymphoma，FL）复发。当时即在外周血和骨髓中均观察到单核细胞数量增多。患者在接受 BR（利妥昔单抗 + 苯达莫司汀）化疗后情况稳定出院。2020 年 11 月 11 日患者再次入院化疗，血常规结果显示红细胞和血小板进一步减少，而白细胞计数升高，呈现典型的"两低一高"。血常规镜检报告 34% 原幼细胞，临床初步疑诊为疾病进展淋巴瘤细胞浸润，但形态上不甚符合，且伴单核细胞比例明显升高。再次完善骨髓细胞形态学、免疫学、细胞遗传学，明确为克隆性髓系来源原始细胞，最终患者诊断为细胞毒治疗后急性髓细胞性白血病（acute myeloid leukaemia post cytotoxic therapy，AML-pCT）。

案例分析

1. 检验案例分析

既往史：2017 年患者当地医院诊断"滤泡淋巴瘤"，行 6 个周期 RCHOP（利妥昔单抗 + 环磷酰胺 + 表柔比星 + 长春新碱 + 泼尼松）方案化疗后完全缓解。

2020 年 10 月 3 日患者因排尿困难，行 CT 检查提示"腹盆腔淋巴结肿大，压迫输尿管"，考虑淋巴瘤复发，收入我院。入院后完善相关检查结果如下。

多次血常规检查：血红蛋白 108~110 g/L；血小板计数（55~96）× 10^9/L；白细胞计数（5~13）× 10^9/L；单核细胞百分比逐渐升高 14%~19%。

骨髓细胞形态示：骨髓增生活跃，髓象中粒、红、巨三系增生减低。片中可见41.5% 异常幼稚细胞（图 38.1），此类细胞大小不等，大多约为 10~15 μm；部分细胞核呈圆形，部分胞核可见凹陷，扭曲，核染色质细致略紧；胞浆量较少，部分胞浆可见细小颗粒。POX 染色示：外周血可见幼粒细胞，单核细胞比例偏高（图 38.2）。

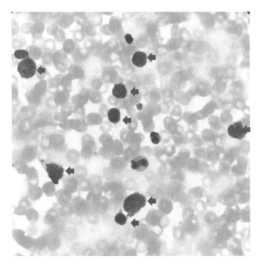

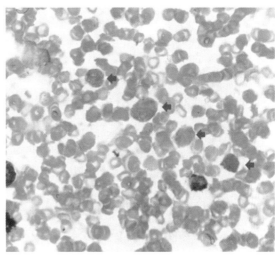

图 38.1　骨髓涂片（瑞氏 - 吉姆萨染色，×1000）

图 38.2　骨髓涂片（POX 染色，×1000）

注：箭头所示为异常细胞

骨髓细胞免疫分型：CD19POS/CD20POS 设门，见 33% 的细胞表达 CD10、CD38、CD22，不表达 CD5、CD23、CD200，Kappa 限制性表达，Lambda 不表达（图 38.3）。

骨髓活检提示：符合 B 细胞淋巴瘤累及骨髓，伴单核细胞明显增生。

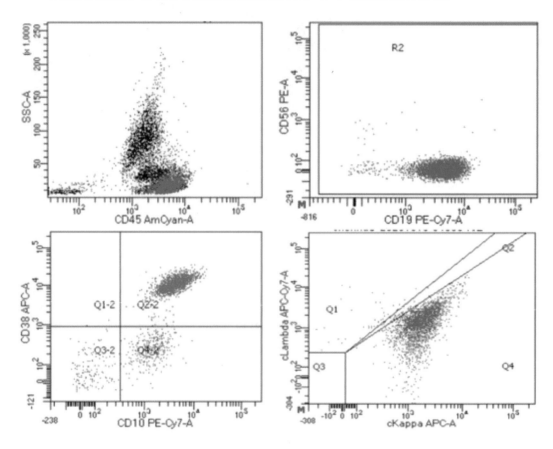

图 38.3　骨髓流式细胞学可见轻链限制性克隆 B 细胞

骨髓染色体示：复杂核型，染色体检查 20 个细胞，在 2 个细胞中发现一个不完全复合核型，其中存在 14、18 号染色体易位，1 号染色体数目异常和 1、3、4、8 号染色体结构异常，且增加 3 条标记染色体。有 17 个细胞正常。有 1 个细胞存在 18 和 21 号染色体结构异常。此分析结果表明，样本中有与肿瘤相关的获得性克隆性染色体异常。14、18 号染色体易位常见于滤泡性淋巴瘤（图 38.4）。

骨髓 FISH 检查：IGH::BCL2 示（图 38.5）nucish（BCL2，IGH）×3，（BCL2 con IGH×2）［100/200］；MYC 示（图 38.6）nucish（3'MYC，5'MYC）×2，（3'MYC sep 5'MYC×1）［80/200］。

综上，患者诊断为 FL 复发，临床给予 BR 治疗（利妥昔单抗 600 mg，苯达莫司汀 125 mg）。患者情况稳定后出院。

原始图像：

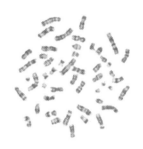

核型分析图像：

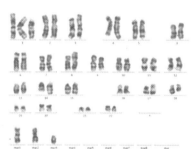

核型分析结果　核型 :50,XX,+1, add(1)(pll) , adlld(3)(p22) , add(4)(q31), add(8)(p11.2),t (14;18)(q32;q21),+marl,+mar2,+mar3, inc[cp2]/46,XX[17]

结果解释　　染色体检查 20 个细胞，在 2 个细胞中发现一个不完全复合核型，其中存在 14、18 号染色体易位，1 号染色体数目异常和 1、3、4、8 号染色体结构异常，且增加 3 条标记染色体。有 17 个细胞正常，有 1 个细胞存在 18 和 21 号染色体结构异常。此分析结果表明样本中有与肿瘤相关的获得性克隆性染色体异常，14、18 号染色体易位常见于滤泡性淋巴瘤。建议结合其他检查结果以协助诊断。

图 38.4　染色体核型分析

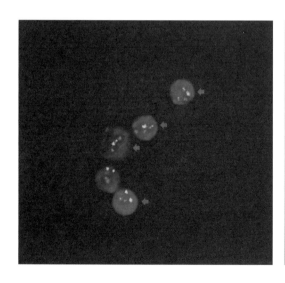

图 38.5　IGH::BCL2 融合基因阳性（FISH 检测，×1000）

注：箭头所示为基因融合细胞

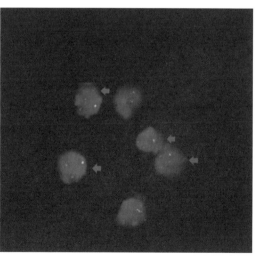

图 38.6　MYC 分离基因阳性（FISH 检测，×1000）

注：箭头所示为基因分离细胞

2020 年 11 月 11 日患者为行治疗第二次收入我院。

血常规：血红蛋白 74 g/L；血小板计数 80×10⁹/L；白细胞计数 29.25×10⁹/L；单核细胞百分比 33.0%；原始细胞能见 34%。

骨髓细胞形态：骨髓增生明显活跃，原幼细胞约占 73.5%，此类细胞大小约 10~20 μm，细胞大多呈圆或椭圆形；核染色质细致，能见扭曲折叠；胞浆中等偏多，呈灰蓝色；粒、红二系增生受抑（图 38.7）。考虑急性髓细胞性白血病，倾向 M5 可能。POX 染色如图 38.8 所示。

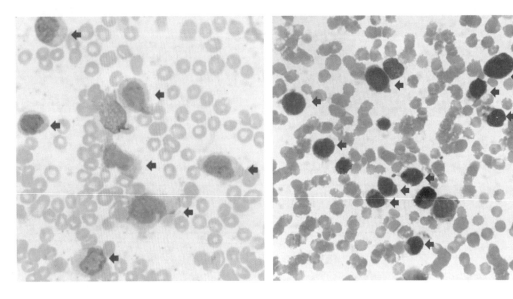

图 38.7　骨髓涂片（瑞氏 - 吉姆萨染色，
　　　　　×1000）

图 38.8　骨髓涂片（POX 染色，×1000）

注：箭头所示为原幼细胞

骨髓细胞免疫分型：CD45/SSC 设门，46% 的细胞表达 CD13、CD33、CD64、HLA-DR、11b，不表达 CD34、CD14、CD15 及淋系标志。CD19POS/CD20POS 设门，Kappa 和 Lambda 未见限制性表达（图 38.9）。

骨髓活检提示急性髓细胞性白血病。

染色体核型：染色体检查 20 个细胞，有 10 个细胞疑似存在 9、11 号染色体易位。有 10 个细胞正常。9、11 号染色体易位是 AML 中常见的染色体异常，常见于 AML-M5 亚型，建议做 FISH 检测进一步明确（图 38.10）。

由于经济因素患者拒绝行基因检测。综合病史及相关检查，诊断为 AML-pCT。

患者初次入院后完善相关检查，骨髓细胞形态学见 45% 异常细胞，此类细胞与常见初发 FL 细胞形态不甚相同，大小不一，核染色质略致密，核型常有扭曲、凹陷，胞浆量少，

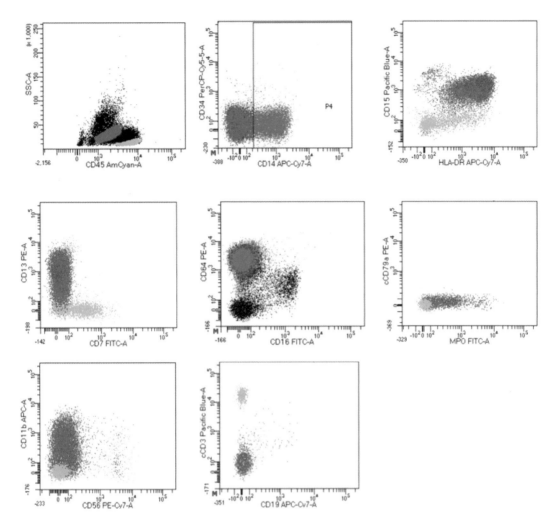

图 38.9　骨髓流式细胞学见大量幼稚细胞伴髓系标记

部分浆内可见细小颗粒。考虑是否为 FL 向高级别淋巴瘤转化可能，结合免疫学提示有轻链限制性，且表达 CD10、CD38、CD22，不表达 CD5、CD23、CD200，符合 FL 免疫表型；骨髓活检亦提示 B 细胞淋巴瘤累及骨髓；细胞遗传学提示为复杂核型，且包含 FL 中常见的 t(14;18) 的易位；分子生物学有 IGH::BCL2 的融合及 MYC 的分离，结合患者 MICM 综合诊断考虑 FL 存在分子遗传学异常驱动疾病进展复发无异议。但同时为何患者外周血随访多次单核细胞比例升高，且骨髓涂片中亦提示单核细胞多见，这是存疑的一个地方。

　　患者再次入院时，外周血涂片单核细胞比例明显升高已高达 33%，且出现 34% 原幼细胞，细胞形态似髓系来源。由于患者初次骨穿及此次骨穿形态差异大，检验人员甚至怀疑患者骨标本信息的准确性，经过仔细核对确认标本无误。患者此次入院行骨髓细胞形态学提示有 73% 原幼细胞浸润，与初入院时的细胞形态不同，已不再是幼稚样的原始图像：

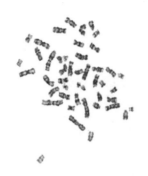

核型分析图像：

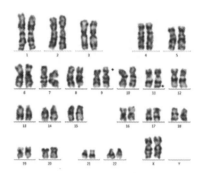

核型分析结果　核型：46, XX,?t(9;11)(p22;q23)[10]/46,XX[10]

结果解释　染色体检查 20 个细胞，有 10 个细胞疑似存在 9，11 号染色体之间的易位。有 10 个细胞正常。9，11 号染色体易位是 AML 中常见的染色体异常，常见于 AML-M5 亚型。建议做 FISH 检测进一步明确。建议联系其他检查结果以协助诊断。

图 38.10　染色体核型分析

淋巴细胞，此类细胞体积偏大，染色质细致，可见扭曲折叠，胞浆由之前的深蓝色变成了灰蓝色，此次倾向于急性髓细胞白血病可能。于是加做 POX 染色，结果显示部分细胞呈阳性或弱阳性，结合骨髓细胞形态学诊断该患者为急性髓细胞性白血病，倾向 FAB 分型急性单核细胞白血病（M5）。后加做髓系相关标志物，免疫学分型结果回示 B 细胞无轻链限制性，可见大量幼稚细胞伴髓系表达；并且骨髓病理诊断与之相符，同样考虑急性髓细胞性白血病；细胞遗传学由原来的复杂核型转变成了单核细胞白血病易出现的染色体核型改变；虽然患者拒绝基因检测，但是通过染色体易位位点推断该患者 KMT2A::MLLT3 基因融合可能。结合此次患者入院的 MICM 诊断，考虑诊断为急性髓细胞性白血病，结合患者之前的治疗史考虑 AML-pCT。分析患者初次入院以来单核细胞持续增高的原因，可能是其处于继发为单核细胞白血病的克隆演变过程中所致。

2. 临床案例分析

FL 是非霍奇金淋巴瘤中最常见的一种类型，来源于滤泡生发中心细胞，为低恶性 B 细胞肿瘤。国内发病率占 NHL 的 8.1%~23.5%。FL 的诊断主要基于包括形态学和免疫组化检查在内的组织病理学检查，必要时参考流式细胞术及细胞遗传学检查结果。根据 WHO 淋巴瘤分类方法，FL 按照每高倍镜视野中心细胞及中心母细胞的数量可以分为 1~3 级。1 级：每个高倍镜视野内中心母细胞个数 0~5 个；2 级：每个高倍镜视野内中心母细胞个数 6~15 个；3 级：每个高倍镜视野内中心母细胞个数 >15 个，其中，仍保留少数中心细胞为 3A 级，成片中心母细胞浸润，不见中心细胞者为 3B 级。低级别 FL（1 级和 2 级）治疗若干年后部分患者可能转化为侵袭性淋巴瘤，如伯基特淋巴瘤、淋巴母细胞淋巴瘤等侵袭性淋巴瘤，但主要为弥漫大 B 细胞淋巴瘤，年发生率为 2%~3%，预后较差。本例患者初次入院完善的 MICM 相关检查可除去转化为侵袭性淋巴瘤的可能，仍然诊断为 FL 复发。利妥昔单抗治疗复发 FL 患者的有效率可达 45% 左右，完全缓解率 6%，可提高挽救化疗方案，因此选择了 BR 方案。

患者再次入院行第二次挽救方案治疗，入院时血常规提示"两高一低"，外周血涂片能见到原幼细胞，首先考虑 FL 向侵袭性高级别淋巴瘤转化可能，故开具淋系相关检查。根据患者骨穿结果考虑急性髓细胞性白血病后，骨髓免疫分型加做髓系标志物，结果符合急性髓细胞性白血病。后续的骨髓活检及染色体核型分析均提示急性髓细胞性白血病，而非 FL 转化的侵袭性淋巴瘤。考虑患者既往有化疗病史，故最终诊断为 AML-pCT。

知识拓展

MN-pCT 占髓系肿瘤的 10%~20%，任何年龄均可发病，其中与恶性肿瘤治疗相关的患者约占 80%，非恶性肿瘤患者接受细胞毒药物治疗或者自体造血干细胞移植患者占 5%~20%。恶性肿瘤中实体肿瘤治疗患者占 70%，其中乳腺癌患者最常见，血液系统肿瘤患者占 30%。MN-pCT 发生机制尚不明确，原发疾病治疗后进展为 MN-pCT 是一个极其复杂的过程。2022 年造血与淋巴组织肿瘤 WHO 分类认为克隆性造血（clonal hematopoiesis，CH）是 MN-pCT 的相关风险因素。早前有研究发现，意义未明的克隆性造血（identifying clonal hematopoiesis of indeterminate potential）是进展为 MN-pCT 的基础，使肿瘤治疗患者更容易受到年龄、原发病、放化疗药物、药物应用时间及剂量的影响，各种因素相互作用影响药物代谢及基因修复，从而导致疾病的发生。此外，有文献报道由于基因多态性造成的遗传易感性，影响药物代谢及基因修复，从而导致疾病的发生。MN-pCT 中位生存期（OS）仅 8~10 个月，5 年 OS 占 10%~20%，明显短于原发性髓系肿瘤。

引起 MN-pCT 的药物主要为烷化剂和拓扑异构酶 II 抑制剂两类。烷化剂包括环磷酰胺、马法兰等，是第一类用于治疗肿瘤的化疗药物，与 DNA 发生烷化反应，抑制 DNA 的合成，影响细胞分裂。拓扑异构酶 II 抑制剂包括依托泊苷、表柔比星、米托蒽醌等，是通过稳定并延长 DNA 酶断裂复合物的半衰期，干扰 DNA 复制及转录，从而起到杀伤细胞的作用。由于作用机制、药物剂量、药物应用时间的不同，二者引起的 MN-pCT 无论是潜伏期、临床表现、骨髓细胞学、细胞遗传学及还是分子生物学方面均有差异。烷化剂相关 MN-pCT 潜伏期约 4~7 年，MN-pCT 多以 MDS 表现起病，常有一系或多系细胞的形态异常，原始细胞比例 <5%，细胞遗传学多出现复杂核型，且以 5 和 7 号染色体部分缺失、单体及 P53 突变多见。此类患者预后较差，中位生存期不到 1 年。拓扑异构酶 II 抑制剂相关 MN-pCT 潜伏期较短，约 1~5 年，起病即为 AML，无 MDS 相关改变，外周血原始细胞比例较高。细胞遗传学方面多涉及 11 号染色体的易位，其中以 t(9;11) 易位较多见，形态上多表现为粒 - 单核细胞白血病或单核细胞白血病的特征。也可见 t(8;21)、t(15;17) 及 inv(16) 的重排，形态上多类似于伴染色体异常的原发性急性白血病，此类患者预后相对烷化剂相关 MN-pCT 好。

引起 MN-pCT 的药物除了烷化剂和拓扑异构酶 II 之外还包括放疗、抗代谢药物、细胞因子及新型靶向药物。放疗所致 MN-pCT 患者在临床表现、细胞遗传学及分子生物学方面多与烷化剂所致 MN-pCT 相似，其余药物由于多与化疗药物联合使用，致 MN-pCT 作用较难分析。

案例总结

本案例患者 2017 年因 FL 行 6 周期 R-CHOP 化疗时使用了烷化剂环磷酰胺以及拓扑异构酶 II 抑制剂表柔比星。3 年后初次入院时，其骨髓涂片、骨髓流式及影像学检查结果均提示淋巴瘤复发，但当时外周血单核细胞已出现升高端倪，且染色体核型分析提示复杂核型，考虑可能正处在克隆演变的过程中。患者再次入院时，外周血单核细胞明显升高，并见原幼细胞。随后的骨髓细胞形态及免疫分型均进一步提示为 AML-M5，且染色体核型分析未见前次淋巴瘤特异的 t(14;18)，而是发现 MN-pCT 常见的 t(9;11)(p22;q23) 易位，均符合拓扑异构酶 II 相关细胞毒药物导致染色体异常的表现，综合考虑诊断为 AML-pCT，高度提示预后不良，需要应用分子靶向药物及干细胞移植等个性化治疗方案。

专家点评

随着医疗技术的发展，肿瘤患者能够获得的治疗方案选择日渐丰富。在众多针对肿瘤的治疗方式中，以放疗和化疗最为常见。但放化疗的杀伤作用会使体内 DNA 损伤及造血环境持续异常，而治疗手段的多样化也使肿瘤患者的治疗周期及生存期大幅延长，随之而来可能会发生罕见且复杂的疾病转归。MN-pCT 这一既往罕见的远期并发症也越来越多地受到关注。作为一个新型疾病种类，MN-pCT 的诊断除了了解治疗史外，完善的实验室 MICM 检查不可或缺。正如本例患者，在快捷直观的形态学诊断中发现异常，与临床及时沟通，调整检查方向为髓系肿瘤相关检测指标，通过免疫分型及染色体核型分析明确肿瘤类型，综合病史、治疗史得以确诊，节约了时间与经济成本，也使患者能够在此基础上尽早获得精准的个性化治疗。

参考文献

［1］ CREE I A. The WHO Classification of Haematolymphoid Tumours［J］. Leukemia，2022，36（7）：1701-1702.

［2］ WENGE D V，WETHMAR K，MIKESCH J H，et al. Allogeneic hematopoietic stem cell transplantation for therapy-related myeloid neoplasms following treatment of a lymphoid malignancy［J］. Leuk Lymphoma，2021，62（8）：1930-1939.

［3］ VOSO M T，FALCONI G，FABIANI E. What's new in the pathogenesis and treatment of therapy-related myeloid neoplasms［J］. Blood，2021，138（9）：749-757.

［4］ KUZMANOVIC T，PATEL B J，SANIKOMMU S R，et al. Genomics of therapy-related myeloid neoplasms［J］. Haematologica，2020，105（3）：e98-e101.

［5］ DHAKAL P，PYAKURYAL B，PUDASAINEE P，et al. Treatment strategies for therapy-related acute myeloid leukemia［J］. Clin Lymphoma Myeloma Leuk，2020，20（3）：147-155.

［6］ ORNSTEIN M C，MUKHERJEE S，MOHAN S，et al. Predictive factors for latency period and a prognostic model for survival in patients with therapy-related acute myeloid leukemia［J］. Am J Hematol，2014，89（2）：168-173.

39

血管免疫母细胞性 T 细胞淋巴瘤伴单克隆 B 细胞及多克隆浆细胞增生

作者： 王炳龙[1]，杨阿碰[2]（福建医科大学附属第一医院，1 检验科；2 血液科）

点评专家： 曾志勇（福建医科大学附属第一医院）

前　言

　　患者，男，62 岁，因"发现全身多处淋巴结肿大 2 个月余"入院。入院查体示全身多处淋巴结肿大，分布于双侧颈部、锁骨上区、腋窝、腹股沟等处，质韧，无压痛，边界清楚，皮温正常，约鹅卵石大小。骨髓细胞学检查示骨髓增生明显活跃，异常细胞占 33%。该类细胞胞体大小不等，部分有丝状或伪足样突起；胞浆呈灰蓝色，含细小空泡；核呈圆形或椭圆形、偏位，染色质呈粗颗粒状，部分细胞可见核仁，可见双核，考虑为异常浆细胞。外周血涂片可见异常细胞占 10%，形态同髓片。骨髓病理免疫组化染色显示浆细胞数量明显增生，局部成片排列，Kappa 阳性细胞数多于 Lambda 阳性细胞数。形态学初步考虑多发性骨髓瘤。

　　骨髓细胞免疫分析示异常细胞群占有核细胞的 0.81%，为异常 B 淋巴细胞，符合 CD5-CD10- 单克隆 B 淋巴细胞表型，考虑 CD5-CD10-B 淋巴瘤侵犯骨髓。右腋窝及颈部淋巴结病理显示镜下淋巴结结构消失，见小血管增生，伴多量大细胞分布，核仁明显，结合病史及免疫组化，考虑血管免疫母细胞性 T 细胞淋巴瘤（angioimmunoblastic T-cell lymphoma，AITL）。最终通过检验与临床的无缝沟通及 MDT 多学科会诊确诊为 EB 病毒驱动下的 AITL 伴单克隆 B 细胞及多克隆浆细胞增生。

　　AITL 是外周 T 淋巴瘤的一种亚型，具有特异的生物学特征及临床表现。临床表现为浅表淋巴结肿大、发热、皮疹、肝脾肿大等全身症状，部分患者可表现为骨髓出现程度不等的单克隆 B 细胞及单 / 多克隆浆细胞增生。

案例经过

患者于 2 个月余前无明显诱因出现全身多处淋巴结肿大，分布于双侧颈部、锁骨上区、腋窝、腹股沟等处，质韧，无压痛，边界清楚，皮温正常，约花生粒大小。无发热、寒战等不适，未重视未诊治；后淋巴结逐渐增大，增至鹅卵石大小，性质同前。1 个月余前出现反复发热，约 3~5 天发热 1 次，最高体温 38.0 ℃，无畏冷、寒战，发病以来体重下降约 10 kg。

患者查体示体温 37.8 ℃，神志清楚，贫血外观，消瘦面容。双侧颈部、锁骨上、腋窝、腹股沟淋巴结可触及肿大，大小不等，最大者约 4.0 cm×2.5 cm，质韧，无压痛，边界清楚，皮温正常。双肺呼吸音粗，未闻及干湿性啰音。心腹无特殊。双下肢无水肿。完善实验室常规检查、免疫固定电泳、骨髓形态学、免疫分型、基因、染色体、骨髓病理、淋巴结病理活检等实验室检查后，从形态学最初考虑的多发性骨髓瘤，到骨髓免疫分型提示的 B 淋巴瘤侵犯骨髓，最终通过多学科 MDT 诊断为 AITL 伴单克隆 B 细胞及多克隆浆细胞增生。

案例分析

1. 检验案例分析

患者以全身多处淋巴结肿大 2 个月余入院，1 个月前出现反复发热，且发病以来体重下降约 10 kg。入院后完善各项检查，检查结果如下。

血常规：WBC $6.79 \times 10^9/L$，Hb 87 g/L↓，PLT $208 \times 10^9/L$。镜检分类结果示可见异常细胞占 10%，部分红细胞呈缗钱状排列，血小板易见（图 39.1）。

骨髓细胞形态学检查：骨髓增生明显活跃，可见浆细胞比例偏高占 33%，伴部分形态异常，胞体大小不等，部分有丝状或伪足样突起，胞浆呈灰蓝色，含细小空泡；核呈

图 39.1　血涂片形态

圆形或椭圆形，偏位，染色质呈粗颗粒状，部分细胞可见核仁，可见双核浆细胞（图39.2）。

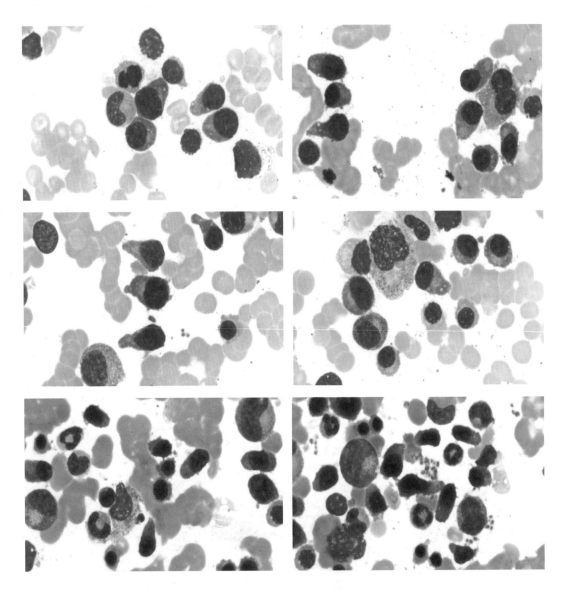

图 39.2　骨髓细胞形态

骨髓涂片：可见浆细胞比例明显偏高，该群细胞胞体大小不等，部分有丝状或伪足样突起，胞浆呈灰蓝色，含细小空泡，可见拖尾现象；核呈圆形或椭圆形，偏位，染色质呈粗颗粒状，部分细胞可见核仁，可见双核浆细胞。从细胞形态特点角度分析，更倾向于形态异常浆细胞，结合患者常规实验室结果（总蛋白及球蛋白明显偏高、贫血、肾功能受损、β-2 微球蛋白升高），初步考虑多发性骨髓瘤（MM）可能性大。

骨髓病理免疫组化染色：浆细胞数量明显增生，局部成片排列，Kappa 阳性细胞数多于 Lambda 阳性细胞数，请结合临床，并建议检查浆细胞数量异常的原因（图39.3）。

送检材料：右髂后上棘骨髓穿刺活检组织

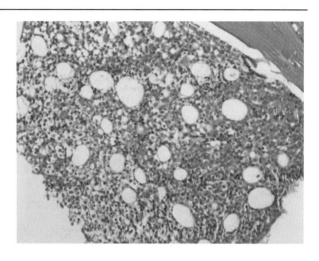

大体取材：
（右髂后上棘骨髓穿刺活检组织）黄褐色骨组织一条，长 0.4 cm，直径 0.2 cm，全送检，脱钙。

病理诊断：
补充免疫组化染色后报告：
（右髂后上棘骨髓穿刺活检组织）送检骨髓穿刺活检组织 1 条，长 0.4 cm，直径 0.2 cm，髓腔大小 0.3 cm×0.2 cm，造血细胞占 40%，粒红比约 3∶1，粒系红系以晚幼及成熟阶段为主，巨核细胞 6~8 个 /HPF，免疫组化染色显示浆细胞数量明显增生，局部成片排列，补充免疫组化染色显示 Kappa 阳性细胞数多于 Lambda 阳性细胞数。请结合临床，并建议检查浆细胞数量异常的原因。
IHC：Ki–67(+，80%)，MPO（部分 +），CD15(部分 +),CD42b（巨核细胞 +),CD3（散在 +），CD20（散在 +），CD38（弥漫 +），CD138（弥漫 +)，AE1/AE3(–),E–cad(部分 +),CD117(个别 +)，CD34(个别 +)，Kappa(多数浆细胞 +)，Lambda(部分浆细胞 +),CD6(–)。
HC:PAS(部分 +)，网纤 (1+)。

图 39.3　骨髓病理活检报告

骨髓免疫分型检测：异常细胞群占有核细胞的 0.81%，表达 CD11c、CD19、CD20、FMC7、CD38、CD22、CD81、sIgM、sIgD、cCD79a，弱表达 CD43、CD79b、CD200、CD1d，不表达 CD103、CD10、CD5、CD23、CD25、cKappa、cLambda、mKappa、mLambda，为异常 B 淋巴细胞表型。符合 CD5-CD10- 单克隆 B 淋巴细胞表型，考虑 CD5-CD10-B 淋巴瘤侵犯骨髓（图 39.4）。

染色体核型分析示：46,XY［13］，未见克隆性异常。

基因突变检测 MYD88-L265P 示：阴性。

右腋窝淋巴结活检示：镜下淋巴结结构消失，见小血管增生，伴多量大细胞分布，核仁明显，结合病史及免疫组化，考虑血管免疫母细胞性 T 细胞淋巴瘤（图 39.5）。

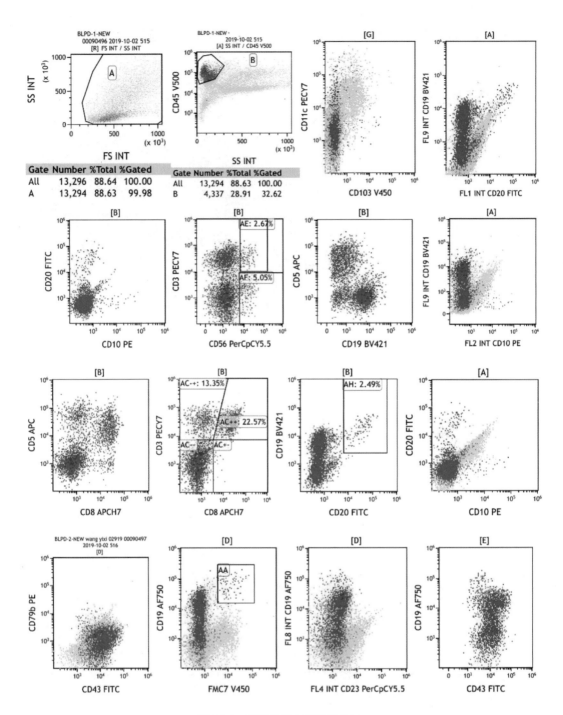

图 39.4 骨髓免疫分型检测结果

大体取材：
右腋窝淋巴结：一枚 2.5 cm×2 cm×1.5 cm，切面灰红局部灰白质中，稍软，全送。

病理诊断：
（右腋窝淋巴结）镜下淋巴结结构消失，见小血管增生，伴多量大细胞分布，核仁明显，结合病史及免疫组化，考虑血管免疫母细胞性 T 细胞淋巴瘤。
THC: CD3 (+),CD20(部分大细胞 +) , CD43 (+) ,CXL13 (+) , ki67(+，>80%) , CD34 (−) ,CD21(+) ,CD2(+) , CD30 (+), CD10(+),
BCL6(+),PD−1(+， 50%) ,CD4(+) ,CD8 (+) , CD30（大细胞 +), CD56 (−) ,Tia−1(+) , GranB(−)
ISH: EBER(+),EBER 阳性对照 (+)。

图 39.5　右腋窝淋巴结活检结果

颈部淋巴结活检示（会诊）：血管免疫母细胞性 T 细胞淋巴瘤（图 39.6）。

2. 临床案例分析

患者以"发现全身多处体表肿物 2 个月余，发热 1 个月余"为主诉入院。查体：体温 37.8 ℃，心率 96 次 / 分，呼吸 20 次 / 分，血压 120/72 mmHg，神志清楚，贫血外观，消瘦面容。全身皮肤可见多发小破溃结痂，左侧胸背部见大片皮肤色素沉着，伴脱屑。双侧颈部、锁骨上、腋窝、腹股沟淋巴结可触及肿大，大小不等，最大者约 4.0 cm×2.5 cm，质韧，无压痛，边界清楚，皮温正常。双肺呼吸音粗，未闻及干湿性啰音。心腹无特殊。双下肢无水肿（图 39.7）。

胸部 + 全腹部 CT 平扫示：①双侧锁骨上、双侧腋窝、纵隔内、腹腔内血管旁及双侧腹股沟多发肿大淋巴结，大者位于左锁骨上（大小约 4.1 cm×2.3 cm），腹腔内血管旁及双侧腹股沟见多发肿大淋巴结，大者约 3.7 cm×2.3 cm。②胰头部多发肿块，肿大淋巴结？

根据该患者的临床表现及相关检查，考虑以下疾病可能：

①多发性骨髓瘤：骨髓细胞形态学及骨髓病理提示浆细胞比例明显偏高且伴有形态

诊断结果：（颈部淋巴结）活检：血管免疫母细胞性 T 细胞淋巴瘤。

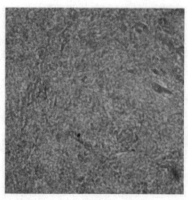 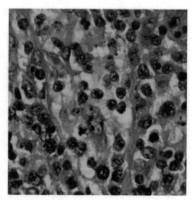

图一 图二

大体描述：切片 ×31 白片 ×10 S19-45748
镜下所见：会诊：福建医科大学附属第一医院 切片 ×31 白片 ×10 S19-45748
（颈部淋巴结）活检：淋巴结结构破坏，小淋巴细胞、浆细胞增生，散在及簇状分布异常淋巴细胞，胞体中等大，胞浆丰富，胞核不规则，染色质粗。少量大细胞，毛细血管后静脉增生明显。
原单位免疫组化：CD20-，PAX5-，CD3+，CD5+，CD4+，CD8-，CD10-，BCL6+，CXCL13+，PD1+，CD56-，BCL2 少数 +，CD30 大细胞 +，P53 少数 +，CD43+，CD138-，CD38-，MUM1-，Kappa-，Lambda-，CD23-，CyclinD1-，SOX11-，PDL1-，Ki67 阳性率 60%~70%。CD21 不规 FDC 网 +。
原单位原位杂交：EBER 个别 +。

图 39.6 颈部淋巴结活检结果

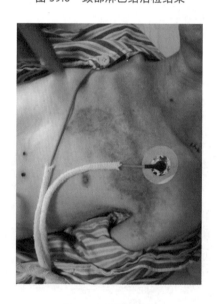

图 39.7 患者检查

异常，结合贫血、肾功能不全，尿蛋白阳性，总蛋白及球蛋白明显偏高等特点，考虑多发性骨髓瘤；

②B 淋巴瘤侵犯骨髓：流式细胞免疫表型分析结果提示有 0.81% 的 CD5-CD10- 单

克隆 B 细胞；

③血管免疫母细胞性 T 细胞淋巴瘤：右腋窝及颈部淋巴结活检均提示。

针对该患者组织了包括检验科、病理科、影像科及肿瘤科的多学科病例会诊。经过 MDT 讨论及查阅国内外权威文献，得出以下结论：该患者 EB 病毒 DNA 载量高，有 EB 病毒感染证据，存在 AITL 发病的前提条件。此外，该患者的临床表现主要是淋巴结肿大，无典型的 CRAB 症状，虽然存在着高球蛋白血症，但通过免疫固定电泳提示其为多克隆性的，因此多发性骨髓瘤的诊断证据不足，考虑其浆细胞为反应性增生。浆细胞的反应性增生原因，一部分可能是 EB 病毒感染致敏 B 细胞导致，另一部分可能是 AITL 肿瘤细胞分泌的细胞因子 IL-4、IL-6 及 IL-10 所致，这就解释了相当一部分 AITL 伴随着多克隆甚至是单克隆浆细胞增生。流式细胞免疫分型提示存在单克隆 B 细胞，也可以用 EB 病毒感染导致 AITL 的致病假说来解释。此外，患者的首发症状为淋巴结肿大，对其右腋窝及颈部淋巴结进行活检，结果均明确提示血管免疫母细胞性 T 细胞淋巴瘤。且后续 T 细胞淋巴瘤克隆性基因重排阳性，二代测序筛查到 TET2 基因的 Q1191X 位点、Q831fs 位点，RHOA 基因的 G17V 位点，IDH2 基因的 R172K 位点与血管免疫母细胞 T 细胞淋巴瘤相关。因此，综合多学科讨论结果，最终确诊该患者为血管免疫母细胞性 T 细胞淋巴瘤（Ⅳ期 B 组，IPI 评分 4 分，PIT 2 分，高危组）伴单克隆 B 细胞及多克隆浆细胞增生。

患者确诊 AITL 后行 PD1+CDOPE 方案化疗，辅以碱化、水化、利尿、保肝、保心等治疗。化疗过程顺利，无特殊不适，疗程结束后患者全身体表肿物明显缩小，无发热、盗汗，无畏冷、寒战，无恶心、呕吐。随访至今，已进行 5 次 PD1+CDOPE 方案化疗，一般情况尚可。

知识扩展

血管免疫母细胞 T 细胞淋巴瘤是外周 T 淋巴瘤的一种亚型，具有特异的生物学特征及临床表现。在 2016 年新修订的 WHO 造血与淋巴组织肿瘤分类中，将 AITL、滤泡 T 淋巴瘤及 TFH 样表型的结内外周 T 细胞淋巴瘤都归属于 TFH 样表型的结内 T 细胞淋巴瘤。AITL 好发于 59~65 岁中老年人。临床表现为浅表淋巴结肿大、发热、皮疹、肝脾肿大等全身症状，部分患者表现为免疫功能异常和多克隆球蛋白血症等。该疾病侵袭性强，预后差，5 年总生存率仅 30%。

AITL 发病机制尚未明确，可能与病毒感染（EB 病毒、人疱疹病毒 -6 型）、CXCL13 刺激和促血管物质的高表达等有关。迄今最有力的证据表明 EB 病毒与 AITL 的发病机制密切相关。有学者提出 AITL 发病机制假说：EB 病毒感染 B 细胞后表达 EB 病毒相关蛋白（EBNA-1 和 LMP1），在主要组织相容性抗原复合物Ⅱ分子（MHCⅡ）的共同作用下，将信号呈递给 T 细胞，与 TCR 结合，从而上调 CD28 配体，为 TFH 的活化提供了抗原和共刺激信号，并进一步促进 TFH 分泌趋化因子 CXCL13，CXCL13 反过来进一步刺激 B 细胞活化，从而建立了一个循环免疫刺激链。CXCL13 作为 B 淋巴细胞趋化因子，作用于细胞使其活化增生，最终致临床滤泡树突状细胞网状增生、多克隆性 B 细胞增生及异常蛋白血症。这一假说将 EB 病毒、TFH 细胞、B 细胞和细胞因子紧密地联系起来，同时也解释了 AITL 可继发单克隆 B 细胞增生，甚至是 B 细胞淋巴瘤的发生。

由于 AITL 属于结内 T 淋巴瘤，较少发生骨髓浸润，即使发生浸润，其肿瘤细胞数量和形态也极其不典型，因此 AITL 的诊断主要依赖病理学及免疫学表型。AITL 肿瘤细胞常表达 CD2、CD3、CD4、CD5、CD8、CD45RO、CD10 和 Bcl-6 等。大部分 AITL 肿瘤细胞强表达 B 淋巴细胞趋化因子 CXCL13。目前研究认为 CD10、Bcl-6、CXCL13、PD-1 在 AITL 中表达较特异。肿瘤细胞间有散在 CD20、CD79a 阳性的免疫母细胞，部分表达 EB 病毒编码的小 RNA（EBER），可作为诊断 AITL 的重要指标。

目前细胞遗传学及分子生物学所提供的信息在 AITL 中只能起有限的辅助诊断作用。主要表现在 AITL 的 TCR 基因克隆性重排检出率在 75% 以上，同时约 10%~35% 的 AITL 可以检测到 IgH 基因克隆性重排。AITL 最常见的细胞遗传学异常和染色体异常，如 3 三体、5 三体和 X 三体等。此外，研究发现 AITL 患者常出现 TET2，DNMT3A 和 IDH2 突变，但这些突变在 AITL 中并不具有特异性。虽然这些突变并无疾病特异性，但可为 AITL 的靶向治疗提供理论依据。

案例总结

本病例患者临床表现为进行性淋巴结肿大、肝脾大，血常规提示中度贫血，外周血涂片可见异常细胞占 10%，形态倾向浆细胞。骨髓细胞学检查可见浆细胞比例明显偏高占 33%，部分伴有形态异常。再结合球蛋白明显增高、β-2 微球蛋白增高等检查结果，很容易将其诊断为多发性骨髓瘤。但骨髓免疫分型提示 B 淋巴瘤侵犯骨髓，淋巴结活检提示 AITL，均不支持多发性骨髓瘤的诊断。因此提示临床和检验人员在诊断血液系统肿瘤时，一定要基于临床病史这一重要基础。本例患者以淋巴结肿大为主要症状体征入院，无典型的 CRAB 骨髓瘤表现，最后通过 MICM 综合诊断及 MDT 多学科会诊确诊其为 AITL 伴单克隆 B 细胞及多克隆浆细胞增生。

此病例给予形态学工作者极大反思：①反应性浆细胞可出现数量异常，增高程度不等（3%~30%，甚至更高）；亦可出现形态不典型，表现为胞体大小不等，可有拖尾现象，核染色质疏松，且部分病例可出现双核浆细胞及 Mott 细胞。②临床病史非常重要，有典型的 CRAB 骨髓瘤表现是诊断多发性骨髓瘤的基础。③辩证看待 MICM，每种检测手段各有优缺点，作为检验人员不能盲目自大，也勿妄自菲薄，应了解其他技术以弥补形态学检查的不足。④积极与临床沟通，切忌闭门造车。积极参与临床 MDT 讨论，遇到疑难病例主动与临床联系，不断提升自己的知识储备。从临床与检验双重角度看待疾病，才能实现精准诊断，造福患者。

专家点评

血管免疫母细胞性 T 细胞淋巴瘤是一种较为常见的血液肿瘤，主要累及淋巴结，骨髓累及较少见。但 AITL 在发病过程中常导致其他细胞如浆细胞等的反应性或克隆型增生，因此容易导致形态学的误诊。在该病例中，检验科同仁从最基础的血常规引入，展现了一例高球蛋白血症伴浆细胞增多患者的诊断历程。从最初形态学考虑多发性骨髓瘤，逐步通过临床表现、免疫分型、染色体、基因检测、淋巴结病理活检及与临床的多方位无缝沟通，最终明确诊断 AITL 的过程。整个过程疑点重重，扑朔迷离，最终通过 MDT 多学科会诊拨云见日，也体现了多学科会诊的全面性和重要性。

在日常工作中，形态学工作者会形成一定的固定思维：当一名患者表现出高球蛋白血症、贫血、肾功能不全时，首先会考虑多发性骨髓瘤，这是一个本能反应，且当骨髓涂片中出现数量及形态异常的浆细胞时更是验证上述想法。但当遇到较为疑难病例时，过程并非如此顺利。因此作为形态学工作者，要跳出思维禁锢，不仅要有检验医学知识，更要主动去了解学习临床医学知识，充分与临床沟通，才能真正地服务好临床，服务好患者。

参考文献

［1］ SWERDLOW S H, CAMPO E, PILERI S A, et al. The 2016 revision of the World Health Organization classification of lymphoid neoplasms［J］. Blood, 2016, 127（20）: 2375-2390.

［2］ DUNLEAVY K, WILSON W H, JAFFE E S. Angioimmunoblastic T cell lymphoma: pathobiological insights and clinical implications［J］. Current Opinion in Hematology, 2007, 14（4）: 348-353.

［3］ FEDERICO M, RUDIGER T, BELLEI M, et al. Clinicopathologic characteristics of angioimmunoblastic T-cell lymphoma: analysis of the international peripheral T-cell lymphoma project［J］. J Clin Oncol, 2013, 31（2）: 240-246.

［4］ WILLENBROCK K, BRAUNINGER A, HANSMANN M L. Frequent occurrence of B-cell lymphomas in angioimmunoblastic T-cell lymphoma and proliferation of Epstein-Barr virus-infected cells in early cases［J］. Br J Haematol, 2007, 138（6）: 733-739.

［5］CAIRNS R A，IQBAL J，LEMINNIER F，et al. IDH2 mutations are frequent in angioimmunoblastic T-cell lymphoma［J］. Blood，2012，119（8）：1901-1903.

［6］ODEJIDE O，WEIGERT O，LANE A A，et al. A targeted mutational landscape of angioimmunoblastic T-cell lymphoma［J］. Blood，2014，123（9）：1293-1296.

40

儿童慢性粒细胞白血病

作者： 祝撷英[1]，吴爽[1]，高文瑾[2]（西安市儿童医院，1 检验科；2 血液科）

点评专家： 刘安生（西安市儿童医院）

前　言

　　慢性粒细胞白血病（chronic myelogenous leukemia，CML）是一种起源于造血干细胞的骨髓增殖性肿瘤，具有特征性的 t(9;22)(q34;q11) 染色体易位，形成费城染色体，产生酪氨酸激酶 BCR-ABL 融合基因。CML 是一种多见于成人或老年人的肿瘤，平均发病年龄为 55~65 岁，15 岁以下白血病患者中 CML 仅占 2%~3%。

案例经过

　　患儿，男，5 岁，5 天前无明显诱因出现咳嗽，不频繁，2~3 声 / 次，无咳痰，伴有一过性低热，最高体温 37.5 ℃，无畏寒、寒战，无抽搐及皮疹，无呕吐及腹泻、无头晕、胸闷、气促，完善血常规示异常，为进一步治疗来我院就诊。

　　就诊当日血常规显示白细胞、血小板计数显著增高，散点图报警，推片镜检可见：白细胞极度增高，原始细胞占 4.0%，早幼粒细胞 2.0%、中幼粒细胞 7.0%、晚幼粒细胞 1.0%，中性杆状核粒细胞 7.0%，中性分叶核粒细胞 54.0%，嗜酸性粒细胞 5.0%，嗜碱性粒细胞 9.0%，单核细胞 3.0%，淋巴细胞 8.0%，成熟红细胞形态基本正常，部分淡染区扩大，血小板极易见。

　　依据外周血计数及镜检结果结合患儿临床症状及体检脾大，检验工作人员首先想到慢性粒细胞白血病，但由于血小板极高、患儿年龄较小，仅凭此刻的形态学显然证据不足，检验科仅以“描述性报告”报告给临床，并联系临床医生告知镜检情况以及血小板镜下确认极高，不排除 CML 可能及相关依据。

医生立刻为患儿进行了骨髓穿刺以完善相关检查。骨髓细胞形态学提示：粒系增生极度活跃，原始及早幼粒细胞可见，以中、晚幼及以下阶段为主，形态大致正常，嗜酸、嗜碱性粒细胞易见；巨核细胞全片见 1868 个，以产板巨为主，单圆核巨细胞及侏儒巨细胞可见，血小板增多。NAP 积分为 65 分，阳性率为 41%。需结合染色体、流式。形态与外周血相似，不排除 CML 可能。

流式细胞学提示：考虑为髓系增殖性疾病可能，不排除慢性粒细胞白血病可能，请结合 BCR-ABL 融合基因检测、染色体核型分析及临床综合诊断。

细胞遗传学结果：46,XY，der(9)inv(9)(p12;q34)t(9;22)(q34;q11)，der(22)t(9;22)[10]；检验结果提示：分析 10 个中期分裂相，显示均存在染色体结构异常。

分子生物学检测结果：检测出 BCR-ABL1(p210) 融合基因和 EVI1 基因阳性。

结合患儿临床症状及 MICM 联合诊断，最终诊断为 CML。

案例分析

1. 检验案例分析

患儿入院后完善相关检验、检查，结果如下。

血常规：提示白细胞、血小板增高，轻度贫血，白细胞分类以中性粒细胞增高为主，仪器报警信息"未成熟粒细胞？""核左移？""嗜酸性粒细胞、嗜碱性粒细胞、淋巴细胞增高"，触发复检规则，需推片镜检。

外周血细胞形态检查：白细胞极度增高，原始细胞占 4.0%，早幼粒细胞 2.0%、中幼粒细胞 7.0%、晚幼粒细胞 1.0%，中性杆状核粒细胞 7.0%，中性分叶核粒细胞 54.0%，嗜酸性粒细胞 5.0%，嗜碱性粒细胞 9.0%，单核细胞 3.0%，淋巴细胞 8.0%，成熟红细胞基本正常，部分淡染区扩大，血小板极易见（图 40.1）。

骨髓细胞形态学检查：粒系增生极度活跃，原始及早幼粒细胞可见，以中、晚幼及以下阶段为主，形态大致正常，嗜酸、嗜碱性粒细胞易见；巨核细胞全片见 1868 个，以产板巨为主，单圆核巨细胞及侏儒巨细胞可见，血小板增多。NAP 积分为 65 分，阳性率为 41%（图 40.2）。

流式细胞免疫分型检测：在 CD45/SSC 点图上设门分析 CD34+CD117+CD33+CD38partHLA-DR+CD7part+ 的异常髓系幼稚细胞约占有核细胞的 4.8%；粒细胞在 CD16-CD13、CD11b-CD13 点图上表现为分化异常，嗜碱性粒细胞比例均增高，其免疫表型未见明显异常（图 40.3）。考虑为髓系增殖性疾病可能，不排除慢性粒细胞白血病可能，需结合 BCR-ABL 融合基因检测、染色体核型分析及临床综合诊断。

细胞遗传学检测提示：分析 10 个中期分裂相，显示均存在染色体结构异常。

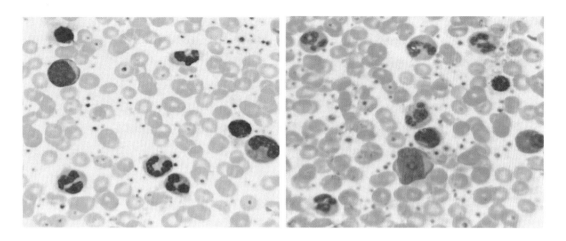

图 40.1　外周血细胞形态学检查

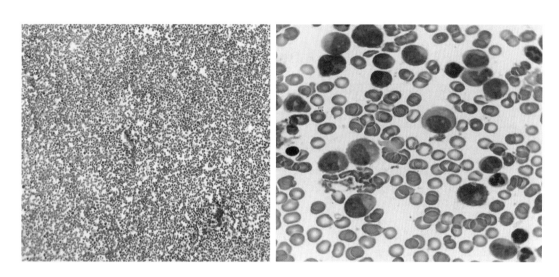

图 40.2　骨髓细胞形态学检查

分子生物学检测：检测出 BCR-ABL1(p210) 融合基因和 EVI1 基因阳性（图 40.4）。

2. 临床案例分析

本例患儿以"咳嗽及一过性低热"为主要症状，就诊于当地医院，完善血常规检测，发现外周血常规异常，遂来我院就诊。

查体：发育正常，营养良好，面色红润，神志清楚，精神好。皮肤黏膜无黄染及出血点。全身浅表淋巴结未触及肿大。口唇红润，口腔黏膜光滑完整，咽部充血，扁桃体无肿大，未见异常分泌物。双肺呼吸音清，未闻及干湿性啰音。心音有力，律齐，各瓣膜听诊区未闻及杂音。腹部平软，无压痛及反跳痛，肝脏未触及，脾脏肋下 5 cm，质地韧，无触痛。

结合临床症状及 MICM 联合诊断最终诊断为 CML，口服伊马替尼治疗 3 周后患儿脾脏回缩，白细胞及血小板计数明显下降，症状缓解出院。之后每日服用伊马替尼

FCN 细胞分布：

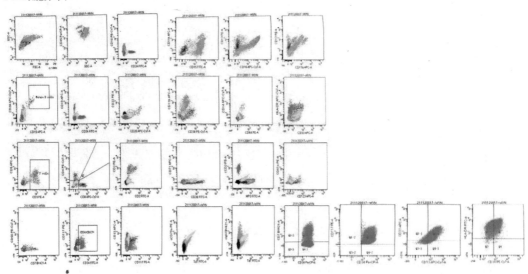

图 40.3　流式细胞免疫分型检测

检测项目			
MLL/AF4	MLL/AF6	MLL/AF9	MLL/AF10
MLL/AF17	MLL/AF1P	MLL/AF1Q	MLL/AFX
MLL/ELL	MLL/ENL	dupMLL	CBFβ/MYH11
AML1/ET0	AML1/MDS1	SET/CAN	DEK/CAN
PML/RARα	PLZF/RARα	NPM/RARα	STAT5b/RARβ
NuMA1/RARα	PRKARIA/RARα	FIPIL1/RARα	NPM/ALK
ETV6/RUNX1	TCF3/PBX1	BCR/ABL1	NPM/MLF1
ETV6/ABL1	TCF3/HLF	TLS/ERG	SIL/TAL1
ETV6/PDGFRα	FIPIL1/PDGFRα	ETV6/PDGFRβ	EVI1
HOX11	NuP98/HOxA9	NuP98/HOxA11	NuP98/HOxA13
NuP98/H0xC11	NuP98/HOxD13	NuP98/PMX1	

检测结果

筛查结果	检测出 BCR/ABL1（p210）融合基因和 EVI1 基因阳性
内部对照	阳性
阴性对照	阴性

图 40.4　分子生物学检测

治疗，监测 BCR-ABL1(p210) 持续下降。服药 3 个月后，患儿血液学完全缓解，BCR-ABL1(p210) 及 EVI1 基因均转阴并持续至今。

CML 在儿童中比较少见，主要临床特征为脾脏肿大和白细胞计数明显升高，同时伴有持续血小板升高者少见。本例患儿外周血常规检测血小板极度增高，检验人员能在第一时间将相关检测结果、外周血镜检结果以及不排除 CML 相关依据与临床沟通，为患儿的确诊争取了宝贵的时间。本例患儿同时存在 EVI1 基因阳性，该基因主要控制胚胎发育，有文献报道，EVI1 基因过度表达可导致髓系白血病和其他恶性肿瘤的发生，它通过抑制 MS4A3 基因的转录而促进肿瘤的发生。动物实验证实 BCR-ABL 与 EVI1 基因可协同作用导致白血病的发生。

对于儿童 CML 的治疗方案是尽早加用酪氨酸激酶抑制剂（TKI），同时密切监测血液及分子生物学指标，其治疗是一个持续漫长的过程。有报道认为长期服用 TKI 药物可能引起骨代谢异常，导致儿童生长缓慢。本例患儿治疗后生长发育速度无明显下降，但仍需长期观察。

知识拓展

CML 在儿童中发病率极低，与成人患者相比儿童 CML 往往更具有侵袭性，如初诊时白细胞更高、脾脏肿大明显，约 10% 患儿就诊时已经进入急变期。虽然侵袭性更强，但儿童患者在接受伊马替尼治疗的 5 年总生存率及 5 年无进展生存率分别为 94% 和 92%。但长期服用伊马替尼引起的生长迟缓，仍是不可忽视的问题，机制可能与药物引起靶外通路抑制使得骨代谢异常有关。这是治疗和随访中值得关注的问题。

P210 是 CML 最常见的融合蛋白，除此之外还有 P190 和 P230。其中，P210 阳性 CML 是形态典型的 CML，而 P230 阳性见于极少数慢粒急变和慢性中性粒细胞白血病。外周血形态中，P210 主要为白细胞增多，80%CML 患儿白细胞在 100×10^9/L 以上，高白细胞血症比成人常见；血小板增多，平均为 500×10^9/L。P190 阳性的 CML 单核细胞比例增高。P230 阳性的 CML 血小板会明显升高，外周血中以中性分叶核粒细胞为主，未成熟的粒细胞很少，形态类似 CNL。

本例患儿在初诊时存在血小板计数的明显升高，需要注意与巨核细胞异常增殖鉴别。例如：①原发性血小板增多症（ET）：是最常见的骨髓增殖性肿瘤之一，其特征为骨髓巨核细胞过度增殖，外周血血小板持续明显增多。偶发于儿童。主要诊断标准：血小板计数 $>450 \times 10^9$/L；骨髓主要是成熟及巨大的巨核细胞增多，不伴显著的粒细胞左移或增加；红系增殖，或伴轻度纤维化 1 级；排除慢性粒细胞白血病、真性红细胞增多症、原发性骨髓纤维化、骨髓增生异常综合征，以及符合 WHO 标准的其他髓系肿瘤；存在 JAK2，CALR 或 MPL 基因突变。② CML（CML-T）：女性患者多见；无反复出血及血栓形成病史；可无肝脾肿大，少数报道也有脾大；外周血表现为血小板明显增高（$>1000 \times 10^9$/L），白细胞轻度增高或正常，常伴嗜碱性粒细胞增多；外周血可不出现未成熟的粒细胞，骨髓中具有无分叶或低分叶的小巨核细胞聚集分布；外周血 NAP 积分正常或升高；有特征性的 Ph 染色体，BCR-ABL1 融合基因，BCR-ABL1 转录断点通常在 e14a2，JAK2-V617F、CALR 和 MPL 阴性。

案例总结

本病例患儿以咳嗽及一过性低烧就诊，治疗效果不明显，完善血常规检测发现异常，因白细胞计数、血小板计数极度增高，散点图报警，触发复检规则，故推片镜检，进而发现外周血出现原始细胞，早、中、晚幼粒细胞及嗜酸性粒细胞、嗜碱性粒细胞增高，根据患儿临床症状，体检脾大，血常规结果以及细胞形态给出临床初步印象，并结合 MICM 联合诊断确诊该患儿为 CML。

专家点评

慢性粒细胞白血病是一种骨髓增殖性肿瘤，多发于中老年人，儿童并不多见，占儿童白血病的 2%~3%，血小板如此高的儿童慢性粒细胞白血病更是少见。作者从最早的血常规检测说起，直到散点图报警、外周血细胞形态、临床症状、骨髓细胞形态学、免疫分型、染色体和基因检测直到最终的诊断结果，充分展示了血小板异常增高的儿童慢性粒细胞白血病确诊过程，体现了 MICM 联合诊断在儿童 CML 诊断中的重要性，同时也充分体现了检验与临床沟通的及时性和必要性。

儿童 CML 的治疗是一个持续且漫长的过程，在此过程中仍需要检验与临床的密切配合，通过动态的检测结果，判断患儿的病情发展及治疗进展。因此，检验与临床的良性沟通始终贯穿整个诊断及治疗过程。希望在实验室诊断技术的提升及临床诊治手段进步的大环境下，检验与临床保持高效、良好的沟通，更好地为患者服务。

参考文献

［1］沈悌，赵永强.血液病诊断及疗效标准［M］.4 版.北京：科学出版社，2018.

［2］卢兴国.慢性髓系肿瘤诊断学［M］.北京：人民卫生出版社，2013.

［3］江载芳，申昆玲，沈颖.诸福棠实用儿科学［M］.8 版.北京：人民卫生出版社，2015.

［4］CHOEYPRASERT W，YANSOMDET T，NATESIRINILKUL R，et al. Adverse effects of imatinib in children with chronic myelogenous leukemia［J］. Pediatr Int，2017，59（3）：286-292.

［5］梁维如，杨文钰.儿童慢性粒细胞白血病研究现状及治疗进展［J］.中华儿科杂志，2020，58(6): 516-519.

41

具有肾脏意义的单克隆免疫球蛋白病轻链沉积病

作者： 程实[1]，冒慧敏[2]（中国中医科学院广安门医院，1 检验科；2 肾病科）

点评专家： 庞博（中国中医科学院广安门医院）

前　言

患者，女，70 岁，主因"发现血肌酐升高、乏力 4 个月"就诊。查血肌酐：200 μmol/L，予尿毒清治疗，症状未见缓解。1 周前因乏力加重于我院复查血肌酐 257 μmol/L，尿素氮 11.17 mmol/L，UA 527 μmol/L。患者骨髓穿刺涂片显示异常浆细胞比例明显增高，占 19.2%。初步疑为多发性骨髓瘤，需进一步完善检查进行诊断与鉴别诊断，开展后续治疗。

典型的活动性多发性骨髓瘤表现为骨髓单克隆浆细胞比例 >10% 和 / 或组织活检证明为浆细胞瘤，且有 SLiM、CRAB 特征。应考虑是否存在一个或多个骨髓瘤定义性事件，并进行一系列鉴别诊断。

案例经过

患者入院症见：乏力，气短，偶有心慌，头晕头痛，恶心，食欲不佳，睡眠差，泡沫尿，尿频，夜尿 4~5 次。既往史：高血压 30 年；否认其他慢性病史。查体：心率 72 次 / 分，呼吸 18 次 / 分，血压 113/65 mmHg，BMI 24.45 kg/m²。睑结膜苍白。心肺腹（-），双下肢无水肿。入院后完善三大常规、生化、24 小时尿蛋白定量等肾脏病情评估检查，进行血尿免疫固定电泳、ANCA、风湿免疫抗体谱等继发性肾脏病病因筛查。结果显示：血、尿免疫固定电泳测定轻链 κ 型 M 蛋白阳性。ANCA、风湿免疫抗体谱等结果阴性。进一步完善：①骨髓形态学检测、血清游离轻链测定、骨髓免疫分型检测，明确异常浆细胞比例、鉴定分泌 M 蛋白的克隆细胞类型（B 细胞来源、浆细胞来源）；②行肾脏病理检查，明确 M 蛋白与肾损伤有无因果关系。

实验室结果回报，骨髓流式显示细胞膜分化抗原检测，可见 19.69% 异常浆细胞，考虑为浆细胞肿瘤。通过 CD38++/CD45- 标记，占全部细胞的 19.69%，表达 CD56 和 CD200，部分表达 CD183 和 CD33，胞浆 Ig 轻链限制性表达 Kappa。血游离轻链检测结果显示，游离轻链 κ/λ 为 37.51（0.26~1.65）。肾活检光镜结果显示：①早期轻链沉积病（κ 型）可能性大；②急性肾小管损伤，轻链近端肾小管病待除外。电镜显示：①早期轻链沉积病（κ 型）；②急性肾小管损伤。

综合患者临床表现和实验室结果，考虑诊断：具有肾脏意义的单克隆免疫球蛋白病（MGRS），早期轻链沉积病（κ 型）。患者既往不排除患有冒烟性骨髓瘤并由此发展而来。

案例分析

1. 检验案例分析

一般检查结果中，血常规指标显示患者存在贫血：红细胞 2.68×10^{12}/L ↓，白细胞 7.42×10^{9}/L，血红蛋白 92.0 g/L ↓。生化全项（肾病适用）：白蛋白（溴甲酚绿法）41.8 g/L，总钙 2.32 mmol/L，肌酐（酶法）277 μmol/L ↑，钾 4.48 mmol/L，胱抑素 C 2.89 mg/L ↑，总二氧化碳 23.2 mmol/L。尿常规检查（干化学法）：尿蛋白 30 mg/dL。24 小时尿蛋白定量：微量白蛋白定量 111.02 mg/24 h ↑，蛋白定量 442.00 mg/24 h ↑，尿总蛋白 0.17 g/L ↑，尿量 2600 mL，尿微量白蛋白 42.7 mg/L ↑。

为明确诊断，继续完善检查，结果如下。

骨髓涂片：浆细胞约占 19.2%，胞体大小不一，外形不规则，边缘不整齐，有伪足样突起，核居中或偏位，染色质较致密，胞浆量丰富，呈灰蓝色或蓝紫色，可见双核，部分胞浆中可见空泡（图 41.1）。

血、尿免疫固定电泳检测：单克隆免疫球蛋白增多检出是诊断 MM 的重要依据之一，而免疫固定电泳检测技术则是 M 蛋白识别的金标准。该患者血、尿免疫固定电泳检测均显示 κ 轻链阳性（图 41.2）。但常规检测无法筛检 IgD 型。虽然 IgD 型 MM 仅占约 1%~2%，但几乎 100% 可引发肾功能损害。在轻链检测结果的基础上，进一步筛查，以排除 IgD 的可能。

流式细胞术检测：骨髓流式显示细胞膜分化抗原检测，可见 19.69% 异常浆细胞，考虑为浆细胞肿瘤。通过 CD38++/CD45- 标记，占全部细胞的 19.69%，表达 CD56 和 CD200，部分表达 CD183 和 CD33，胞浆 Ig 轻链限制性表达 Kappa（图 41.3）。

血清中存在的 M 蛋白对其他检验指标可能有一定影响，经文献查询，少数特殊的

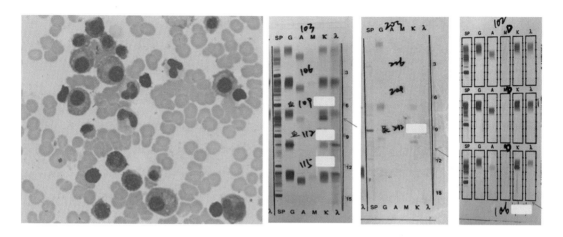

图 41.1　骨髓涂片形态学检查结果

图 41.2　免疫固定电泳检测结果

注：由左至右分别为血、尿、血样本

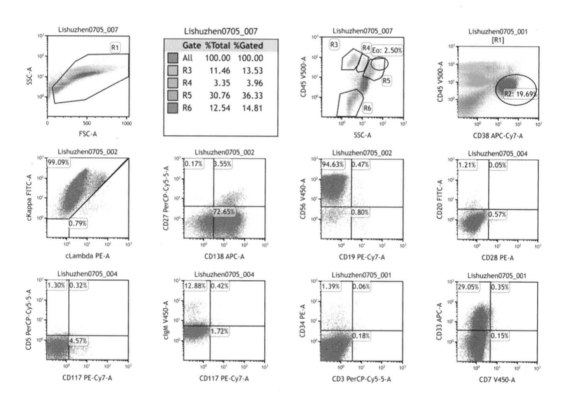

图 41.3　流式细胞术细胞膜分化抗原检测结果

单克隆免疫球蛋白可能会对酶法检测血清肌酐形成干扰。但考虑到患者存在与肾功能受损相关的症状，且胱抑素 C、尿素氮检测值同步升高，与尿蛋白结果一致，此次检测结果应不会受到较大影响。将患者样本送至外院进行苦味酸法检测血清肌酐的比对，结果为 178.3 μmol/L（酶学法为 203 μmol/L），均明显高于各自参考区间上限。考虑到两种方法的参考上限不同，其差异可能与检测方法本身不同有关，并不影响结果判读。

除血清肌酐外，患者血清中的 M 蛋白还可能对 HDL、ESR 等指标有一定影响，以上情况均与临床进行了沟通。

尿蛋白对于本病在鉴别诊断中的作用体现在，骨髓瘤管型肾病的特点是尿干化学法结果常显示蛋白阴性，因此时大部分尿蛋白是尿 M 蛋白而非白蛋白。其他相关浆细胞病（如 AL 型淀粉样变性和单克隆轻链沉积病）的肾脏受累通常表现为尿干化学检测显示蛋白阳性，此时大部分尿蛋白都是白蛋白。

本例患者尿常规可见尿干化学蛋白阳性，且24小时尿蛋白的多项检测也为阳性结果，提示病变性质属于后者的可能性更高。同时，也应注意患者是否伴有其他可能引起肾功能损害的疾病。因此，为了确认肾损害与单克隆免疫球蛋白的关联性，还需要病理学方面的证据予以证实。

2. 临床案例分析

补充肾脏活检病理检查，光镜结果显示：①早期轻链沉积病（κ 型）可能性大；②急性肾小管损伤，轻链近端肾小管病待除外，待电镜证实。电镜结果显示：①早期轻链沉积病（κ 型）；②急性肾小管损伤。完善全身低剂量 CT 平扫，结果显示，未见明显骨破坏。

结合患者病史、症状、体征及实验室检查结果，患者存在单克隆免疫球蛋白病比较明确，肾脏病理显示早期轻链沉积病（κ 型）。在临床症状方面，由于存在肾功能损伤等其他因素，很难将贫血完全归因于 MM 相关事件，且未见骨破坏等其他证据，不排除曾患有冒烟性骨髓瘤，结合病理结果，诊断为具有肾脏意义的单克隆免疫球蛋白病（MGRS），早期轻链沉积病（κ 型）。

知识拓展

与活动性骨髓瘤（aMM）不同的是，冒烟性骨髓瘤（SMM）无 SLiM 和 CRAB 特征。本例患者肾脏病理为轻链沉积病。2014 年 IMWG 诊断标准强调只有轻链所致管型肾病引起的肾功能不全属于 MM 相关事件。此外，患者无高钙血症、骨破坏证据、肾功能不全也可引起贫血（无法将贫血完全归因于 MM 相关事件）、受累／非受累血清游离轻链比 <100。因此尚不属于 aMM 范畴，不排除患者既往可能患有 SMM。

具有肾脏意义的单克隆免疫球蛋白病（MGRS）是指 B 淋巴细胞和浆细胞增殖性疾病导致副蛋白血症肾损伤，但其不能达到 MM、华氏巨球蛋白血症（WM）、慢性淋巴细胞性白血病（CLL）或者恶性淋巴瘤的诊断标准。此外，SMM、冒烟性 WM、单克隆 B 淋巴细胞增多症（MBL）所致的肾损伤也属于 MGRS 范畴。MGRS 患者多为中老年，

大部分患者年龄 >50 岁，轻链型淀粉样变性是 MGRS 的主要肾脏病理类型，其次为单克隆免疫球蛋白沉积性肾病。结合患者临床及肾脏病理，应属于 MGRS 范畴。

治疗方面，有以下几点需要考虑：

（1）血液系统：MMDS 分期可反映肿瘤负荷与临床进程、ISS 分期主要用于预后判断。该患者 DS 分期为 II 期 B 型；ISS 分期为 III 期。后续应进一步完善染色体、FISH 检查，以助于判断骨髓瘤危险分期。本例患者属于 SMM，根据相关指南推荐，不论是标危还是高危 SMM，均不需要特殊治疗，除非患者愿意进入临床试验。应每三个月监测血液学相关指标，待疾病进展为 aMM 再启动治疗。

（2）肾脏受累：该患者肾受累考虑为 MGRS 范畴。MGRS 治疗方案的确定主要基于产生肾毒性单克隆免疫球蛋白的克隆细胞（B 细胞或浆细胞）的性质决定。对于表达 CD20 的 B 细胞克隆患者，应予以利妥昔单抗为基础的治疗。如果来源为浆细胞克隆，主要参考 AL 型淀粉样变性的治疗方案，如硼替佐米联合地塞米松（BD 方案：硼替佐米 1.3 mg/m^2 皮下注射 + 地塞米松 20 mg d1、8、15、22）。本例患者克隆细胞来源于浆细胞，故制订 BD 治疗方案，目前已完成 2 次治疗。

（3）中医优势：尽管中医药抑制骨髓异常克隆增殖的有效性实验室证据颇多，但临床研究仍有待开展。中医治疗 MM、MGRS 的优势主要体现在缓解患者临床症状和减轻化疗毒副作用两方面。外周神经毒性是硼替佐米最常见的不良反应之一，临床常表现为手脚麻木、感觉减退、神经痛。中医可予补气活血通络的黄芪桂枝五物汤煎服以益气温阳通络，同时以艾叶、益母草、桂枝等外用泡洗，可明显缓解症状。

案例总结

本病例患者以"发现肌酐升高、乏力"等表现入院，由于既往病史，较易误诊为高血压性肾病或其他类型肾病进行治疗，免疫固定电泳作为相对无创的检测有一定筛查意义，在本例的诊疗中发挥了重要作用。此外，一系列的血液学检测包括骨髓涂片、流式细胞术等也为本病的诊断指明了方向。最后，肾脏病理学检查提供了早期轻链沉积病（κ 型）的证据，指向了 MGRS 的诊断。患者启动 BD 方案治疗，并辅以中医药缓解副作用。

本案例提示我们，在发现非特异症状或某些指标改变的时候，不可用简单的惯性思维做出诊断，而应拓宽思路，采用必要的检验、检查，发挥技术优势，并基于客观事实和证据进行分析，才能为患者做出最合理的诊断并尽力寻求理想的治疗方案。

专家点评

为患者做出正确的诊断如同完成一次拼图挑战，过程常令人感到困惑，那些错误放置的图块之间其实存在着明显的不和谐，但实际上却又难以发现。

本案例的第一个挑战在于，应当何时将肾功能的异常归因于血液系统疾病，一种显然相对更罕见的疾病，以 MM 为例，它的确是相对罕见的，在所有癌症中占比约为1%~2%，在血液系统恶性肿瘤中占比略高于17%。但实际上，MM 患者多为老年人，诊断时的中位年龄为65~74岁，50岁以下和40岁以下患者分别仅占10%和2%。如果可以考虑到这一点，那么通过免疫固定电泳、骨髓涂片和流式检测等组合检测就不易漏掉这种单细胞克隆免疫球蛋白异常的疾病。尽管在 MGRS 的诊断中，相对于肾活检，尿游离轻链分析并无太大帮助。

其次，患者并未出现 MM 常见的典型骨损伤或骨痛。实际上，约60%的患者在诊断时存在 MM 相关骨痛，且患者的肾脏损伤和贫血在 aMM、SMM、MGUS、AL 型淀粉样变性和 LCDD、MGRS 的鉴别中也容易造成一定分歧。结合病理结果进行综合评判较为重要。

最后，需要强调临床与检验工作者之间的沟通。实际上，血清中异常表达的单克隆免疫球蛋白可能对 HDL、ESR、肌酐等许多指标造成干扰。有报道指出，某些 IgM κ 轻链病变蛋白影响了血清肌酐。在本例中，对其鉴别并不困难，检验人员也进行了不同方法学的验证。但也有报道，受干扰的结果险些阻止了一位慢阻肺终末期患者的肺移植手术，文章作者反复强调临床与检验人员沟通的重要性。基于此，临床与检验工作者理应更密切地合作，共同完成每一次充满挑战的拼图游戏，并帮助患者从中获益。

参考文献

［1］中国医师协会血液科医师分会，中华医学会血液学分会. 中国多发性骨髓瘤诊治指南（2022年修订）［J］. 中华内科杂志，2022，61（5）：480-487.

［2］朱婉秋，陈文明. IMWG 多发性骨髓瘤诊断标准解读［J］. 临床血液学杂志，2017，30（7）：507-509.

［3］JEMAL A，SIEGEL R，WARD E，et al. Cancer statistics，2007［J］. CA Cancer J Clin，2007，57（1）：43-66.

［4］KYLE R A，GERTZ M A，WITZIG T E，et al. Review of 1027 patients with newly diagnosed multiple myeloma［J］. Mayo Clin Proc，2003，78（1）：21-33.

［5］BLADÉ J，KYLE R A. Multiple myeloma in young patients：clinical presentation and treatment approach［J］. Leuk Lymphoma，1998，30（5-6）：493-501.

［6］MCGILL M R，VIJAYAN A，TRULOCK E P，et al. Falsely elevated plasma creatinine due to an immunoglobulin M paraprotein［J］. Am J Kidney Dis，2016，68（5）：789-792.

42

肺淋巴结外边缘区 B 细胞淋巴瘤

作者：罗琴[1]，颜新宇[2]（重庆医科大学附属第一医院，1临床分子医学检测中心；2血液内科）

点评专家：程伟（重庆医科大学附属第一医院）

前　言

　　黏膜相关淋巴结外边缘区 B 细胞淋巴瘤（EMZL）是一种小 B 淋巴样细胞构成的结外淋巴瘤，包括边缘区细胞（中心细胞样）、单核样细胞、小淋巴细胞和散在的免疫母细胞及中心细胞样细胞，部分病例表现浆细胞分化。病理可见 B 细胞滤泡边缘区和滤泡间区浸润，上皮浸润形成淋巴上皮性病变。EMZL 占所有 B 细胞淋巴瘤的 7%~8% 及胃淋巴瘤的 50%，肺 EMZL 淋巴瘤约占 14%。

案例经过

　　患者，男，76 岁，因"脾大 40 年，活动后喘累 5 个月"入院。血常规提示全血细胞减少，为行进一步诊治收入我院。体液免疫结果显示患者免疫球蛋白 M 异常增高，且血清免疫固定电泳显示 IgM λ 型蛋白阳性。完善骨髓形态学、骨髓免疫分型、基因、PET-CT、肺穿刺组织病理、肺穿刺组织免疫分型，以及肺穿刺组织基因检测等实验室检查后，诊断为 EMZL（骨髓、右侧胸膜、右肺）。

案例分析

　　1. 检验案例分析

　　患者因"脾大 40 年，活动后喘累 5 个月"入院。完善各项检查，结果如下。

　　血常规：白细胞总数 2.51×10^9/L ↓，红细胞计数 2.58×10^{12}/L ↓，血红蛋白 80.0 g/L ↓，平均红细胞体积 99.2 fL，血小板 52×10^9/L ↓，中性粒细胞百分比 76.9% ↑，淋巴细胞

百分比 13.1% ↓，单核细胞百分比 9.2%。

体液免疫及免疫固定电泳：体液免疫（C3，C4，IgA，IgG，IgM）示血清补体 C 30.68 g/L ↓，免疫球蛋白 A 0.38 g/L ↓，免疫球蛋白 M 38.40 g/L ↑。免疫固定电泳（血清）示 IgM λ 型蛋白阳性。尿免疫固定电泳全阴性。

骨髓形态学检测：骨髓增生欠佳，淋巴细胞比例增高，形态不规则（部分浆样改变），浆细胞易见（图 42.1）。

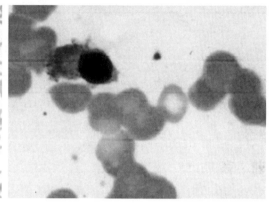

图 42.1　骨髓涂片

骨髓免疫分型检测：约占全部有核细胞的 2.93% 为异常单克隆浆细胞，表达 CD38，CD138dim，CD319，CD28，CD27，CD81dim，CD200，CD117，Bcl-2，部分表达 CD20dim，不表达 CD45，CD56，CD19，Ki-67，cCD79a，CD79b，CD22，CD10，IgM，FMC-7，CD103，CD11c，CD24，CD25，CD23，CD30，CD34，HLA-DR，CD13+33，CD123，CD3，CD5，CD7，CD2，CD4，CD8，cKappa，单克隆 cLambda。B 淋巴细胞约占有核细胞的 0.89%，主要为增生期及少许成熟 B 淋巴细胞，未见明显单克隆（图 42.2）。另外，在流式检测过程中，发现在规范的孵育及洗涤预处理程序后，增生期 B 淋巴细胞（紫红色细胞群）仍出现假性单克隆 λ，但经增加洗涤次数后，B 淋巴细胞未见明显单克隆。猜测可能与患者血清中 IgM λ 型 M 蛋白过高有关，但由于患者近期未复诊，后续仍需进一步实验对该猜测进行验证（图 42.3）。

骨髓基因检测：由于患者 IgM 水平异常增高，临床上以 IgM 增高为主的单克隆免疫球蛋白血症主要见于巨球蛋白血症和淋巴浆细胞淋巴瘤，因此与临床积极沟通，建议临床完善 MYD88 基因检测。MYD88 基因检测结果示野生型。由于骨髓中异常单克隆浆细胞比例仅占 2.93%，似乎不能完全解释患者血清 IgM 水平异常增高，诊断仍然不能明确。因此建议临床完善外周淋巴结及组织病理活检。

肺组织穿刺组织病理检测：临床与患者积极沟通后，同意完善 PET-CT，结果提示

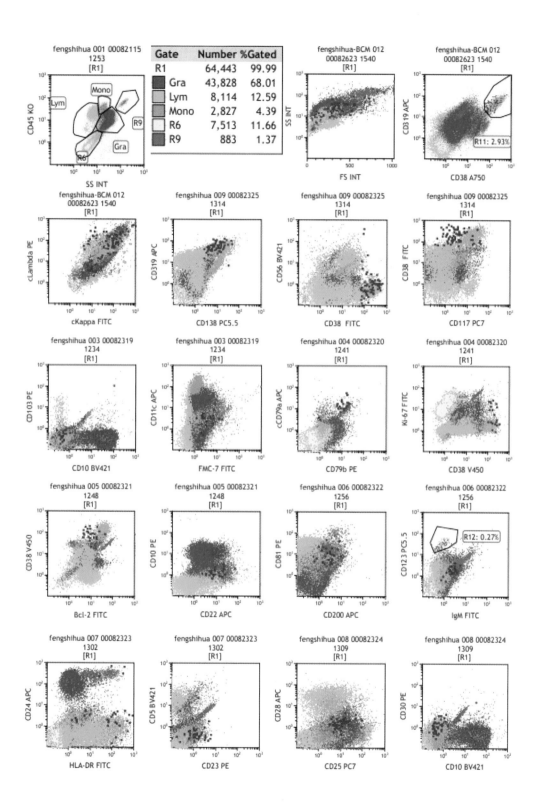

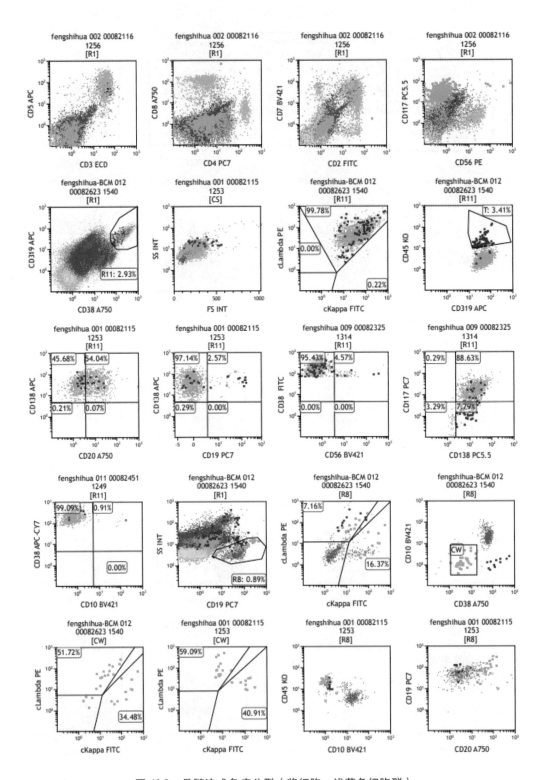

图 42.2　骨髓流式免疫分型（浆细胞，浅蓝色细胞群）

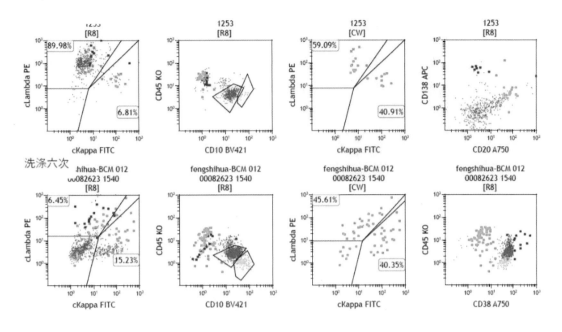

图 42.3　骨髓增生期 B 淋巴细胞假性单克隆 λ（紫红色细胞群）

右前胸壁增多软组织密度影，伴邻近胸膜明显增厚，代谢活性增高；右肺中叶内侧段团片状高密度影，代谢活性增高，结合临床考虑血液系统肿瘤性病变可能。双肺散在炎症；双肺散在点状小结节，代谢活性未见明显增高，考虑增殖灶；左肺上叶尖后段钙化灶。脑萎缩。肝右叶钙化灶；右肾囊肿；脾脏外形明显增大，代谢活性增高，考虑反应性功能增强可能。右侧股骨头及左侧股骨大转子周围软组织稍增厚，代谢活性轻度增高，考虑炎性病变。全脊柱退行性变。进一步行"经皮肺穿刺术"，完善病理检查。

　　病理诊断："肺组织穿刺组织"弥漫小 B 细胞增生，部分伴浆细胞分化，符合小 B 细胞肿瘤结外黏膜相关淋巴组织边缘区淋巴瘤，建议做基因 MYD88 检测以除外淋巴浆细胞淋巴瘤，并结合骨髓活检、流式等综合分析。免疫组化：CD20 部分（＋），CD79a 弥漫（＋），CD43 多数（＋），Kappa 个别（＋），Lambda（-），CD10（-），CK 显示 LEL，CD3 背景少量（＋），CD5 背景少量（＋），Ki-67 约 10%（＋），Bcl-2 多数（＋），CD21 显示 FDC 网（＋），CD23（-），LEF1（-），CyclinD1（-），SOX-11（-）（图 42.4）。特殊染色：PAS（-）。原位杂交：EBER-ISH 1/2（-）。

　　肺组织穿刺样本流式免疫分型检测：浆细胞约占全部有核细胞的 9.69%，为恶性单克隆浆细胞，单克隆 λ。B 淋巴细胞约占有核细胞的 50.55%，为恶性单克隆 B 淋巴细胞，单克隆 λ。考虑 B-NHL，可能伴有浆细胞分化。表型不似典型 CLL/SLL（积分 0 分），MCL，FL，BL，DLBCL，不除外 LPL 或者其他 CD10-CD5- 的 B-CLPD 伴浆细胞

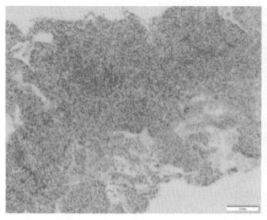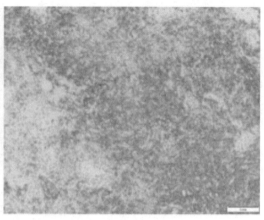

图 42.4　肺组织穿刺组织免疫组化 CD20 部分（+）

分化。建议加做 MYD88 基因，并结合临床、病理及其他实验室检查综合分析诊断（图 42.5）。

肺组织穿刺组织快速细胞病理诊断（ROSE）：见较多淋巴细胞及少许多核巨噬细胞。液基细胞学检查（含 DNA 定量分析）未找到癌细胞。Feulgen 染色未见 DNA 倍体异常细胞。

肺组织穿刺组织 MYD88 及 CXCR4 基因检测均为野生型。后补基因检测 MYD88 L265P 未见突变。最后诊断为符合边缘区淋巴瘤。

2. 临床案例分析

结合病史及各项检查做出诊断：患者因"脾大 40 年，活动后喘累 5 个月"入院。入院后血常规示全血细胞减少，血清免疫球蛋白 M 异常增高，且为单克隆性。经综合分析骨髓细胞学、肺组织病理、流式免疫分型结果并结合 MYD88/CXCR4 基因检测，患者确诊黏膜相关淋巴组织结外边缘区 B 细胞淋巴瘤Ⅳ期（EMZL，骨髓、右侧胸膜、右肺）。

2022 年《淋巴造血肿瘤 WHO 分类》第 5 版淋巴肿瘤分类中，EMZL 归属于成熟 B 细胞肿瘤，为淋巴浆细胞淋巴瘤的一个独立实体。MZLs 初始评估需要特定的诊断和分期程序，最近有研究明确了 PET-CT 在 MZL 分期中的作用。MZL 风险分层较前有所改善，强调一线治疗后早期进展与总生存较差相关。由于相当一部分 MZL 可能与特定细菌或病毒感染相关，疾病早期抗感染治疗可能有效。研究表明，含利妥昔单抗治疗 MZLs（苯达莫司汀 + 利妥昔单抗治疗进展期 EMZL 或利妥昔单抗治疗 SMZL）有较好疗效，特别是 BTKi 的疗效和安全性均很有前景，已获批治疗复发 MZLs。

本例患者于 2023 年 6 月 10 日开始 B-R（苯达莫司汀 100 mg d1~d2+ 利妥昔单抗 600 mg d3）化疗，一个疗程后临床缓解，血清 IgM 水平降低。

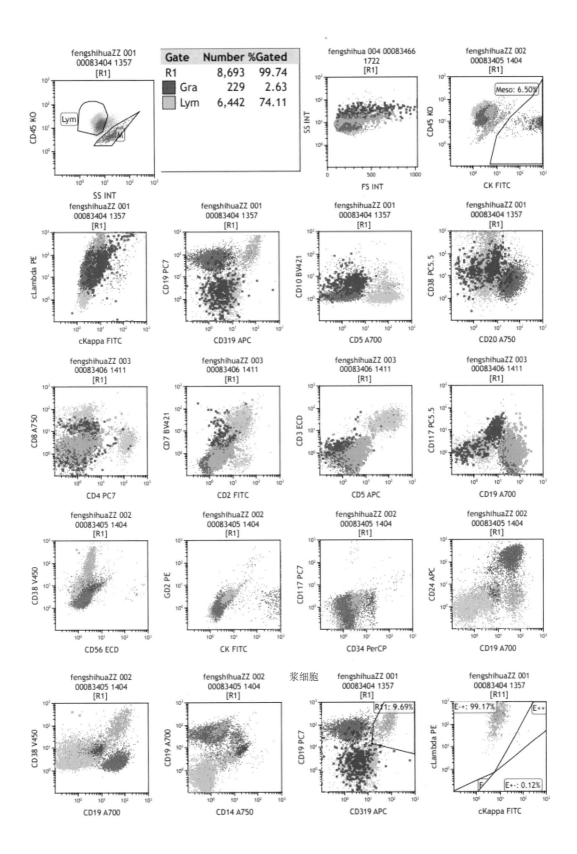

浆细胞

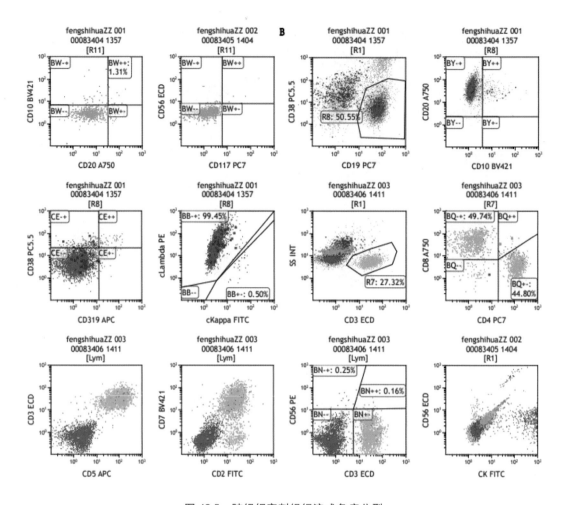

图 42.5　肺组织穿刺组织流式免疫分型

注：浆细胞（浅蓝色细胞群），B 淋巴细胞（红色细胞群）

知识拓展

黏膜相关淋巴组织结外边缘区淋巴瘤（EMZL）、淋巴结边缘区淋巴瘤（NMZL）以及原发性皮肤边缘区淋巴瘤（PCMZL）是第 5 版 WHO 淋巴造血肿瘤中的不同实体。EMZL、NMZL 和 PCMZL 具有重叠的组织学和免疫表型特征，即肿瘤细胞是成熟的小 B 细胞，通常 CD5 和 CD10 阴性；常见浆细胞分化，并且通常伴随反应性淋巴滤泡。然而，尽管有一些共同的特征，但它们有不同的病因和发病机制，不同解剖部位的 EMZL 之间存在进一步的差异。这三种实体都是常见 3 号和 18 号染色体的三体性。NMZL 常见染色体 2p 和 6p 的获得以及 1p 和 6q 的缺失；然而，6p 获得和 6q 缺失仅在眼附属器 EMZL 中重现。涉及 MALT1 的易位，如 t(11;18)(q21;q21)，导致 BIRC3-MALT1 融合，在胃和肺 EMZL 中复现，但在其他部位罕见。相反，在 PCMZL 或 NMZL 中未描述重现性基因融合或重排（图 42.6）。本病例患者为肺 EMZL，因此可以进一步完善 BIRC3-MALT1 融合基因检测。

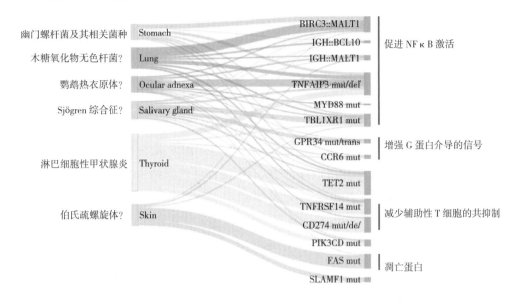

图 42.6　不同部位结外边缘区淋巴瘤（EMZL）的病因和重现性遗传异常

案例总结

本例患者血常规提示全血细胞减少，骨髓涂片形态学显示淋巴细胞比例增高，形态不规则（部分浆样改变），浆细胞易见。同时体液免疫检测发现患者免疫球蛋白 M 异常增高，且血清免疫固定电泳显示 IgM λ 型蛋白阳性。临床上以 IgM 增高为主的单克隆免疫球蛋白血症主要见于巨球蛋白血症和淋巴浆细胞淋巴瘤（LPL），因此本病例的难点为诊断与鉴别诊断。研究发现，MYD88 L265P 突变在淋巴浆细胞淋巴瘤中存在重要的诊断价值，90% 以上的 LPL 病例存在 MYD88 L265P 突变，近一半 IgM 型 MGUS 病例亦可检出该突变，提示这在 LPL 发生发展中是一早期遗传学事件。CXCR4 突变在 LPL 中的发生率约占 1/3，而且阳性病例通常也同时伴有 MYD88 L265P 突变。

于是，在第一次骨髓流式检测结果提示仅为低比例异常单克隆浆细胞后，检验与临床积极讨论沟通，并提出进一步检查的方向建议；进一步完善 PET-CT、经皮肺穿刺及肺组织穿刺组织病理、流式及 MYD88 及 CXCR4 基因检测。最终，结合临床、病理形态及组化、骨髓细胞形态学及流式细胞学检查、基因检测等多种检查综合分析，确诊为黏膜相关淋巴组织结外边缘区 B 细胞淋巴瘤Ⅳ期（EMZL，骨髓、右侧胸膜、右肺），经苯达莫司汀 + 利妥昔单抗化疗后患者病情缓解。

综上，检验人员不仅要有丰富的临床工作经验，还要有扎实的检验医学和临床医学理论基础，要主动学习最新临床医学指南以及专家共识，不断提升自己的知识储备和工作能力。争取成为最懂临床的检验人，主动做检验与临床沟通的重要桥梁，这样才能在碰到疑难病例时，将检查结果结合患者临床表现等进行综合分析，站在临床医生的角度思考问题，提出进一步检查的思路，辅助临床解决诊断上的难题，更好地服务于临床，服务于患者。

专家点评

黏膜相关淋巴组织结外边缘区 B 细胞淋巴瘤（EMZL）是一种小 B 淋巴样细胞构成的结外淋巴瘤，占所有 B 细胞淋巴瘤的 7%~8% 及胃淋巴瘤的 50%，肺 EMZL 淋巴瘤约占 14%。除了 IPSID 外，单克隆性球蛋白血症罕见。该病例因同时侵犯肺、胸膜、骨髓，以血清中高水平单克隆免疫球蛋白 M 就诊。骨髓涂片中可观察到淋巴细胞部分浆样改变，但骨髓流式异常浆细胞比例不高。在检验与临床积极沟通下，完善外周淋巴及组织病理等检查，最终在 PET-CT 帮助下发现肺组织中可能存在血液系统肿瘤病灶，经皮肺组织穿刺术后获得珍贵的肺组织穿刺组织样本，得以进一步行组织病理、流式及基因检测而确诊，全面地介绍了伴有单克隆性球蛋白血症的肺 EMZL 这样一个疑难病例的诊疗全过程。其间，检验人员与临床医生全面、深入的沟通交流为血液肿瘤 MICM 联合、精准检测奠定了基础，充分说明了检验与临床沟通的重要性。

参考文献

［1］ ALAGGIO R，AMADOR C，ANAGNOSTOPOULOS I，et al. The 5th edition of the World Health Organization classification of haematolymphoid tumours：lymphoid neoplasms［J］. Leukemia，2022，36（7）：1720-1748.

［2］ MERLI M，ARCAINI L. Management of marginal zone lymphomas［J］. Hematology Am Soc Hematol Educ Program，2022，2022（1）：676-687.

［3］ YE H，LIU H，ATTYGALLE A，et al. Variable frequencies of t（11;18）（q21;q21）in MALT lymphomas of different sites：significant association with CagA strains of H pylori in gastric MALT lymphoma［J］. Blood，2003，102（3）：1012-1018.

43

多发性骨髓瘤伴结晶沉积组织细胞病

作者：李卫滨[1]，陈娅[1]，杨兰[1]，吴颖[2]（联勤保障部队第九〇〇医院，1检验科；2血液科）

点评专家：张胜行（联勤保障部队第九〇〇医院）

前 言

结晶沉积组织细胞病（crystal-storing histiocytosis，CSH）是某种原因导致组织细胞溶酶体内免疫球蛋白轻链聚积、形成结晶体结构的特征性病变，是一种罕见的疾病，迄今为止文献报道不足 100 例。大多数 CSH 与淋巴增殖性疾病或浆细胞疾病（lymphoproliferative or plasma cell disorder，LP-PCD）相关。本文回顾性分析了一例本院收治的多发性骨髓瘤（multiple myeloma，MM）伴 CSH 的临床表现、实验室检查和治疗等经过，旨在使广大临床血液学检验人员识别结晶沉积组织细胞并掌握 CSH 的实验室诊断。

案例经过

患者，男，61 岁，2018 年 2 月因"无明显诱因腰臀部疼痛 2 个月，活动后疼痛加重，站立、行走困难"就诊于外院，腰椎间盘、髋关节 CT 示：①L1 椎体压缩变扁，考虑病理性骨折；②腰椎椎体、双侧股骨与髂骨、耻骨、坐骨和骶骨多发骨质破坏，考虑 MM 可能。2018 年 4 月 23 日就诊于我院，精神状态良好，体力正常，体重无变化。全身皮肤黏膜正常，无黄染，无皮疹、皮下出血，无肝掌、蜘蛛痣。全身浅表淋巴结无肿大及压痛，肝、脾肋下未触及。

2018 年 4 月 23 日患者入院查全血细胞计数示 Hb 83 g/L、WBC 6.50×10^9/L、PLT 225.0×10^9/L；血沉 86 mm/h；血生化分析示 Cr 138 μmol/L，TP 88.8 g/L，Alb 37.2 g/L，Glb 45.1 g/L，A/G 1.04，血清铁 8.5 μmol/L，总铁结合力 36.20 μmol/L，血清铁蛋白

1033.0 ng/mL；IgG 20.40 g/L、IgM<0.186 g/L、IgA<0.233 g/L、Ig κ 6.76 g/L、Ig λ 0.23 g/L；血清 β2-MG 6.15 mg/L；ANC 3.95×10⁹/L；凝血四项示 PT 12.4 秒、APTT 23.8 秒、FIB 4.73 g/L、D- 二聚体 0.63 mg/L；尿干化学分析检出尿蛋白 +++。

2018 年 4 月 24 日查血清蛋白电泳示白蛋白 47.1%、α1 球蛋白 5.5%、α2 球蛋白 13.5%、β1 球蛋白 3.8%、β2 与 γ 区疑似 M 带 30.1%。查骨髓细胞学示有核细胞增生明显活跃，粒、红两系增生严重受抑，成熟红细胞呈缗钱状排列。检出 79.5% 骨髓瘤细胞和大量分类不明细胞，前者胞质呈嗜碱性或嗜双色性，细胞核偏位，车辐状，可见核周空晕，胞浆可见无色透明、空泡样的结晶包涵体，后者体积较大，大小约 40~100 μm，胞体类圆形或不规则，胞核较小，圆形或卵圆形，细胞核偏位，胞浆丰富，充满紫红色菱形或不规则形、杂乱无章的结晶包涵体（图 43.1）。诊断为：①原始、幼稚浆细胞占 79.5%，MM，请结合骨髓病理等检查确诊；②分类不明细胞常见，组织细胞？异常浆细胞？脂质沉积病？

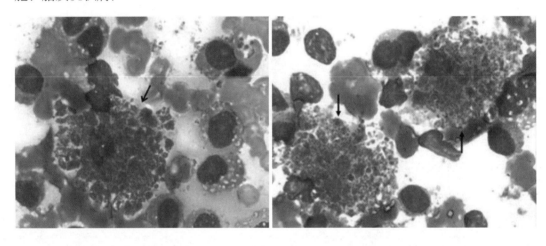

图 43.1　MM 伴发 CSH 的骨髓涂片（瑞氏 - 吉姆萨染色，×1000）

注：黑色箭头所示为结晶沉积组织细胞，体积较大，胞体不规则，胞浆内充满紫红色菱形或不规则形结晶包涵体，其周边可见数量不等的骨髓瘤细胞，胞浆内含无色透明、泡状结晶

患者因肾功能不全，入院后予地塞米松 40 mg/d 静滴保护肾功能，诊断为 MM（IgG- κ 轻链型，ISS Ⅲ期）后，予以第一疗程 CDT 方案（环磷酰胺 450 mg，VD，d1~d4；地塞米松 40 mg，Ⅳ，d1~d4；沙利度胺 100 mg，PO，d1~d28）化疗，同时予以对症支持治疗。

2018 年 5 月 1 日患者拒绝静脉用药，自动出院。

案例分析

1. 临床案例分析

患者腰臀部疼痛入院，外院 CT 提示病理性骨折、多发骨质破坏，考虑 MM，　IgG

和 Igκ 明显升高，血清蛋白电泳示 M 蛋白，血常规提示贫血，符合 MM 的终末器官损害的临床表现。骨髓细胞学检出原始、幼稚浆细胞 79.5%，骨髓活检提示浆细胞性骨髓瘤，血清 β2-MG>5.5 mg/L，患者 MM（IgG-κ 轻链型，ISS Ⅲ 期）诊断明确。但骨髓细胞学检查还发现大量分类不明细胞或组织细胞，需与以下疾病鉴别：

①巨球蛋白血症：本病系骨髓中淋巴样浆细胞大量克隆性增生所致，IgM 升高，无骨质破坏。

②意义不明的单克隆丙种球蛋白血症（monoclonal gammopathy of undetermined significance，MGUS）：除有 M 蛋白外并无临床表现，既无骨骼病变，骨髓中浆细胞增多也不明显。单克隆免疫球蛋白一般小于 10 g/L，且历经数年无变化，血清 β2-MG 正常。个别患者多年后转化为骨髓瘤或巨球蛋白血症。

③反应性单克隆免疫球蛋白增多症：偶见于慢性肝炎、自身免疫病、淋巴瘤、白血病等，这些疾病均无克隆性骨髓瘤细胞增生。

④骨转移癌：有骨质破坏和骨痛，但往往伴有成骨过程，骨缺损周围有骨密度增加，且常伴有血清碱性磷酸酶升高。骨髓涂片检查可发现成堆的癌细胞或可发现原发病灶。

⑤反应性浆细胞增多症：可由慢性炎症、伤寒、系统性红斑狼疮、肝硬化、转移癌等引起。浆细胞一般不超过 15% 且无形态异常，反应性浆细胞的免疫表型为 CD38+、CD56-，IgH 基因克隆性重排阴性且不伴有 M 蛋白。

2. 检验案例分析

本例患者生化检查示肾功能不全，总蛋白和球蛋白升高、白 / 球比值倒置，IgG 和 Igκ 升高，尿本周蛋白阳性，血清蛋白电泳检出疑似 M 带，骨髓细胞学也检出 79.5% 的骨髓瘤细胞，这些实验诊断指标都指向 MM 的诊断。

但是，骨髓细胞学同时还检出大量分类不明细胞，该类细胞体积大，不规则，胞核多偏位，胞浆内充满紫红色菱形或不规则形、杂乱无章的结晶样包涵体。细胞形态上应与 Mott 细胞（浆细胞胞质内含有大量泡沫样、葡萄样球形包涵体）、尼曼 - 匹克细胞（胞质内充满大小均匀的脂肪滴状、桑葚状、蜂巢状空泡）、海蓝组织细胞（胞质内充满数量不等、大而均匀的海蓝色或蓝绿色颗粒）进行鉴别，胞质结构上应与浆细胞的 Dutcher 小体（浆细胞核中淡蓝色球状包涵体）、Russell 小体（浆细胞胞浆内紫红色球形包涵体）以及单克隆免疫球蛋白结晶（长方形或梭形）进行鉴别。为了进一步确定分类不明细胞，一方面，建议临床行进一步骨髓病理活检；另一方面，查阅文献寻找证据支持。最终，根据细胞形态初步确定分类不明细胞为结晶沉积组织细胞。

2018 年 4 月 28 日病理检查所见骨髓腔 2 个，造血成分占 30%，脂肪占 70%，三系细胞存在。免疫组化染色示粒细胞（MPO+）占 <20%，原始粒细胞（CD34+）占 1%，

有核红细胞（CD235a+）<10%，巨核细胞（CD61+）3~8个/HPF，浆细胞（CD38+/CD138+）占70%。轻链阳性细胞比值：Kappa（++++），Lambda（±）。CD56膜/浆（+++）。"髂骨上嵴骨穿"检查诊断示：免疫组化结果支持浆细胞性骨髓瘤。如图43.2所示，分类不明细胞HE染色时呈分散的多边形或纺锤形，胞核圆形或卵圆形，染色质暗淡，偶见小的、明显的核仁，胞浆内包涵体为橘红色颗粒状，胞浆丰富、不透明、呈嗜酸性。

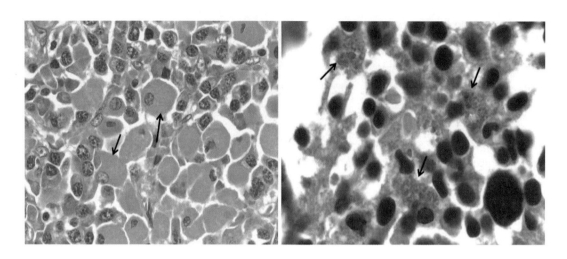

图43.2　MM伴发CSH的骨髓病理活检及免疫组化

注：左图黑色箭头所示为典型的结晶沉积组织细胞，形状多样，呈多边形、圆形、卵圆形，胞质丰富，内含均匀一致的嗜酸性颗粒，细胞核较小，偏位，深染，同时可见大量骨髓瘤细胞，体积比结晶沉积组织细胞小，胞质嗜碱性或嗜双色性，细胞核偏位，车辐状，可见核周空晕（HE染色，×400）；右图黑色箭头所示为结晶沉积组织细胞，胞浆内的包涵体为嗜酸性、橘红色颗粒（HE染色，×1000）

进一步的骨髓病理免疫组化示浆细胞CD38、CD138、CD56均为弥漫阳性，骨髓瘤细胞和分类不明细胞Igκ轻链阳性（深棕色）（图43.3），Igλ轻链阴性，说明这两种细胞胞浆内包涵体均为Igκ轻链型结晶，即分类不明细胞为富含Igκ轻链型的组织细胞，该患者可能为MM导致的CSH，据此可诊断为MM伴CSH。

骨髓病理电镜示该患者结晶沉积组织细胞及骨髓瘤细胞胞质内均见大量菱形、多角形或不规则形的结晶体，部分结晶体内有小空泡（图43.4）。

知识拓展

CSH罕见，迄今为止文献报道不足100例，是一类某种原因导致组织细胞溶酶体内免疫球蛋白轻链聚积、形成结晶体结构的特征性病变。文献报道，大多数CSH与LP-PCD相关，本文患者亦为MM。CSH实验室检查主要包括骨髓细胞学、骨髓病理与组化，包括磷钨酸血红素染色与糖原染色、电镜、血清学、血清蛋白电泳与免疫固定电泳、影

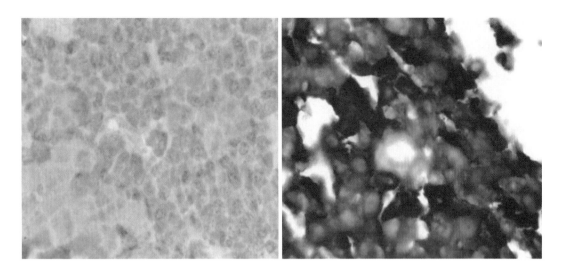

图 43.3　MM 伴发 CSH 的骨髓病理活检及免疫组化

注：免疫组化结果示骨髓瘤细胞和结晶沉积组织细胞 Ig κ 轻链呈弥漫性阳性（左图 HE 染色，×400）、（右图 HE 染色，×1000）

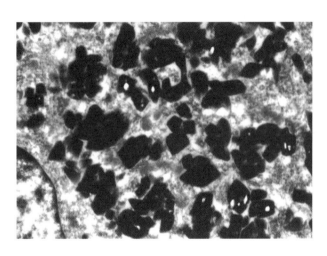

图 43.4　MM 伴发 CSH 的骨髓细胞电镜

像学等。细胞形态上应注意与 Mott 细胞、尼曼 - 匹克细胞、海蓝组织细胞进行鉴别，胞质结构上应与浆细胞的 Dutcher 小体、Russell 小体以及单克隆免疫球蛋白结晶进行鉴别。

　　根据结晶的性质，可将 CSH 分为免疫球蛋白源性和非免疫球蛋白源性，前者最常见，主要与产生单克隆免疫球蛋白的 LP-PCD 相关，包括 MM 或浆细胞骨髓瘤、淋巴浆细胞性淋巴瘤（lymphoplasmacytic lymphoma，LPL）及 MGUS 等。后者主要与某些遗传性疾病以及药物有关，如氨苯吩嗪或遗传性胱氨酸症所引起的 CSH。氨苯吩嗪诱发的 CSH 以夏科 - 雷登结晶为主。CSH 亦可发生在各种良性疾病中，如类风湿关节炎、肺部感染、克罗恩病、范可尼综合征等。

CSH 结晶形成的机制不明，可能与免疫球蛋白异常分泌有关。文献报道，CSH 患者大部分表达 Igκ 轻链，本文患者亦为 Igκ 轻链结晶。Lebeau 等的研究显示，可变区异常氨基酸序列引起的轻链构象改变可能是 CSH 发病的关键因素，蛋白质疏水作用的改变导致蛋白质在酸性环境下不溶解，并且抗降解酶在被细胞摄取后易于在溶酶体内形成结晶。

案例总结

鉴别 CSH 病因并探索发病机制对临床治疗至关重要。与此同时，细胞形态上应注意与 Mott 细胞、尼曼-匹克细胞、海蓝组织细胞进行鉴别，胞质结构上与浆细胞的 Dutcher 小体、Russell 小体以及单克隆免疫球蛋白结晶的鉴别同样不可或缺，本案例旨在使广大血细胞形态人员能够识别结晶沉积组织细胞，了解和掌握 CSH 的实验室诊断。

专家点评

CSH 在临床上罕见。作者在临床工作中没有绕过未知问题，而是通过广泛咨询，积极查阅国内外文献，认识了结晶沉积组织细胞并掌握了 CSH 的实验室诊断，为临床诊疗提供了有效的循证医学证据。案例经过翔实，分析准确，总结到位，值得分享。

参考文献

［1］ YANG Y, BEKERIS L G, VOGL D T, et al. Crystal-storing histiocytosis in plasma cell myeloma［J］. Am J Hematol, 2010, 85（6）: 444-445.

［2］ DOGAN S, BARNES L, CRUZ-VETRANO W P. Crystal-storing histiocytosis: report of a case, review of the literature（80 cases）and a proposed classification［J］. Head Neck Pathol, 2012, 6（1）: 111-120.

［3］ LEBEAU A, ZEINDL-EBERHART E, MÜLLER E C, et al. Generalized crystal-storing histiocytosis associated with monoclonal gammopathy: molecular analysis of a disorder with rapid clinical course and review of the literature［J］. Blood, 2002, 100（5）: 1817-1827.

44

多发性骨髓瘤

作者：王旭晖[1]，杨静[2]（昌吉回族自治州人民医院，1 检验科；2 血液科）

点评专家：李建明（昌吉回族自治州人民医院）

前　言

　　本案例患者以贫血为首发症状，因头晕乏力、双下肢轻度水肿就诊于我院肾病科。患者实验室检查表现为贫血、肾功能受损、球蛋白异常增高，疑似慢性肾炎所致的贫血，而多发性骨髓瘤（multiple myeloma，MM）的临床症状（如骨痛等），在本例患者身上表现不典型。异常增高的球蛋白引起了检验医生的重视，经过与临床医生的充分沟通，建议患者进一步转诊至血液科，最终确诊为多发性骨髓瘤。

案例经过

　　患者，男，52 岁，因"头晕、乏力 1 个月余"就诊。查体体温正常，肝脾淋巴结未触及，无黄疸，双下肢轻度水肿。2023 年 4 月 26 日检查结果示白细胞 5.06×10^9/L，血红蛋白 86 g/L，血小板 291×10^9/L，粪便隐血阴性。社区医院拟诊中度贫血，予对症处理。

案例分析

　　1. 临床案例分析

　　患者有贫血的临床症状，实验室检查进一步发现肾功能受损（尿素氮、肌酐、尿酸升高），血清蛋白电泳显示异常结果：γ 区出现 M 带，骨髓细胞学检查示骨髓增生正常，总浆细胞 43%，其中原始浆细胞 16%，幼稚浆细胞 18.5%，偶见双核浆细胞，红细胞呈缗钱状排列。骨髓病理显示骨髓增生极度活跃，造血组织 90%，非造血组织 10%，浆细胞弥漫性增生，部分呈浆母细胞形态，符合 MM 骨髓象。影像学检查示全身多发骨质密度不均匀减低、破坏，部分伴软组织影，考虑恶性病变可能（多发性骨髓瘤？），综合以上临床症状、实验室检查以及影像学检查，考虑患者诊断为多发性骨髓瘤。

2. 检验案例分析

患者血常规示血红蛋白 86 g/L，为中度贫血。MCV、MCH、MCHC 均下降，表现为小细胞低色素性贫血。同时，贫血相关实验室检查提示，患者铁蛋白（20 μg/L）以及血清铁（0.60 mg/L）降低，总铁结合力（78.0 μmol/L）升高，可诊断为缺铁性贫血。

患者生化检查示球蛋白（99 g/L）明显增高，临床诊断仅显示"贫血待查"不能完全解释球蛋白明显增高的原因。首先按照标本复查流程进行复查，标本形状良好，无血丝、凝块、溶血等异常；仪器状态良好，无报警信息；球蛋白质控显示在控。然后将该标本置于另一生化仪器上复测，结果显示 98 g/L，两次结果相差 1%，结果偏倚符合实验室标本复查偏倚要求（球蛋白 <5%）。综上分析，患者表现为缺铁性贫血，肾功能损害（尿素氮、肌酐、尿酸升高），以及球蛋白升高。

首先分析贫血常见的原因：①营养性贫血，包括缺铁性贫血和巨幼细胞性贫血，占贫血病因的 90% 以上；②溶血性贫血；③肾性贫血；④消化道肿瘤或者出血；⑤其他恶性肿瘤，如 MM 等。

本例患者维生素 B_{12} 及叶酸正常，可排除巨细胞性贫血；网织红细胞及胆红素等检查正常，可排除溶血性贫血；粪便隐血阴性，可排除消化道出血。那么，患者有可能致贫血的原因有：①单纯缺铁性贫血；②肾性贫血；③其他原因导致的贫血，如肿瘤。

其次分析球蛋白升高的常见原因：肝脏疾病、感染性疾病、多发性骨髓瘤或者淋巴瘤、自身免疫性疾病。

本例患者肝酶指标均正常，无黄疸，可排除肝脏疾病；白细胞及中性粒细胞均正常，排除感染性疾病，病史中未提及患者有皮肤红斑、关节痛等症状，可排除自身免疫性疾病，因此，可能的原因指向了 MM 和淋巴瘤等肿瘤病变。

为证实患者球蛋白升高是否为多发性骨髓瘤所致，加做血清蛋白电泳，结果示 γ 区出现 M 带（图 44.1）。外周血涂片可见红细胞缗钱状排列（图 44.2）。

从检验的角度经过分析和思考以后，电话告诉肾内科医生：患者的贫血可能是多发性骨髓瘤所致，建议患者追加骨髓穿刺、活检、流式细胞分析，血液免疫球蛋白全套、游离轻链，尿液游离轻链，尿本周蛋白等检查，以明确病因。之后，与患者本人联系，告知患者球蛋白升高事宜，需到血液科进一步检查以明确诊断。

一周后，检查结果回报如下所示。

骨髓细胞学检查：骨髓增生正常，总浆细胞 43%，其中原始浆细胞 16%，幼稚浆细胞 18.5%，偶见双核浆细胞，红细胞呈缗钱状排列。

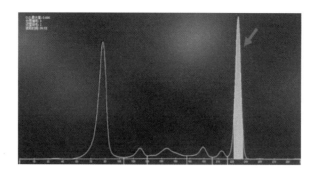

图 44.1　血清蛋白电泳

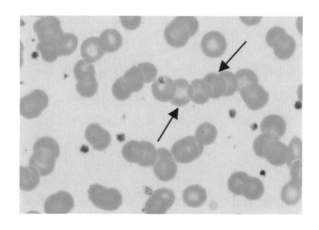

图 44.2　外周血涂片

骨髓病理：骨髓增生极度活跃，造血组织 90%，非造血组织 10%，浆细胞弥漫性增生，部分呈浆母细胞形态，符合 MM 骨髓象。

FISH 检测：fish1:1g21 96%。

PET-CT：全身多发骨质密度不均匀减低、破坏，部分伴软组织影，考虑恶性病变可能（多发性骨髓瘤？），建议血液免疫电泳、尿本周蛋白及骨穿病理明确。

尿本周蛋白：阴性。

患者最终诊断：①多发性骨髓瘤；②缺铁性贫血。目前，患者已收治血液科病房，行硼替佐米、地塞米松以及环磷酰胺（PCD）方案化疗，辅以护胃、止痛等，化疗后患者骨髓达到完全缓解。

知识拓展

MM 是一种以骨髓中异常克隆浆细胞为特征的血液系统恶性肿瘤，异常克隆浆细胞的生长可引起破坏性骨病变、急性肾损伤、贫血和高钙血症。肾损害是 MM 的常见并发症，也是患者死亡的常见原因之一，过多的游离轻链超过肾小管代谢能力，可形成管型破坏肾小管，进而使肾小球滤过率下降。

既往研究显示MM初诊误诊率高，有18.58%的MM患者被误诊为"慢性肾小球肾炎"。文献显示，除肾损害的浮肿、蛋白尿、肾衰竭等一般表现外，还有一些特征可供鉴别，概括为"4个不平行，3高1痛1低"。①4个不平行：血肌酐水平和贫血程度不平行（骨髓瘤细胞大量单克隆增殖，侵占骨髓腔使红系生成受抑，导致贫血程度与肾功能损害程度不平行，往往贫血重、肾衰竭程度轻）；血肌酐水平和肾脏大小不平行（MM伴肾功能损害时，慢性主要为淀粉样变和轻链沉积，肾脏无明显缩小）；尿蛋白定量和尿蛋白定性不平行（MM肾损害时蛋白尿中主要为轻链蛋白，定性方法不能有效检测出来，故出现定性比定量轻）；尿蛋白定量和血白蛋白水平不平行（MM肾损害蛋白尿中含大量轻链蛋白，白蛋白丢失不严重，故可出现大量蛋白尿而血白蛋白下降不明显）。②3高：高钙血症、高球蛋白血症和血沉快。③1痛：骨痛。④1低：高血压发生率低。高血压在MM伴肾损害患者中的发生率远较其他肾衰竭中的发生率低。

案例总结

贫血的原因很多，经常与其他临床症状合并出现，通常需要进一步实验室检查方能明确病因。本例患者骨痛症状不明显，且首发症状为贫血，故而在社区医院就诊时并未引起重视，所幸在临床与检验的携手合作下明确诊断，最终结局良好。因此，当临床上出现贫血伴肾功能不全，既往无明确慢性肾病史的情况下，一定要想到多发性骨髓瘤的可能，尽早做骨髓穿刺和相关实验室检查以明确诊断。

专家点评

多发性骨髓瘤是一种克隆浆细胞异常增殖的恶性疾病，在很多国家是血液系统第2位常见恶性肿瘤，多发于老年，目前仍无法治愈。MM常见的症状包括骨髓瘤相关器官功能损伤的表现，即"CRAB"症状［血钙增高（calcium elevation），肾功能损害（renal insufficiency），贫血（anemia），骨病（bone disease）］以及继发淀粉样变性等相关表现。该例患者在确诊前的实验室检查中发现肾功能不全，如血清尿酸、肌酐、尿素氮升高等，且合并贫血，稍有不慎，就可能被误诊为慢性肾功能不全导致的肾性贫血，使治疗出现偏差而致病情延误。所幸本例检验医生将检查结果结合患者临床表现等进行综合分析，主动给临床医生提出进一步检查建议，为进一步明确诊断提供帮助，避免患者误诊，彰显了检验人员扎实的理论基础和丰富的临床工作经验。

参考文献

［1］中国医师协会血液科医师分会，中华医学会血液学分会，中国医师协会多发性骨髓瘤专业委员会. 中国多发性骨髓瘤诊治指南（2022 年修订）［J］. 中华内科杂志, 2022, 61（5）: 480-487.

［2］COWAN A J, GREEN D J, KWOK M, et al. Diagnosis and management of multiple myeloma: a review［J］. JAMA, 2022, 327（5）: 464-477.

［3］LI S, GONG T, KOU C, et al. Clinical outcomes associated with chronic kidney disease in elderly medicare patients with multiple myeloma［J］. Clin Lymphoma Myeloma Leuk, 2021, 21（6）: 401-412.e24.